基于监管科学的药物警戒解读

主　编　孟光兴
副主编　徐梦丹　刘佐仁
编　者　（以姓氏笔画为序）
　　　　刘佐仁　张　琦　陈青松　林德昌　孟光兴
　　　　徐文华　徐梦丹　唐　伟　龚雅洁　蔡永铭

U0207238

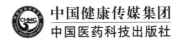

中国健康传媒集团
中国医药科技出版社

内容提要

药品监管的实质是对药品安全性、有效性和质量可控性的监管,世界各国药品监管的理念、法规、方法和工具随医药产业的发展不断完善提升。本书将药物警戒视为在药品不良反应监测与报告基础上发展起来的全周期药品安全科学监管实践,是药品监管科学应用于药品安全监管的重要体现。全书分别从概念与理论、发展脉络、工具与方法、国外法规与实践的借鉴等不同层面,以监管科学的视角对药物警戒进行全方位解读,提出一些值得深入探讨的观点和建议。本书旨在为从事药品安全监管研究与实践的专业人士提供参考,为深入理解药物警戒的精髓、推进我国药物警戒制度的实施提供借鉴,也可以作为高等院校药物警戒课程的参考教材。

图书在版编目(CIP)数据

基于监管科学的药物警戒解读 / 孟光兴主编.—北京:中国医药科技出版社,2022.11

ISBN 978-7-5214-3500-9

Ⅰ.①基… Ⅱ.①孟… Ⅲ.①药品管理—监管制度—研究—中国 Ⅳ.① R954

中国版本图书馆 CIP 数据核字 (2022) 第 206759 号

本书为国家药品监督管理局药物警戒技术研究与评价重点实验室部分成果

美术编辑 陈君杞
版式设计 锋尚设计

出版 **中国健康传媒集团** | 中国医药科技出版社
地址 北京市海淀区文慧园北路甲 22 号
邮编 100082
电话 发行:010-62227427 邮购:010-62236938
网址 www.cmstp.com
规格 710 × 1000mm ¹⁄₁₆
印张 25 ½
字数 480 千字
版次 2022 年 11 月第 1 版
印次 2022 年 11 月第 1 次印刷
印刷 三河市万龙印装有限公司
经销 全国各地新华书店
书号 ISBN 978-7-5214-3500-9
定价 128.00 元

获取新书信息、投稿、为图书纠错,请扫码联系我们。

前　言

　　药品监管的实质是对药品安全性、有效性和质量可控性的监管，世界各国药品监管的理念、法规、方法和工具随医药产业的发展不断完善提升。药物警戒是在药品不良反应监测与报告基础上发展起来的全周期药品安全科学监管实践，是药品监管科学应用于药品安全监管的重要体现。

　　我国《药物警戒质量管理规范》将药物警戒定义为对药品不良反应及其他与用药有关的有害反应进行监测、识别、评估和控制的活动。药物警戒从药品上市审批和研究、设计阶段开始，贯穿整个药品生命周期。相对于药品不良反应监测，药物警戒的覆盖面更广，纵向链条更长，不仅囊括了药品不良反应，还将与药物相关的其他问题包括在内；不仅监控药品上市后的不良事件，还将上市前临床研究包括在内。2019年版《中华人民共和国药品管理法》规定"国家建立药物警戒制度，对药品不良反应及其他与用药有关的有害反应进行监测、识别、评估和控制"，标志着我国首次将药物警戒制度立法，药物警戒活动的开展正式进入法制化轨道。

　　本书第一章从药品监管科学的形成和发展脉络、监管科学与科学监管的区别与联系、我国药品监管科学的形成与发展等三个方面对药品监管科学作了简要介绍。第二章从药品风险分析与评估、药品风险/收益决策、药品风险最小化的措施等三个方面介绍了药品风险管理的基本知识。第三章介绍药品不良反应、药品不良反应监测报告制度，分析药品不良反应监测报告的制度性缺陷，由此引出药物警戒概述。第四章介绍药物流行病学的基本知识，涉及药物流行病学产生的背景、发展简史和药物流行病学的研究方法、药物流行病学在药物警戒中的应用等。第五章和第六章分别介绍药品上市前、上市后的药物警戒。第七章和第八章分别从法规与制度、机构与实践两个方面对国外药物警戒作了介绍。在药物安全性监管方面，如何确保药物警戒法规制度严格、完整的同时，为监管科学的介入保持开放性，将监管科学领域更多有益于监管工作的新工具、标准和方法引入实践，是世界各国面临的共同问题。第九章以全面质量管理为基础，介绍《药物警戒质量管理规范》的基本知识。第十章和第十一章分别对特殊人群及特殊药品的药物警戒、信息技术及其在药物警戒中的应用作了讨论。

　　本书写作团队来自国家药品监督管理局药物警戒技术研究与评价重点实验室，张陆勇教授对本书的编写给予精心的帮助和指导。各章节分工如下：孟光兴负责编写第一、二、五章，张琦负责编写第三、六章，龚雅洁和陈青松负责编写第四章，刘佐仁负责编写第七章，林德昌负责编写第八章，徐梦丹负责编写第九章，唐伟负责编写第十章，蔡永铭和徐文华负责编写第十一章。孟光兴确定全书的编写框架、思路和体例，并负责全书的统稿和修订工作。李缘、舒奎、李艳香、吴闻雨等四名研究生分别协助参与部分章节的编写工作，具体参与部分见各章末的标注。

在本书编写过程中，查阅了大量资料，并参考引用了许多的研究成果，但由于各方面的原因，注明参考文献时难免挂一漏万，在此对相关研究成果的作者致以歉意。本书涉及的药物警戒、药品监管科学等属于新兴研究领域，还存在很多不确定或有争议的地方，而且由于时间和水平有限，书中难免存在不足之处，欢迎各位同行、专家学者、读者批评指正！

孟光兴

2022年4月

CONTENTS | 目录

第一章 药品监管科学概述

第二章 药品风险管理

第三章　药品不良反应与药物警戒

第四章　药物流行病学与药物警戒

第五章　药品上市前的药物警戒

第六章　药品上市后的药物警戒

第七章　国外药物警戒法规与制度

第八章　国外药物警戒机构与实践

第九章　药物警戒质量管理

第十章　特殊人群及特殊药品的药物警戒

第十一章　信息技术及其在药物警戒中的应用

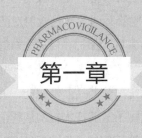

第一章　药品监管科学概述

　　本书讨论的问题属于药品监督管理范畴，说得更具体一点，是有关药品安全性监督管理的范畴。从这个角度来说，"监督管理"或"监管"的含义是政府对药品以及与药品相关的事务进行的监管，核心目的是保证药品质量、保护和促进公众健康，本书讨论的"监管"事实上是一种依法行政的活动。除"依法行政"以外，药品监管还具有明显的科学属性，很多国家设置相关技术机构承担部分药品监管职能，就是对药品监管科学属性的一种认可，其本质是在法律框架内赋予这些技术机构从科学的角度行使自由裁量权。随着科学技术快速发展，与药品监管相关的科学知识呈现爆发式增长，现有药品监管体系对于最新科学技术知识的吸纳和应用相对滞后，在此背景下药品监管科学诞生了。因此，药品监管科学的出现和发展并非偶然，而是科学技术快速发展背景下，药品监管工作顺应时代发展趋势的一种变革，与各国历史上药品监管领域不断变革是一脉相承的。

第一节　药品监管科学的形成和发展脉络

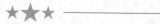

一、监管科学与药品监管科学

（一）监管科学

1. 监管科学的起源

　　监管科学（regulatory science）概念的提出最早并不是来自药品监管领域，Alvin Weinberg是第一个认识到监管科学性质的研究人员，1970年他在科学与传播科学方面描述了用于评估电离辐射影响的科学过程，并于1972年在Science and Trans-Science一文中把电离辐射影响的科学过程视为跨界科学或超科学，这是监管科学的雏形。在此基础上，Alan Moghissi博士于20多年后讨论新成立的美国环境保护局（EPA）面临的相关科学问题时提出监管科学的概念。

　　在药品相关领域，监管科学于1987年由日本国立卫生研究所内山充博士提出，认为监管科学是日本国立卫生研究所一个新的科学分支，1995年，内山充博士在Pharmaceutical Technology发表有关监管科学的文章正式提出监管科学的定义；1990年美国哈佛大学从事科学技术研究的教授Sheila Jasanoff首次对regulatory science一词进行了深入阐述；1991年，美国FDA提出用监管科学这一概念进行医药等"科学产品"（包括有形产品、知识和信息）有益的传播，并将其确定为FDA在21世纪重点推动的学科。

2. 监管科学的定义和作用

监管科学是一门开发用于评估所监管产品的安全性、有效性、质量及性能的新工具、新标准或新方法的科学，是高度交叉且应用性很强的学科，其研究范围和应用领域十分广泛。监管科学涉及利用科学工具、信息收集和分析系统，研究数据、人群、健康系统和社会等领域的科学问题，贯穿医药产品研发、生产、流通、使用全过程。作为一门新兴学科，监管科学从20世纪80年代萌芽到90年代正式确立，至今历经大概30年的时间，已形成鲜明的学科框架，在各个领域发挥着日益重要的作用。

日本学者内山充博士在1987年发表的文章中提出了监管科学的两个视角：一是监管科学能够准确预测和评估科学技术带来的积极和消极影响，并做出最佳决策；二是能够为政府相关机构制定政策提供支持，法规、指南的制定都在监管科学的范畴内。在1996年他发文阐述了监管科学的定义，即"监管科学是促进以公众健康为目标，优化科学技术发展的科学"。Sheila Jasanoff认为监管科学是一门包罗了科学、社会学、政治学等多学科知识的交叉学科，并非从其他科学发现中拼凑、挖掘出的单一学科。监管科学追求的是"可用的真理"（achieve a serviceable truth），而不是得到真理（get at the truth）本身。

2007年，美国食品药品监督管理局（Food and Drug Administration，FDA）科学委员会在《FDA的科学与使命危机》报告中将监管科学描述为公众健康机构（public health agency）为履行职责所需的基于科学的决策过程。FDA在2010年《NIH–FDA合作加速快速审评通道产品创新声明》（Announcement of NIG-FDA Collaboration to Fast-Track Innovations to the Public）中将监管科学描述为开发和使用新工具、标准和方法，以便于更高效地研发产品，更高效地评价产品的安全性、有效性和质量的科学。

美国宾夕法尼亚大学医学院于2010年指出，监管科学是通过获取和分析足够的数据，指导和批准安全有效的治疗产品、器械和化妆品以及确保食品供应安全和营养价值有关的知情决策。美国南加州大学（USC）药学院对监管科学的描述为：监管科学将生物医药产品研发的监管和法律要求与确保产品安全、有效的科学研究联系起来。美国医学研究所（Institute of Medicine，IOM）于2012年指出，监管科学是应用科学方法改进新药、生物制品和需要上市前审批的器械研发、审评和监督的科学。美国国立卫生研究院（NIH）认为监管科学促进新的或改良的工具、方法、标准，并在产品全生命周期中持续改进产品的安全性、有效性和质量的评价。

FDA将监管科学定义为研发新工具、新标准和新方法，以评估FDA监管产品的安全性、有效性、质量和性能的科学。欧洲药品管理局（European Medicines Agency，EMA）在FDA定义的基础上引入社会要素，将监管科学定义为"适用于评估医药产品质量、安全性和有效性的一系列科学学科，并在整个药物生命周期内为监管决策提供信息"。

综上所述，监管科学的提出是监管机构基于保护和促进公众健康，使药品监管机构具备利用掌握的各种科学知识进行监管决策的能力。监管科学是研究如何运用各种传统的和新兴科学知识进行药品审评、检查、监测评价等监管决策，并加以实践的超科学、跨界科学、边缘科学。监管科学的基础是药品监管的战略、理念、法律、制度、程序和机制，监管科学具体表现为创新的（或改良的）标准、工具和方法。

（二）药品监管科学

1. 药品监管科学的提出背景

药品是一种特殊商品，药品安全直接关系着人民群众的身体健康和生命安全。早期药品监管机构进行药品监管工作主要涉及掺假（adulteration）和错误标识（misbranding）等违法行为，主要依据为化学分析的结果，药品监管部门的职责履行较少依赖更复杂的科学。21世纪前后，新兴科学技术渗透到药品等健康和医疗相关领域，药品监管工作涉及到的科学问题日益复杂，保证医药产品的安全有效，需要监管科学的技术支撑。近年来，美国食品药品监督管理局（FDA）、欧洲药品管理局（EMA）、日本药品和医疗器械管理局（PMDA）和中国国家药品监督管理局（NMPA）等药品监管部门高度重视监管科学在医药领域应用。

2. 药品监管科学的概念

监管科学与具体行业背景深度融合，实际上包括药品监管科学、环境监管科学、食品监管科学等。药品监管科学（drug regulatory science）是药品监督管理部门用以引领、规范、保障和服务监管的一门科学，以监管为核心，重点关注药品监管过程中亟须的新制度、新工具、新技术、新标准、新方法。药品监管是指药品监督管理机构依据相关法律法规，对药品研制、生产、流通和使用环节进行管理的过程。药品监管是药品监管科学在实践中应用的手段，药品监管科学为药品监管提供科学的方法。引入药品监管科学理念后，药品监管工作从传统的监督管理方法向现代化监管过渡，由被动性、回溯性监管向主动性、前瞻性监管拓展，由经验性的"药事管理"向科学性、现代化的"监管科学"转变。

药品监管科学着眼于缩小监管对象专业性与监管方式局限性之间的矛盾，使药品安全领域的研究与应用紧密结合，为监管决策提供科学支撑。药品监管科学为监管政策制定和推广提供科学证据，监管机构在制定监管决策时融入科学的理论基础。药品监管科学利用现代信息技术、人工智能、大数据、生物工程技术等，结合科学的评价工具和评价方法，使药品评审更加安全、更有效率。

二、药品监管科学的形成与发展

（一）美国药品监管科学的形成与发展

1. 美国药品监管科学的确立

20世纪60年代，美国著名女作家蕾切尔·卡逊（Rachel Carson）发表了《寂静的春天》一书，披露了大量的环境污染问题，1969年，美国国会通过《国家环境政策法》，将环境保护确定为一项基本国家政策，同时宣布设立环境质量委员会，促进人与自然和谐共处。1970年初，尼克松总统向国会提出一项包含多条建议的环境保护提案，之后又提议精简政府环保部门，当年12月，整合后的美国环保局（EPA）成立。

EPA进行重大决策时会充分参考专家委员会的建议，做出最优选择，并经常与环境保护组织开展合作，资助其开展相关环境保护研究，通过研究反馈保证决策的科学性。根据这些合作伙伴的最新研究成果反馈，EPA能有效提高自身环境保护和风险管理水平，沉稳应对新的环境问题，借助下沉到全国各地的环境保护实验室的力量，EPA统筹分析整体国家环境问题，积极应对当前乃至未来可能面临的环境问题。

1985年，Alan Moghissi在《技术与创新》杂志发表了题为"管理科学创新：新科学进化"的文章，对监管科学的历史、现状以及未来广阔前景做了充分的描述，并倡导成立联邦科学研究所，尝试将科学和监管结合起来，观察两者可能发生的变化。在科学技术进步对履行监管任务带来的挑战方面，FDA与EPA有着非常相似的处境，即两者都遇到监管决策过程中越来越多地涉及到更为复杂的新兴科学问题。长期以来，FDA的药品监管基本属于被动式、应对式和回溯式的监管，落后于科学的进步，监管科学的提出与监管路线的探索给FDA带来了焕然一新的变革，逐步向主动、前瞻式的监管路线转变。1991年，为解决创新医药产品监管过程中遇到的棘手问题，FDA正式提出"监管科学"这一概念，成为第一个将"监管科学"纳入监管策略的机构，并作为21世纪重点推动的学科之一。

2. 美国药品监管科学的发展脉络

21世纪之前，FDA的药品监管工作一直试图紧跟科学进步的脚步，但发展不尽人意。进入21世纪后，FDA面临一系列公共卫生方面的挑战，这些挑战主要来源于科学技术的快速发展，即在新兴科学技术大量应用的背景下，FDA监管环境发生了巨大变化，已有监管体系很难解决实践中出现的新问题；2001年，人类基因组图谱及初步分析结果公布，使科学家对疾病的认知、防治理念发生根本性转变。转化医学、精准医学的发展使得创新产品不断涌现，令FDA应接不暇，为了迎接这些比过去更加复杂的挑战，FDA提出关键路径计划和监管科学战略计划，有关监管科学的理念、实践和学科体系相继建立和发展。

（1）美国药品监管科学的法规探索　2004年3月，FDA广泛征询社会各界意见，发布《创新/停滞：新医疗产品关键路径上的挑战和机遇》（Innovation/Stagnation：Challenge and Opportunity on the Critical Path to New Medical Products）白皮书，对新的科学发现与创新性医疗产品、方法之间存在的矛盾进行深刻剖析，提出解决办法。FDA列举了在新医疗产品研发过程中面临的种种难题和研发结果的不可预测性，试图改进研发过程中所使用的科学工具（如体外试验、计算机模型、生物标记及新的试验设计等），利用最新的生物信息学成果评价和预测产品的安全性、有效性及产业化的可行性。FDA也呼吁集中力量攻克关键路径上的重要环节，有效提升研发和审评过程中的科学性，让21世纪生物医学基础研究取得的重大发现有效促进医药卫生事业发展。白皮书正式确立了监管科学的几大任务：提高安全性、有效性评价及已上市和审批产品监管的能力；促进现有监管通道的现代化，及时构建新的监管通道；将医药产品的研发、审评和生产过程转换成一种更加科学的方式。在宣布实施"关键路径计划"的两年时间里，FDA继续与企业界、学术界及其他社会团体广泛合作并征求参考各方意见，相继发布了《关键路径机遇清单》（FDA's Critical Path Opportunities List）、《关键路径机遇报告》（FDA's Critical Path Opportunities Report）等多部白皮书，进一步推动药品监管科学的发展。

2010年10月，《推进公众健康的监管科学》白皮书正式发布，FDA首次论述了监管科学的基本架构，简述了监管科学的发展对改善公众健康活力的蓝图。白皮书在第一部分介绍了监管科学兴起的领域和发展前景，提出推进监管科学研究的七个公共健康领域，优先在这些领域取得进展，可以助力提供更好、更安全、更创新的产品。第二部分描绘战略框架，推动监管科学发展，使FDA更好地履行职责使命，促进和保护公众健康。

2011年8月17日，FDA发布《促进FDA监管科学：战略计划》（Advancing Regulatory Science at FDA Strategic Plan），正式推行以科学为基础的监管理念。该计划提出监管科学的八个优先领域包括：推进毒理学现代化以提高产品安全性；鼓励临床评价和个性化医疗方面的创新，以改善产品开发和使患者受益；支持改进产品制造和质量的新方法；确保FDA准备好评估创新的新兴技术；利用信息科学技术分析各种数据以改善健康结果；实施以预防为主的新食品安全体系以保护公众健康；推动制定医疗对策以防范对美国和全球健康与安全的威胁；加强社会和行为科学以帮助消费者和专业人士就受监管的产品做出明智的决策。2013年FDA增加第九个领域，即强化全球产品安全网。该战略计划指出：科学的持续进步正在从根本上影响医学治疗以及诊断方法的开发和使用；监管科学必须未雨绸缪，FDA应准备好必需的工具和方法，以便准确地评估这些新产品的安全性和有效性；对产品开发和评价中曾使用的科学技术进行彻底的现代化改革；尝试构建关键路径模式（the critical path model），达到转变医疗产品的开发、评估、制造和应用等过程的监管理念的目标。Margaret Hamburg局长指出：基于新的科学发现诞生了越来越多的复杂产品，在这样一个时间点提出的战略规划有助于专家运用恰当的工具做出基于科学的决策，制定科学的监管政策。

2012年7月美国颁布《食品药品安全和创新管理法》，第1124条提出"推动监管科学，维护公众健康"的理念，同时指出"在本法出台一年后，健康与人类服务部部长应提出药品监管科学战略和实施规划"。2013年7月FDA发布《推动药品监管科学的战略和实施规划》（Strategy and Implementation Plan for Advancing Regulatory Science for Medicinal Products）白皮书，包括五部分：监管科学和决策的愿景、监管科学的优先事项和挑战、推进监管科学-解决优先事项和差距、采纳药品监管科学的进展以及衡量推进、采纳监管科学的进展。此后几年里，FDA还发布了《2013—2014年度监管科学进展报告》《2015—2016年度监管科学进展报告》等，对《推动药品监管科学的战略和实施规划》中优先发展领域的实时进展进行总结和评估。2017年，FDA将毒理学转型作为一项重要的科研项目并颁布《毒理学发展路径指南》，该指南规划的六个路径分别为：组织委员会、培训、持续沟通、合作、研究、监管。

（2）美国药品监管科学机构的探索 为进一步推进监管科学研究，FDA在首席科学家办公室下成立监管科学与创新办公室，支持高质量的协同科学活动，解决FDA职责范围内的公共卫生和监管问题，包括：产品的评估、质量、安全性和有效性等问题；支持核心科学能力和基础设施建设；促进创新技术在产品开发和评估中的使用；支持FDA内外的高质量、基于同行评审的科学研究计划，解决科学和公共卫生事业的优先事项；加强与其他机构、全球监管合作伙伴、学术界、创新者和消费者接触，推进FDA使命的科学推广和研究合作活动；咨询FDA计划利益相关者和外部顾问（包括FDA科学委员会）的意见，帮助定义、审查和满足FDA的科学需求和优先事项。2019年FDA再次新增两家监管科学研究和应用部门，即药物评价科学办公室、应用监管科学部，同时发布了技术现代化行动规划（Technology Modernization Action Plan，TMAP）。

为发挥药品监管在国际贸易合作领域的作用，FDA对其国际事务相关机构进行了改革。2019年3月31日，FDA成立全球政策与战略办公室（Office of Global Policy and Strategy，OGPS），创建《全球视角》（FROM A GLOBAL PERSPECTIVE）刊物，负责全球政策与战略的副局长Mark Abdoo通过创刊号表达了FDA通过国际合作领域作用的发挥应对当前存在的国际贸易问题的观点。

（3）美国药品监管科学的合作探索　为推动药品监管科学发展，加强国际交流合作，FDA自2011年起发起一年一度的"监管科学全球峰会"（The Global Summit on Regulatory Science，GSRS），为全球食品药品监管者、科学家、尖端科技创业者提供国际交流合作平台，促进药品监管科学的发展。2013年9月，Margaret Hamburg局长在第三届监管科学全球峰会上指出："监管科学非常重要，尤其是对我们监管行业而言，肯定是重中之重。监管科学可以推动创新，改善监管决策，加强我们向需求人群提供安全有效产品的能力。监管科学将FDA工作核心的几个原则汇聚到一起，FDA从成立之初的动力之一就是懂得科学必须是我们工作过程中的标杆，我们做出的每一项决策，都是基于科学的决策"。

综上所述，可将美国药品监管科学的形成与发展中的关键事件总结于表1-1中。

表1-1　美国药品监管科学的形成与发展中的关键事件

时间	关键事件
1991年	FDA提出监管科学的概念并将其作为21世纪重点推动的学科之一
2004年	FDA发布《创新/停滞：新医疗产品关键路径上的挑战和机遇》
2011年	FDA发布《促进FDA监管科学：战略规划》 FDA发起监管科学全球峰会
2012年	FDA成立监管科学与创新办公室

（二）欧洲药品监管科学的形成与发展

1. 欧洲药品监管科学的探索

欧洲药品管理局（EMA）、欧盟委员会以及欧洲经济区31个成员国和地区的50余个国家主管当局共同组成欧洲药品监管网络。EMA在整个监管网络中承担核心角色，负责协调主持监管范围内所有国家药品管理部门间的沟通交流。20世纪60年代发生在欧洲的"反应停"事件震惊全世界，引起欧洲对药物安全性的重视，各国相继通过立法、执法对药品的质量、安全性、有效性等方面进行严格的监管，相应建立了一套完善的药物警戒体系。

1995年，欧洲药品管理局（EMA）正式成立，作为欧盟范围内最高公共卫生机构，自成立以来就确立了科学在药品监管领域的重要地位。进入新世纪后，科技进步带来新的治疗方法和诊断工具，也带来包括新药研发成本增加、资本流出、人口老龄化、药品供应链保障等问题。EMA积极推动欧洲药品监管科学发展，与药品监管科学相关的所有主体开展合作交流。EMA采取临床试验反馈监管科学的机制，依据临床试验结果建构相关行业标准及评估方法。EMA积极参加监管科学相关学术会议、向学术机构提供专业知识指导、主动参与其他公共卫生机构活动、支持各类研究网络建立。

（1）药品监管科学的法律探索　2005年3月，EMA发文确立未来五年药品监管和创新活动的优先发展领域。2010年12月，EMA强调促进科学创新在EMA监管方面的重要地位，明确提出研究机构和学术团体将会越来越多地参与EMA事务，共同推动药品监管科学发展。2015年12月，EMA与欧盟药品管理首脑机构（HMA）联合发文并确立欧盟药品监管的共同领域及未来规划线路图。该战略紧紧围绕促进人类健康、促进兽药发展、优化协作网络和全球监管环境四个主题，旨在2020年实现公众和动物健康得到极大改善。

2020年3月31日，EMA正式发布《EMA　监管科学2025：战略思考》，旨在建立一个具有更高适应性的监管体系，鼓励药物创新。该战略指出：监管科学是应用于药品质量、安全、疗效评估的系列科学学科，在药品全生命周期内为监管决策提供理论支撑。该战略通过多个渠道实施：第一个渠道是由30个欧洲经济区监管机构、欧盟委员会和EMA组成的"225欧洲药品监管网络战略"；第二个渠道是将RSS成果纳入EMA科学委员会、工作组和参与药物评估的其他团体年度工作计划或实施计划，这一举措有助于EMA和其他欧洲药品监管网络伙伴建立关系，以便各国药品监管工作机构和欧盟委员会合作、提出和发出研究呼吁。EMA在监管科学计划实施过程中，将每项核心战略纳入这些渠道，加深与其合作伙伴的关系，为后续战略的制定奠定良好基础。针对监管科学的发展方向，该战略明确人用药品监管科学发展的五个主要目标：促进科学与技术在药品研制中的融合、推动协同证据生成，提高评价的科学性，与医疗保健系统合作，促进以患者为中心的药品可及性、应对新出现的健康威胁，支持和利用监管科学研究和创新。

（2）药品监管科学的合作探索　EMA十分注重药品监管科学的合作发展，由于自身内部并没有研究部门，EMA选择加大与大专院校、科研院所的合作，积极推动构建监管科学研究中心。在丹麦，EMA与哥本哈根大学建立监管科学哥本哈根中心（Copenhagen Centre for Regulatory Science，CORS），申报监管科学硕士点，开设相关课程，定期举办专业交流会；在英国，合作成立英国监管科学创新中心（Centre for Innovation in Regulatory Science，CIRS），促进了各国监管机构的管理进程和效率的提升。

（3）药品监管科学机构的探索　一直以来，EMA注重与医药企业、医疗卫生领域专家、患者等沟通交流，策划整合相关研究机构、学术团体推动药品监管科学发展。2007年6月，EMA发出建立欧洲药物流行病学和药物警戒网络中心（ENCePP）的呼吁，发布关于药物流行病学与药物警戒的研究方法和标准指导手册。2011年3月，欧洲儿科研究网络（Enpr-EMA）建立，有利于提高儿童用药水平，体现了欧洲在合作与高质量研究领域取得进展。2016年，EMA正式成立监管科学观测站（regulatory science observatory），用于判断监测科学相关技术未来发展趋势，借助资源的使用指导和交流合作，统筹协调各方监管科学事务。

在药品监管科学的探索和实践中，EMA基于利益相关者的反馈，参考临床试验结果确立相关标准、评价方法的开发和应用，构建临床试验反馈机制，加快推进监管科学的应用。EMA还联合利益相关者共同推进地平线扫描计划（Horizon Scanning），识别和评估医药卫生领域具有颠覆性作用或其他重要作用的新技术、新产品，加快药品审评审批，服务医药卫生事业发展，推动监管科学发展。

（4）监管科学的研究探索　为推动欧洲监管科学研究，EMA开展多项监管科学项目，优先药物计划是其中的典型代表，该计划成功解决了药物研发中的需求，解决了某些罕见病药物不足甚至缺失等问题；EMA多次主持召开多层次、宽领域的研讨会讨论监管科学的发展情况，如在2018年10月，EMA举办了一次多方利益相关者研讨会，参会各方对欧洲药品管理局科学委员会和工作组工作中面临的监管挑战和机遇有了新的思考。EMA推进药品监管科学研究的主要措施有：定期组织监管科学研讨会和学术会议、向所有行业委员会提供专家指导、积极构建卓越研究网络、支持相关组织研究活动、响应世界其他公共卫生机构监管科学倡议、分享学术进展及研究成果、促进新药研发和加强药品评价与监管、通过科学决策确立监管科学优先领域、在EMA内部宣传监管科学先进知识等。

综上所述，可将欧洲药品监管科学的形成与发展中的关键事件总结于表1-2。

表1-2 欧洲药品监管科学的形成与发展中的关键事件

时间	关键事件
2005年	EMA发布《EMA2010路线图：为未来铺路》
2010年	EMA发布《2015路线图：EMA在科学、药品和健康方面的投入》 EMA开始与学术/研究中心建立合作伙伴关系，进行监管科学研究
2015年	EMA发布《欧盟药品监管网络2020战略》
2016年	EMA成立监管科学观测站
2020年	EMA发布《监管科学2025战略》

（三）我国药品监管科学的形成与发展

1. 我国药品监管科学的形成

新兴科学与技术同样给我国药品监管带来新的挑战，药监机构和学术界已意识到监管科学在药品监管领域的发展潜力，并逐步开始药品监管科学的探索。2013年，国内第一个监管科学研究中心建立，同年，中国药品监督管理研究会成立，填补了我国药品监管没有专门学术研究组织和社会团体的空白。该学会自2016年起定期组织召开中国药品监管科学大会，促进药品监管科学和监管事业的创新发展。

原国家食品药品监督管理总局积极推动我国监管部门与国外监管部门的沟通合作，推动食品药品监管科学发展，双边合作、多边合作、出国（境）培训取得良好成绩。2016年，签署《中华人民共和国国家食品药品监督管理总局与比尔及梅琳达·盖茨基金会战略合作谅解备忘录》，引进美国FDA专家担任首席科学家。此后，与波兰、捷克、以色列等"一带一路"国家建立了监管合作联系；同美国开展合作交流，召开中日韩药品（临床试验）合作国际会议，派遣人员赴WHO参加会议和交流。2017年，我国药监部门加入国际人用药品注册技术协调会（ICH），并于2018年当选为ICH管委会委员，药品监管国际化进程快速提升。

2018年，国家食品药品监管总局和科技部联合印发《关于加强和促进食品药品科技创新工作的指导意见》（以下简称《指导意见》）。《指导意见》强调，要加强监管科学学科建设发展和食品药品医疗器械监管科学研究，促进食品药品科技创新能力整体提升。药监机构在全国药品监管工作座谈会、中国药品安全治理青年学者论坛、2018年全球监管科学技术学术研讨会等会议上多次强调监管科学在探索监管规律、解决监管实际等方面发挥的重要作用。2018年3月，考虑到药品监管的特殊性，单独组建国家药品监督管理局，2019年，启动中国药品监管科学行动计划。

2. 我国药品监管科学的发展

2019年，国家药品监督管理局启动中国药品监管科学行动计划，推动药品等相关领域监管科学研究，增强了监管工作的科学性、前瞻性和适应性，药品监管科学在我国进入快速发展时期。中国的监管科学有三大独特使命：第一，向全世界讲好药品监管的"中国故事"；第二，摆脱历史惯性并超越线性监管的政策实践，探索监管型国家建设的"中国路径"；第三，在真实世界中实现安全、发展、可及的高水平动态均衡，形成"中国经验"。

中国药品监管科学行动计划推进以来，首批9个重点研究项目已启动实施，与国内著名高校、科研机构建设了12个国家药品监管科学研究基地，认定了一批国家药监局重点实验室，系统开展药品监管科学应用研究。自首批重点项目启动以来，研究制定新工具、新方法、新标准103项，其中已发布31项，占比近1/3。对内，国家药品监督管理局举办科技大讲堂、药品监管科学大讲堂、全国药品安全与监管博士后论坛、监管科学论坛、中国药学大会等活动，就监管科学发展中的热点难点问题进行交流研讨，共同探索更加科学的监管方式，完善监管理念。推广药品科技活动周、全国安全用药月等活动提升公众药品安全科学素养，推动药品安全社会共治。对外，国家药品监督管理局积极参与中国-东盟药品合作发展高峰论坛等国际活动，就药品监管法制建设、药品监管科学发展、深化审评审批制度改革等方面展开交流和探讨，持续深化在药品产业和药品监管领域的合作，不断拓展药品监管合作新领域。

综上所述，可将我国药品监管科学形成与发展中的关键事件总对于表1-3中。

表1-3　我国药品监管科学形成与发展中的关键事件

时间	事件
2013年	国内第一个监管科学研究中心成立
2016年	国家药品监督管理局指导下的中国药品监管科学大会开始举办
2017年	国家药品监督管理局加入ICH
2019年	国家药品监督管理局启动中国药品监管科学行动计划

三、药品监管科学面临的挑战和机遇

监管科学的探索并不局限于药品监管领域，药品的特殊性导致监管科学在药品领域发挥着相对重要的作用。科学技术的快速发展给全球药品监管机构带来新技术、新工具、新治疗方法的监管挑战。药品监管科学发展既有利于各国应对风险挑战冲击，也有利于药监机构把握发展机遇。

（一）新药研发

过去很长时间，医药产品评估方法并未跟上科技发展步伐。新产品研发投入产出比持续下降，监管机构缺乏高效的评估方法，产品批准时间过长造成资金和时间的极大浪费，严重影响企业从事新药研发的积极性。监管科学的发展不仅能有效推动新药的研发进程，在确保医疗产品质量的同时，也能加速新药临床应用开发过程，降低开发与制造成本，实现医疗产品制造现代化。

（二）婴幼儿和儿童健康

药品监管科学对儿童用药开发及儿童健康具有重大推动作用，相关监管科学研究包括：确保儿童用药安全性、保障食品供应安全、防止食源性疾病、防止儿童和青少年使用烟草、控制肥胖、开展食品及药品中各类毒素风险评估研究等。

（三）预防新型传染性疾病及恐怖主义

突发公共卫生事件和恐怖主义袭击已成为全球公共安全新挑战。现有疫苗、疾病诊断与治疗方法难以满足新型传染性疾病或恐怖主义袭击造成的需求。开展监管科学研究可有效解决市场激励机制缺失和不可预测的问题，开辟产品有效监管新途径。具体如下：①评估疫苗或治疗方法有效性的新方法，目前有效性检测的主要方法为动物模型实验，受制于动物质量、动物数量等多因素，很多疾病缺乏良好验证模型，评估技术难度大，监管科学研究有助于各类创新性的有效性评价方法的开发和验证；②灵活快速的产品开发和制造方法，遗传测序可在不使用病原菌的情况下更加快速、安全地生产疫苗、诊断试剂和治疗药物，监管进步有助于提高应用技术与产品评估水平；③微生物污染物的快速检测方法；④改善产品稳定性，监管科学的应用可改变药物和疫苗成品稳定性，通过科学管理方法满足特定条件下的特殊需求；⑤小样本情况下的产品效能统计评估方法；⑥基于细胞或计算的安全性和有效性检验替代方法；⑦基于纳米技术的疾病现场即时诊断方法；⑧开发新型药物制剂和给药方式；⑨产品疗效的

实施评价方法。

（四）利用生物信息学加强安全监管

医药监管部门虽然掌握了海量临床数据，但相关数据的利用效率低下。开展数据挖掘和科学计算等监管科学研究，对健康数据进行实时监测，不仅有助于提高医药产品审评质量和效率，也为监管部门迈向个体化医疗监管奠定坚实基础。

（五）医疗产品安全性检测的现代化

基于动物实验的传统安全性评价方法亟待革新。监管科学研究着力于安全性评价新方法研发，特别是基于生物标记物的评价技术。即将细胞、基因芯片、蛋白质组学和代谢组学数据与动物实验、临床研究整合，开展安全性评价新方法、体外试验以及计算机辅助建模方法研究；细胞株、遗传工程改造的生物组织模型新方法的开发不仅有助于理解毒物致毒机制，也有助于研发更高效的毒性评价技术。此外，纳米等新兴技术也对评价方法提出了新要求，相关监管科学研究能够更好地评估、理解和预测这些新型物质的潜在毒性。

四、药品监管科学的发展趋势

20世纪50年代初期至90年代末期的50年间，资金投入加大、科研工作深入成就了药品研发的高速发展阶段。90年代以后，以美国的药品研发、生产、质量管理、应用为例，尽管全社会投入资金呈指数增长，毕业博士生越来越多，发表的学术成果也远超过去总和，但FDA批准入市的产品却呈现明显下降的趋势。对比1991年与2000年数据发现，由于药代动力学缺陷而导致药物淘汰的案例在减少，药物毒性、临床安全性、有效性成为药物开发的关键影响因素。药品监管科学凭借其综合的新工具、新技术、新标准和新途径，成为FDA评估产品安全性、有效性、治疗可控性和研发效率的重要参考标准。根据药品监管科学的特性，药品监管科学的发展趋势可从战略规划、制度理念、工具标准、政策模式、学科体系五个方面进行探索。

（一）战略规划

监管科学指导药监机构适应新形势、应对新挑战，既要着眼当下，又要对标未来，监管科学研究范围广泛，应用领域多样，具有前瞻性、高技术特点。药品监管科学所研究的内容、解决的问题必须是整体的、系统的，甚至是超前的，必须从药品监管全局、顶层设计高度出发，用战略思维去部署研究和解决旧制度体系下引起的监管漏洞、新科学新技术带来的新监管问题等。从战略规划层面研究分析监管环境现状、监管现存问题、监管问题实施办法，相关问题共同构成药品监管科学战略规划发展前景。

（二）制度理念

生命科学新发现、新技术不断涌现，科学技术的创新、转化、应用从分割式研究走向一体化融合研究，从学科交叉走向科学融合，从认识基本结构到识别不同功能、调控和改变生命与疾病的过程，对疾病发生认识更是从人体表征到细胞、基因、分子位点进一步深化。生命科学技术变化给全球药物研发、创新发展提供新的科学基础，同时也促进药品监管制度理念从控制药品安全、有效，向临床价值群体风险收益、个体风险收益转变，从实验室到病床、从病床到社区转变，更加注重微观个体层面的精准化监管，这种科学技术发展带动的药品监管制度理念的变化正是药品监管科学时代发展趋势的重要体现。

（三）工具标准

战略规划是从认识层面更加清晰监管科学做什么，工具标准则是在实际操作层面阐述监管科学应该怎么做，两者相辅相成、互为补充。药品评价与监管的工具和标准随着生命科学技术发展不断变化，药物研发模式及制药产业发展模式出现了重要的变革和创新。

（四）政策模式

药品监管科学理念下，监管部门与产业和市场相互作用更加紧密，在药品监管科学指导下，基于现有监管模式，坚持问题导向，监管走在风险前面，通过更为科学的方法指导监管政策的制定和实施，强化风险管理理念，通过前瞻性的监管，预防问题的出现。监管科学的发展要求巩固现有药物研发、生产、流通、使用全生命周期监管模式，严格把控实验室到医院、药店每一道防线，把握政策与产业、市场相互关系的变化规律。药品监管科学要求执行主动识别风险的监管政策调整模式，使监管政策始终适应产业和市场发展变化。政策出台旨在解决监管和产业存在的问题，但监管执行过程中会发现可能存在漏洞，而且政策漏洞还可能进一步扩大，并影响市场、产业和监管，导致矛盾加剧，药品监管科学的引入有益于有效识别上述问题，制定新政策以解决矛盾。

（五）学科体系

科学发展大多以学科建设作为辅助支撑，药品的科学监管需要从业人员具备较高专业性，完善的学科体系对监管人员专业技术能力培养起到有效支撑，监管人员的实践工作推动监管科学学科建设，两者相辅相成，实现药品监管能力提升。FDA与Georgetown大学和Maryland大学进行药品监管科学合建，提供专项资金，开设包括监管科学基础在内的多门监管科学相关课程，并根据大学培养目标招收硕士和博士人才，开展相关监管科学研究工作。成立监管科学研究中心，定期组织监管科学研讨会和监管从业人员培训会议，促进监管理念更新和再认识，均是对监管科学学科体系建设的重要补充。

第二节　监管科学与科学监管

监管科学和科学监管，这两个词语经常伴随出现，很容易将监管科学等同于科学监管，忽略了监管科学的"科学"属性，直接将监管科学的研究目的等同于研究内容。

一、监管科学与科学监管的区别

（一）定义和性质区别

1.监管科学

监管科学的定义没有形成一致性的共识，不同国家和地区的药品监管或卫生部门从自身的角度对监管科学做出界定。FDA将监管科学定义为一门评估所监管产品安全性、有效性、质量和性能的新工具、新标准、新方法的科学；EMA认为监管科学是适用于评估医药产品质量、安全性、有效性的一系列科学学科，在整个药物生命周期内为监管决策提供信息，包括基本医学、应用医学及社会科学，协助制定监管标准和工具。日本PMDA认为监管科学是一门对新事物（新物质、新科学工具、新技术）引入社会的过程进行优化的学科。世界卫生组织（World Health Organization，WHO）认为，监管科学是监管决策的基础，是在人用药和兽药整个生命周期中用于评估质量、安全性和有效性的科学，监管科学是开发新工具、新标准、新方法确保监管产品安全、有效的一门科学。

不同监管机构对监管科学的定义不一，但均反映监管科学的三个特点：一是监管科学的学科属性，不是纯理论的政策性研究科学，而是一门实践性综合科学，从技术评价的角度出发，以决策为目标，涉及自然科学和社会科学；二是监管科学的研究内容聚焦于解决监管过程中遇到的实际问题，主要围绕评价方法和决策的科学性等，研究目的是为药品相关监管政策法规提供科学技术支撑；三是监管科学的创新性，以新工具、新标准和新方法为路径开展评价和决策创新性研究。

监管科学是自然科学与社会科学的交叉学科，首要属性依然是自然科学，是以自然科学为基础的一门评价科学。监管政策参考国家法规文件制定，是不同政治体制下监管体系最主要、最直接的表达方式，是评价结果不同时采取差异化举措的决策标准。监管政策的最底层是各种标准、原则组成的评价体系，监管政策是维护评价体系的科学基础层，必须充分理解评价对象的科学基础才能做出的评价。监管科学的研究内容就是这些位于底层的基础层，位居中层的"评价体系"则是监管科学的研究目的。综上所述，监管科学是一门认识评价对象、建立评价体系的研究学科，是一门以自然科学为首要属性的多门类交叉学科。

2. 科学监管

科学监管即依法行政，遵循监管机构的设立必须有法可依，监管机构的执法必须有法可依，监管机构对其行政行为后果承担相应责任的原则。科学监管是以监管科学指导下形成的法律法规为依据，用科学方法对监管产品进行监督管理。科学有效的监管不仅是监管能力提升的表现，也是监管法制化的重要标志。科学监管，就是利用分类监管、协同监管、创新监管等方式，将监管落实到具体行政行为中，增强监管治理效能。

（二）方法区别

1. 监管科学

监管科学决策工具多样，最基本的工具是风险分析工具，包括风险评估、风险管理、风险沟通。其他工具则是风险分析的应用工具，为监管决策应用服务，这些工具应用于临床前、临床试验和上市后风险收益评估各阶段。风险评估完全属于科学活动范畴，而风险管理和风险沟通是由决策者在科学家支持下完成的带有价值判断的社会活动。

（1）风险分析工具　1983年，美国国家科学院国家研究理事会（National Academy of Sciences/National Research Council，NAS/NRC）发表《联邦政府管理程序中的风险评估》（NRC 1983）。报告指出风险评估是一个科学过程，属于科学范畴，而风险管理属于政策范畴，不在科学范畴之内，带有政治色彩和个体主观价值判断。

风险评估和风险管理是两个不同的要素，政府以具有特性表征的科学评估为基础，对预期影响（包括有利影响、不利影响以及不确定性）和潜在影响结果（包括收益或风险成本）做出比较，设定可接受风险预期水平，对不可接受风险加以控制，最终做出基于不确定性风险的科学决策。FDA将风险收益评价作为药品及医疗器械批准的基本工具。

1983年NRC报告确定风险评估的四个必要步骤为：风险识别、剂量-应答评估、暴露评估、风险表征。FDA在内的各大监管机构均以NRC风险评估范式作为风险评估基础。风险评估，更准确地是对概率性风险的评估，是识别风险的工具，是评估潜在不利影响的科学工具。风险评估在药品领域已开发出独特评估模式和评估理论，药品全生命周期中均涉及风险收益评估。

风险管理是一个持续的动态过程，即评价产品风险收益、识别风险可接受性、采取风险干预措施、评价干预措施的有效性，再次进行产品风险收益评价，通过循环使产品风险收益比最大化，达到平衡状态。完整的风险管理过程包括应用风险管理工具进行风险评估、风险控制、风险回顾、风险沟通等。

（2）同行评审与共识程序　同行评审程序是一个日渐重要的独立监管科学工具。基于监管科学性质，同行评审由能够胜任且无利益冲突的评审者担任，基于必要的包含科学基础和非科学的信息输入，从为了回应监管科学所涉及的利益相关者需求而设定的审评标准角度进行评估。透明度和避免利益冲突是同行评审过程是否可接受的关键因素。

监管机构获得专家意见最主要的方式来自专家咨询委员会（Advisory Committee），咨询委员会定期组织会议，以会议研讨的方式就存在争议的问题进行讨论，为监管机构提供技术咨询意见，补充并充实监管机构做出的科学性论点和论断，增加监管机构最终决策的专业性、权威性。监管机构在监管工作中重视咨询委员会在审评方面的意见与建议，广泛借助咨询委员会力量，专家咨询委员会提供独立意见和建议，协助监管机构解决复杂的科学、技术问题，增加监管机构审评过程可信性。

2.科学监管

科学监管方法主要包括：分类监管、协同监管、创新监管等。科学监管方法只有落实到具体监管实践，才能有效提升监管效率。

（1）分类监管　具有监管职能机构众多，传统单一监管方式作用弱化，监管方式逐步转向精准化。各组织机构归属不同类别，选择不同监管方法，适应不同类别组织机构特性。涉及国家利益、社会安全、民生的组织机构要从严、从重监管，其他一般组织机构则采取一般的宣传、指导方式进行引导。

（2）协同监管　监管工作与社会各行各业紧密相连，"单打独斗"难以起到理想监管效果，监管部门应及时转变监管理念、监管体制、监管方式，从单项监管转向综合协同监管，从主要运用行政手段转向统筹运用行政、法律、经济、信息等多种手段，合力实施"大监管""共同监管"。具体行动措施分为以下三点：一是建立以监管部门为主，管理组织机构主要部门成员为辅的监管协调组织，制定协调监管策略方法，统筹协调监管事务；二是构建监管部门与行业行政管理部门依法分工协同监管新模式，规范各自监管边界，明确各自监管责任，主动协同，消灭监管死角；三是积极倡导公众参与监管，畅通监管举报受理机制，充分发挥社会协同监管作用，形成社会共治良好局面，提高监管能力和水平。

（3）创新监管　为进一步规范流通市场秩序，发挥行业自律作用，改变传统"被动式监管""保姆式"监管，建立更加科学、高效的监管体制。一是改变监管理念，实施阳光监管，监管部门在原则范围内将监管事项、内容、依据、标准公之于众，对监管对象按照公开监管事项进行监管；二是应改善监管条件，推行智能监管，积极运用人工智能、物联网、大数据等现代信息化手段创新和加强行政监管，全面整合各种监管信息资源，加快实现监管部门与行业行政管理部门之间监管信息资源共享、互联互通；三是改革监管方式，强化日常监管，积极探索常态监管模式，建立常态化、随机化、全覆盖的监管机制，随时发现问题，随时解决问题。

（三）性质区别

1.监管科学

监管科学是将目前已有科学信息整合，综合利用多领域知识体系帮助解决实际监管需求，借助"可用的真相"做出决策。药品监管科学的研究内容是认识和评价药品。此处的"认识、评价"药品与药物开发、药物分析等药学研究并不等同，药品监管科学中"认识、评价"解决的是"评价什么""如何评价""评价标准"的问题，最终为监管政策的制定提供科学性技术基础。监管科学的研究是由认知、经评价、至标准原则、到监管政策的体系，是由技术下层向上的研究，其中"评价"构成整个研究体系的基础。

2.科学监管

科学监管的本质是法律问题，所有药品监管规章都是法律的延伸。法律和科学是两个不同的概念，科学监管就是用科学的方法监管，落脚点是监管，以依法行政。随着医药科技领域的不断进步，传统药品监管方式不再适用当前药品监督管理，药监部门应收集整理监管过程问题，深刻学习行业前沿思想，努力营造利于行业有序发展的良好监管环境。

实现科学监管的有效途径是走技术监管之路。监管机构必须树立科学监管理念，提高科学监管水平，这是保障用药安全的根本举措，这是整顿和规范市场秩序的有效手段。传统监管方式效率低下、难以适应新情况的根本原因在于现有技术含量不高，抑制了技术在监管中的支撑作用，监督结果很大程度上受人的主观意识操控。科学监管的关键在于监管理念的转变和监管方式的创新，监管方式创新的核心在于进一步加强技术监督体系建设，充分发挥科学技术在监管中的支撑作用。集"行政、技术、法律"为一体的现代集约型监管方式必定会取代传统监管手段，形成行政与技术良性互动局面。

二、监管科学与科学监管的联系

监管科学与科学监管虽是两个不同概念，但二者却紧密相关，监管科学是科学监管的技术基础。监管科学到科学监管是一个转换过程，前者解决监管的科学问题，属于基础研究，后者解决监管的执行问题，属于执法应用。监管科学是一门基础性前沿科学，科学监管是依法行政。监管科学和科学监管，都存在为什么要监管、为谁监管、怎样监管的问题。监管机构应当依法行政（即科学监管），树立科学监管理论，按照科学要求指导监管，树立和实践科学监管理念。

立法和执法作为一种相互可逆的转化关系，在监管科学层面的政策研究是一种基础研究。药品法律法规、药典、药品审评方法、技术指南、各种药品质量管理规范的起草、制定、发布和执法部门应用相关文件对医疗产品的全过程实施科学监管是一种正转换过程；执法监管过程中执法者及科研工作者发现或提出问题，对法规文件进行增补、修改或更新，再归纳出科学问题返回到政策层面的监管科学研究中是从科学监管到监管科学的逆转换过程。

药品从筛选到应用，即从非临床研究到临床试验，再到上市审批和监管阶段，整个过程需要先进研究方法、技术、工具和政策的辅助，依据监管科学研究结果，制定科学监管所需法律法规。依法监管过程中发现的监管漏洞，需要借助新方法、新技术、新工具，提出完善监管法律法规的建议和对策。

监管科学不只是研究监管政策的学科，也是监管政策形成的科学支撑，回答监管过程中如何评价等问题。药品监管科学是认识药品、评价药品的自然学科，研究对象是"药品"，研究核心是"评价"，研究内容包括对新技术的评价、新产品的评价、新标准的研究等。监管科学旨在满足特定监管需要，为监管决策提供服务的科学与技术知识体系，填补相关知识空缺，以监管科学研究推动科学监管进步。

本部分总结（药品）监管科学与科学监管的区别和联系如表1-4所示。

表1-4　（药品）监管科学与科学监管的区别和联系

区别或联系	监管科学	科学监管
定义	评估所监管产品安全性、有效性、质量和性能的新工具、新标准、新方法的科学	用科学方法对监管产品进行监督管理
性质	整合已有科学信息，利用知识综合方式解决监管需求	依法行政
方法	决策工具多样，风险分析工具是最基本的工具	主要包括分类监管、协同监管、创新监管等
联系点	监管科学是科学监管的技术基础，监管科学到科学监管是一个转换过程，前者解决监管的科学问题，属于基础研究，后者解决监管的执行问题，属于执法应用	

第三节　我国药品监管科学的形成与发展

一、国内外药品监管的差异

我国药品监管发展较晚，目前仍处于成长阶段，各项监管体制还不稳定，工作模式大多借鉴国外先进经验。与美国FDA相比，我国药品监管主要存在以下四点差异。

（一）监管机构内部设置差异

FDA按照药品上市前后持续监管模式进行部门划分，按产品分类设有CDER（药品评价与研究中心）、CBER（生物制品评价与研究中心）等，是对药品、生物制品全生命周期的监管。这种模式可采取附带检验、上市后不良反应监测等手段收集药品风险信息，持续进行风险控制，符合监管科学全生命周期监管要求。我国药品上市前后监管缺乏有效衔接，检验与检查脱节，风险控制与风险识别之间未做到紧密结合，容易引发药品质量安全问题。

（二）监管机构内部范畴和秩序差异

FDA不仅为行业制定规则，在内部也建立质量体系（1997年开始）、工作程序（工作手册），对FDA内部人员机构职责、工作流程、部门协调等进行明确设定。质量体系是指建立一种能够及时发现错误并进行纠正，预防错误再次发生，并通过纠正后再发现体系漏洞的内部管理体系。FDA的质量体系是持续改进的质量体系，内部部门设置随监管形势变化做出动态调整。"万络事件"后，CDER"药品安全办公室"改名为"药物警戒与药物流行病学办公室"；肝素钠事件后，设立由局长办公室直接领导的"危机管理办公室"，在其他国家设立办事机构，开始全球化行动等。

我国药品监管机构在部门内部规范和质量体系建立方面尚存改进空间，质量体系的缺失体现在各部门虽然分工明确，但缺乏工作程序、协调配合等方面的程序性规定，导致上市前后监管脱节、检验与检查脱节、药品注册审评时限超限等问题。

（三）监管理念差异

FDA监管理念是保护和促进公众健康，保证监管产品安全有效是该理念的具体体现。FDA秉承基于科学的风险管理理念，该理念在FDA行动计划中体现为"创新行动""透明度行动""风险沟通战略计划行动""全球化与供应链安全行动"等。FDA一方面是规则制定者，发布行业指南，指导和规范监管对象行为，推动监管措施正规化，强化执行力；另一方面是行政执法者，FDA不断更新其发现和查处的违法行为，日常监管工具来自警告信、安全通报、风险提示、召回通知、致医药专业人员信函、致患者信函等多种途径。FDA深刻认识药品安全风险除制剂、原辅料外，还包括影响监管的产品的前端环节和药品上市后使用的后端环节，药品说明书也是重要的风险沟通工具。FDA的职责包括但不限于监管药品安全，风险沟通作为FDA的战略职能，核心理念是向公众公开产品安全风险。

我国监管理念是保证药品安全、维护公众健康，监管理念执行过程中存在的职责划分问题有待商榷。这种现象的出现很大程度上是由于我国监管理念过于强调监管机构责任，弱化监管对象责任。企业重点监测、说明书修改、标准修改过多依赖监管机构，监管机构与企业之间尚未形成良性互动局面。药品安全风险解决方式单一，未从根本解决问题，存在风险再次爆发隐患。监管机构不恰当地强化药品安全保证责任会弱化药品风险，导致公众药品风险与安全认知与监管机构存在分歧。监管机构职责包括发现风险、制定规章、监督执行、风险沟通，这是监管理念中风险管理理念的重要体现。

（四）政策制定上平衡利益相关方的差异

监管政策的制定是在各利益相关方之间寻求平衡的过程。近年欧美药品监管机构重视各利益相关方利益诉求，倾听各利益相关方声音。FDA和EMA采取公开会议、公民请愿书、消费者调查、建立异议处理程序、设立专家委员会等方式参与决策制定。建立互动沟通平台公开征求意见，提供公众了解决策过程、监管机构回复各方关注点服务，增加政策制定透明度。政策制定过程中专家委员参与体现决策公正、增加决策说服力。

我国药品监管在利益相关方关注度上尚有改进空间。企业经济利益与政策范围具有明显相关性，政策制定过程中透明度缺乏容易导致公众猜疑和误解。决策过程中，专家参与程序、决策支持度还未真正建立起固定模式，"应对性使用专家""临时找专家"已不再适合目前监管形势需要。

二、我国药品监管科学的探索与实践

（一）监管科学引入的背景

近年来，我国药品安全监管形势严峻，药害事件时有发生，新药研发领域创新不足、质量不优、效率不高，监管体系不完善，监管能力不适应等突出问题亟待解决。我国药品监管工作一直注重学习和借鉴FDA成功经验，并结合我国国情加以应用。监管科学是近年发展形成的前沿学科，以FDA为首的各国药监部门高度关注，纷纷制定监管科学战略，开展药品监管科学研究。我国相应启动药品监管科学研究与发展计划，解决我国药品监管能力与产业发展不匹配、不平衡等问题。在此背景下，我国监管科学实践开始涌现。

（二）药品监管科学的探索与实践

我国药品监管科学研究首先从非政府机构开始。2008年，我国开始建立药品监管科学人才培养通道，定期选拔药品评价方面专家赴美学习FDA先进经验。2012年，以"药物评价和监管领域的新兴技术"为主题的监管科学全球峰会在我国杭州举办。2013年7月9日，经国务院、民政部批准，由国家食品药品监督管理总局（CFDA）（现属于国家市场监督管理总局）主管的中国药品监督管理研究会（CSDR）正式成立。该机构的成立填补了我国在药品监管理论政策领域无学术组织的空白，也是迄今唯一具有监管研究职能的学术团体。我国药品监管科学实践从2013年9月国家食品药品监督管理总局在北京召开药品监管科学研究立项开始正式起步。

1. 政策探索

2016年10月，国务院发布《健康中国2030规划纲要》，纲要提出到2030年我国要跨入世界制药强国行列的发展目标，为实现这一宏伟目标，药品监管工作将会提出更严要求。新时期药品监管工作必须始终坚持问题导向，在创新大旗引领下，大力发展药品监管科学，加快落实药品监管体系和监管能力现代化。

2019年4月，为全面贯彻落实有关药品安全"四个最严"要求，围绕"创新、质量、效率、体系、能力"五大主题实施监管理念制度机制创新，改变我国制药业大而不强现状，国家药品监督管理局印发《关于实施中国药品监管科学行动计划的通知》（国药监科外〔2019〕23号），决定开展药品、医疗器械、化妆品监管科学研究，正式启动中国药品监管科学行动计划，确定九个首批重点研究项目。通知指出，立足我国药品监管工作实际，围绕药品审评审批制度改革创新，密切跟踪国际监管发展前沿，对监管工具、监管标准和监管方法等进行改革创新，历时三到五年努力，有效解决影响和制约药品创新、质量、效率等突出性问题，加快实现药品治理体系和治理能力现代化。监管科学行动计划还明确了三项重点任务：①建设3~5家药品监管科学研究基地；②启动一批监管科学重点项目；③推出一批药品审评与监管新制度、新工具、新标准、新方法。

2019年7月，监管科学行动计划首批重点项目正式启动，在药品、医疗器械、化妆品三个领域开展9个项目的研究，即细胞和基因治疗产品技术评价与监管体系研究、纳米类药物安全性评价及质量控制研究、以中医临床为导向的中药安全评价研究、上市后药品的安全性监测和评价方法研究、药械组合产品技术评价研究、人工智能医疗器械安全有效性评价研究、医疗器械新材料监管科学研究、真实世界数据用于医疗器械临床评价的方法学研究、化妆品安全性评价方法研究。

2021年2月，国务院发布《关于全面加强药品监管能力建设的实施意见》，意见指出要坚持人民至上、生命至上，深化审评审批制度改革，推进监管创新，加强监管队伍建设，建立健全科学、高效、权威的药品监管体系，坚决守住药品安全底线。

2. 学科人才培养探索

2015年8月，CFDA以北京大学作为依托平台，成立北京大学亚太经合组织监管科学卓越中心。该中心的成立形成了一个联系政府、工业界和学术界的开放合作平台，为中国制药监管政策、指南、标准的制定提供科学证据与建议。

2016年12月，"中丹药事监管科学中心"在CFDA支持、诺和诺德制药公司赞助、复旦大学与哥本哈根大学共同参与的情况下正式成立。未来两所高校将在监管科学领域开展一系列合作项目。同月，CFDA与清华大学医学院签署全面战略合作备忘录并探讨未来进行更多合作，会后双方宣布拟成立清华大学药品审评科学与监管科学研究院，建立审批科学以及监管科学等相关学科，培养医药监管方面专业人才，缩短我国与国外监管科学的巨大差距。

2018年4月10日，清华大学宣布成立清华大学中药与药品监管科学研究院。该研究院以建设"国际一流的监管科学研究机构，推动监管科学学科发展"、向药监系统输送专业且拥有国际视野的复合型人才、打造世界一流、具有国际影响力的国家级智库为目标，为监管科学发展提供科学的、符合中国监管实际需求的建议，实现"推动中国药品监管科学研究，服务健康中国高质量发展"。

2019年4~6月，国家药品监督管理局先后与四川大学、中国中医科学院、北京中医药大学签署合作协议，成立医疗器械监管科学研究院、中药监管科学研究中心、中药监管科学研究院。同年11月，国家药品监督管理局正式批复山东大学、沈阳药科大学、华南理工大学和北京工商大学等高校成为监管科学研究基地。药品监管科学研究基地充分发挥高校优势，围绕药品全生命周期，启动监管科学重点项目研究，为夯实我国药品监管科学基础贡献新工具、新标准和新方法。

2020年，国家药品监督管理局再增添多个监管科学研究基地，相继成立北京大学国家药品医疗器械监管科学研究院、中国医学科学院药品医疗器械监管科学研究院、江南大学化妆品监管科学研究基地、中国药科大学药品监管科学研究院、海南省真实世界数据研究院。高校、科研单位已经成为发展我国药品监管科学的中坚力量。NMPA加大对各研究基地研究项目的投入，开展药品监管科学基础理论研究，推动监管科学学科建设，对项目研究情况进行统筹分析，培养监管后备人才，加强研究项目管理，实现药品监管科学可持续发展，争取早出成果，快出成果，出好成果。

3. 交流合作探索

为推动监管科学发展，共享研究成果，中国药品监管研究会定期举办药品监管科学大会，针对药品监管科学发展进行多角度、多方位研讨。2016年9月20~21日，为充分发挥智库在药品监管中的作用，推介新政、凝聚行业共识，积极响应药品监管决策，切实提升药品监管能力水平，中国药品监督管理研究会在北京举办首届中国药品监管科学大会。大会以"药品监管改革与创新"为主题，围绕一系列药品监管改革举措和医药创新发展难点、热点问题进行解读和深入探讨研究。

2017年9月14日，第二届中国药品监管科学大会（2017）聚焦"质量安全与创新发展"主题，提出用"最严谨的标准、最严格的监管、最严厉的处罚、最严肃的问责"确保食品药品安全，进一步强化监管能力。

2018年9月6~7日，第三届中国药品监管科学大会（2018）围绕"新时代、新体制、新征程"主题展开讨论，在国家药品监管法规政策的框架内就新时代监管科学发展方向、特点规律、内涵与外延等要点交换意见。大会寻求新体制下监管思路对策和机制模式，落实药品监管系列改革政策中的目标要求、推进举措及落实进程等问题。

2019年10月20日，第四届中国药品监管科学大会（2019）主题为"新体制新要求新挑战——药品科学监管服务公众健康"。国家药监局指出将着力创新监管方式，贯彻落实药品监管体系和监管能力现代化。一是保持药品安全监管从严从重不动摇，建立完善化解药品重大安全隐患机制，对疫苗、血液制品、放射制品等高风险医疗产品严加管控，坚决把一切安全风险扼杀在摇篮之中。二是继续坚持深化审评审批制度改革，继续完善扶持药品研发创新的政策，落实优先审评审批、附条件批准、原辅包关联审评等制度，提升审评审批效率，积极推动中药传承。三是坚持发展药品监管科学永不动摇，贯彻实施中国药品监管科学行动计划，建设一批药品监管科学研究机构或基地，推出一批药品审评与监管新制度、新工具、新标准、新方法，启动一批监管科学研究重点项目。四是药品监管方式创新永不停歇，大力发展借助科技力量的智慧监管，推动药品行政电子化试点，加快监管队伍专业建设，积极参与药品安全国际治理，加快推动药品监管制度与国际接轨的进程。

2021年6月，以"协同创新发展，打造中国特色药品监管科学"为主题的药品监管科学高端论坛召开，论坛针对药品监管科学发展进行全方位、多层次、宽领域的深入探讨，深入研究药品监管科学的基本定位，把握药品监管科学内在规律性，坚持以科学的精神、科学的态度和科学的方法推进药品监管科学研究。会议强调研究中国药品监管科学既要把握世界药品监管的普遍规律性，更要把握中国药品监管的特殊规律性，及早建立健全新型合作交流机制、科学的项目选拔机制、动态的评价评估机制、高效的成果转化机制，努力为药品监管科学发展注入新动力。

2021年10月13日，第五届中国药品监管科学大会（2021）围绕"新发展阶段新发展理念新发展格局——监管科学助力药械妆产业高质量发展"主题开展讨论。大会指出药品监管工作必须坚持药品安全"四个最严"要求，坚持走科学化、法治化、国际化、现代化发展道路，持续深化药品医疗器械审评审批制度改革，持续强化药品全生命周期质量监管，持续加强药品监管政策法律体系建设，持续推进药品监管科学研究，持续扎实推进监管能力建设，持续扩大药品监管国际交流合作。

4. 研究探索

2013年，天津滨海新区食品药品监管局与天津药物研究院合作建立国内第一个监管科学研究中心（Tianjin Binhai Center for Food and Drug Regulatory Science）。该中心综合利用现代科学技术的新方法、新标准，对食品药品的安全性、有效性、可靠性做出准确评估，对我国药品监管科学发展起到积极推动作用。该研究中心是国内首家针对食品药品监管科学、监管技术创新等方面开展研究工作的研究机构。该中心现为FDA倡导的全球监管科学研究合作单位，将作为"窗口"促进全国乃至亚太地区食品药品科学监管能力水平飞跃。

2019年国家药监局认定首批重点实验室，涉及领域包括化学药品、生物制品、辅料包材、医疗器械等。2020年，启动第二批重点实验室申报评定工作，进一步鼓励药监系统外的科研力量积极参与监管科学研究，不断拓展重点实验室的体量和力量。第二批评定工作经过科学布局、优中选强，认定72家重点实验室，至此国家药监局认定重点实验室总数达到117家。

实施中国监管科学行动计划和建设国家药监局监管科学重点实验室，是国家药监局持续推进科技创新的两个重要举措。坚持科技创新，有力推动我国监管科学研究和发展，为我国监管能力提升提供有力支撑。发展中国特色监管科学，需要始终坚持科技创新核心地位，坚持创新驱动发展，全面塑造发展新优势，进一步发挥科技创新对监管科学的支撑作用，持续推进药品监管体系和能力现代化。

（三）发展我国药品监管科学的建议

当前，药品监管部门洞悉新发展阶段，贯彻新发展理念，构建新发展格局，正加快推进药品监管体系和监管能力现代化。新时代推进中国药品监管科学研究，实现药品科学监管，需要遵循以下几点建议：一是把握监管规律，以科学旗帜推动监管科学发展，聚焦新工具、新标准和新方法创新，努力为药品全生命周期监管提供强有力支持。二是盯紧国际前沿，集全球视野推动监管科学发展，坚持国际视野，以开放、合作、共赢的姿态，与国际社会同行开展广泛而深入的交流合作，共同促进药品监管科学进步。三是坚持社会共治，凝聚智慧助力监管科学发展，监管科学研究基地、国家局重点实验室，要认真权衡药品监管科学的战略价值，积极响应药品监管科学研究。四是坚持注重实效，以考核评价检验监管科学成果，完善考核评价制度机制，确保药品监管科学研究取得可评价、可检验的成效。

三、推进我国药品监管科学发展的思考

研究和发展药品监管科学，解决我国药品监管能力与产业发展不匹配、不平衡的问题，严控药品安全风险，鼓励药物研发创新，积极营造让科学家、企业家、全行业敢于创新、能够创新的科研环境，公众能够及时用得上、用得起新药好药的现实环境，是新形势下药品监管科学的重要时代特征和科学内涵。

（一）充分发挥国家药品监督管理局的核心引领作用

国家药品监督管理局是我国药品监管的核心单位，是依法行政的重要依托。推进中国药品监管科学发展，要立足中国监管现实探索监管科学规律，不断提升监管效能，把监管科学研究作为一项基础性、战略性工作有序展开。行业人员树立科学监管理念开展监管科学研究，开拓监管新工具、新标准、新方法，解决新时期药品监管工作突出问题，增强监管工作科学性、适应性、前瞻性，满足社会共治公众新要求。

（二）明确监管科学的战略目标和主要任务

药品监管科学研究需要循序渐进，既要立足当前监管工作实际，又要兼顾未来监管事业发展。针对药物上市前审评审批与上市后市场监管矛盾，加强科技、管理、制度融合创新，加快药品审评审批监管工具、标准、方法等系列创新，推动药品监管产业和监管工作高质量发展。依托监管科学研究成果，统筹考虑药品、医疗器械、化妆品发展现状，分批分期推出研究重点项目，从顶层设计出发，满足监管实际工作需要。

（三）树立新理念，建立新制度，打造监管科学新体系

构建具有中国特色的监管体系是药监系统一直追求的长期目标。相关单位开展一系列监管科学研究、创新活动，实现我国药品监管体系和监管能力现代化、科学化、国际化，推动我国由制药大国向制药强国转变，配套建设适应监管科学发展的新制度、新机制，在整个行业树立健康中国理念。具体措施如下。

一是打造接轨世界的中国现代药品监管科学体系。针对疫苗、生物制品在生产、流通等环节突出问题，建立疫苗、生物制品监管科学体系；深入开展仿制药质量和疗效一致性评价工作，全面提升仿制药质量，鼓励创新药物发展，构建仿制药监管科学体系；针对我国药用辅料领域面临的生产、质量等问题，探索包材对药品质量影响程度，搭建药品辅料监管科学体系。

二是打造中医药特色监管科学体系，中医药文化源远流长，是中华文明的代表和体现。传承精华，守正创新，推进中西医共同发展，实现中医药研究现代化、产业化，构建体现中医药理论优势、遵循中医药发展规律、符合国际规范的中医药研发模式、领跑世界的中医药特色监管科学体系。建立符合中药功效分类特色的中药质量标准体系；建立以中医药理论、人用经验和临床研究相结合的中药注册评价体系；发挥中医未病预防、已病防变、病愈防复的特色优势，完善中药药物警戒及警戒体系；培养具有中医药思维的中医药监管科学人才。

（孟光兴，舒奎）

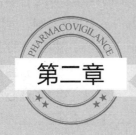

第二章 药品风险管理

　　药品风险管理（risk management of drugs）是对药品的风险/收益进行综合评价，采取适宜的策略和方法，将药品安全性风险降至最低的一个管理过程，适用于整个药品生命周期。两重性是药品特殊性之一，即药品同时具有治疗作用和不良反应。药品两重性不仅体现在个体层面，还体现在群体层面，从不同层面研究两重性特征展现出来的信息各有侧重，对药物警戒的指导作用也不同。药品风险管理的核心理念有两个：第一，认可风险的存在是必然的，不可避免；第二，采取全过程、全方位的措施尽可能地实现风险最小化、收益最大化。这些理念是监管科学的思想在药品安全性监管中的重要体现。在具体实践中，药物流行病学以及全面质量管理的方法和工具普遍用于药品风险管理，显著提升了药品风险管理水平，这是监管科学有效推动药物警戒发展的典型例子。

第一节　药品风险分析与评估

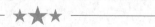

一、药品风险分析

（一）药品风险概况

　　风险无处不在、无时不在，药品风险也不例外。药品是指用于预防、治疗、诊断人的疾病，有目的地调节人的生理机能并规定有适应证或者功能主治、用法和用量的物质，包括中药、化学药品和生物制品等。作为保护人类健康的重要物质，经药品监督管理部门批准上市的药品并不能保证绝对安全。即使人们公认安全的药品，事实上也存在一定风险，所谓"安全"是指对用药目标人群而言，用药后取得的效益大于承担的风险，对人体损害的风险程度在可接受水平范围之内，并非保证一定不发生用药损害。

1. 药品风险的概念

　　药品风险（drug risk）是指药品使用过程中，导致用药个人或人群面临伤害或损失等不可预测事件的可能性。药品安全风险客观存在，主要由药品具有两重性的特性决定，药品可以防病治病，也可能引起不良反应，危害人体健康。任何药品的安全性都是相对的，药品本身的安全风险不可避免。

药品安全性（drug safety）是与药品风险相对应的概念，指在特定时期内使用某种或某些药品后，出现不良事件的可能性及造成损害的严重性。关于药品安全性，从患者、医生、政府等不同的视角来看，可接受程度和范围也不同。

2. 药品风险的来源

药品安全风险通常起源于潜在风险事态（正常工作过程中的安全隐患），药品研发、生产、流通、使用、再评价整个链条过程中都存在潜在风险事态，链条上任何一个环节的疏漏都有可能形成药品安全风险。

药品安全风险的起因具有多源性，大体可分为自然风险和人为风险两类。药品安全的自然风险，又称"必然风险""固有风险"，是药品的内在属性，属于药品设计风险。药品安全的自然风险是客观存在的，和药品的疗效一样，是由药品本身所决定的，来源于已知或者未知的药品不良反应。药品安全的人为风险，属于"偶然风险"的范畴，是指人为情况下有意或无意违反法律法规而造成的药品安全风险，存在于药品的研发、生产、经营、使用各个环节，主要来源于不合理用药、用药差错、药品质量问题等。

（1）自然风险　药品自然风险也称天然风险，是药品本身的不良反应。受限于药品上市前研究的局限性，批准上市药品的安全性是基于上市前的时间段、在规定适应证下，得出的药品对目标人群收益大于风险的阳性结果（即治疗收益大于预期的风险）。上市前临床试验设计相对简单，临床试验范围、目标人群的年龄、性别和种族都有严格要求，用药过程中并发症少、联合用药信息不充分、适用条件不广泛、暴露时间短、也难以针对复杂产出进行大样本统计分析，人们对药品安全信息的了解存在局限性。这种局限性客观存在、不可避免，导致我们不能在上市之初全面地认识和把握药品的属性。

就目前具体情况来看，药品可能带给人类的风险主要体现为药品不良反应，很难与其药理作用完全剥离，只能采取尽量缩小、尽早获知、尽早预警以尽量避免的手段。从认知角度来说，药品不良反应又可分为可预期和非预期。上市后药品在临床实践中出现的不良反应，一部分是在上市前或上市后已经被认知的，或是从其临床药理作用可以推断的；另一部分则是在上市前的研究阶段暂未发现，从其作用机制也未曾推断出的、新发的不良反应。

药品自然风险的影响因素包括上市前药品研究与开发水平、上市前药品技术评价与注册管理水平、上市后药品不良反应监测水平、上市后药品研究与评价水平、上市后药品监督管理水平、科学发展的局限性以及公众的认知水平等。从药品可获得性的道德角度来看，不能通过时间的无限延展的代价来弥补人类知识的局限。

（2）人为风险　药品人为风险，又可称为"外在风险""偶然风险"。"偶然风险"与"必然风险"相对，指风险不必然存在，但不一定低发。从理论上讲，"偶然风险"的避免是一件可以做到的事情，但受限于政策、制度体系、认知水平、习惯行为方式等，完全避免偶然风险的概率几乎为零。从某种角度来看，外在风险给人类造成的影响不比固有风险低。

药品人为风险的起因包括不合理用药、用药差错、认知局限、药品质量问题、管理缺陷等。具体如下。①不合理用药，包括错误诊断、错误使用（方法和剂量）、患者自身影响等。不合理用药是药品人为风险的主要起因，产生原因分为有意识和无意识两种。技术因素是不合理用药的主导因素，很难从制度和政策层面进行限定和约束，主要采取引导的方法。②用药差错，用药差错与不合理用药相似，但其后果比不合理用药更严重（即使有时并未真正造成实质性伤害）。用药差错与医疗管理系统存在的多种问题相关，包括用药流程管理漏洞、用药流程参与者责任心缺失以及纠错机制匮乏等。③认知局限，认知局限的概念比较宽泛，既包括具体技术、业务知识方面，也包括政策、制度理解方面。认知局限产生的原因有：整体药物创新能力不足、生产企业药品研发能力低下、药品特殊性、药物创新相关政策及其影响等。④质量问题，从法律层面看，法律对药品质量提出了严格监管要求，禁止药品质量问题，但实践中仍然无法完全避免质量问题的出现，主要原因包括管理和技术两个方面。管理过程存在的问题包括药品生产管理漏洞、成本控制下的系统误差（以次充好、低限投料、停用关键设备等）等。在技术层面，出现"现行标准下产品质量控制的不确定"或"检验标准落后于质量控制"的现象。

药品人为风险的影响因素主要集中在技术、管理、道德三方面。科学监管、科学分析药品安全影响因素是防范风险、避免风险的有效手段。加强药品研发、生产、流通、使用、评价整个流程的科学管理，有助于将药品安全的风险降至最低。

3. 药品风险的特点

药品产业链包含研发、生产、流通和使用等多个环节，每个环节都存在安全风险。药品风险管理的核心要求是坚持预防为主，事先预防、事中控制、事后处置有机结合，落实各方责任，发挥多元主体作用，形成全链条立体化管理，严格管控药品安全风险。药品风险的特点大致有以下三方面：①复杂性。药品生命周期的各环节都存在药品安全风险，任何因素的影响都会打破药品安全链的平衡；药品安全风险主体多样化，即风险的承担主体不只是患者，也包括药品生产者、经营者、医疗卫生人员等；风险发生概率不一，随着社会经济结构变动和科技进步，风险发生可能性相应改变。②不可预见性。药品存在蓄积毒性的特点，当前科学发展水平有限、人体免疫系统存在个体差异，药品风险难以准确估计；药品风险的发生并非高频，而是在偶发因素影响下围绕均衡值来回波动。③不可避免性。人们对药品的认识存在局限性，药品不良反应通常会和治疗作用一同发生，这是权衡收益风险后的综合抉择，药品风险客观存在，不以人的主观意志为转移。

（二）药品风险分类

药品安全隐患存在于药品研发、生产、流通、使用、广告和标签、包装的全过程。不同视角下，可将药品风险分成不同类型。

1. 根据风险形成过程分类

根据风险形成过程可以将药品风险分为药品缺陷风险、药品流通风险和药品使用风险。

药品缺陷风险是药品的固有风险，药品上市前动物实验与临床试验设计不严谨、实验动物选取不恰当、缺乏临床长期安全性对照研究、受试人群数量过少、统计学方法错误等原因，导致实验结论失实，不能预测更广泛人群的安全性与有效性，这是药品缺陷的根源。人员的技术水平和道德素养、设备、物料、生产工艺、生产环境以及管理制度，共同决定药品生产过程中的药品质量。

药品流通风险是指药品流通过程中，因进货途径、储存环境和出库管理环节混乱，导致药品质量改变或不合格药品混入流通渠道而出现的风险。严格按照GSP的要求开展药品经营活动是避免药品流通风险的根本保障。

药品使用风险是指医师、药师或患者在用药过程中产生的风险，包括意外的用药风险和人为的用药风险。意外用药风险是合格药品在正常用法用量下使用时出现的与用药目的无关的或意外的不良反应。人为用药风险是个人过失、疏忽、侥幸等不当行为造成的对人体的药源性损害，包括医疗源性和患者源性的用药风险。医疗源性的用药风险通常是由于医务人员的用药失误或不合理处方产生，如不对症用药、不合理的药品选择、超剂量、药物相互作用等。不合理处方或用药失误的原因主要是医务人员违反治疗原则和规定，除极少数用药风险受现有科学技术条件限制外，高人为因素导致的用药风险可以预防。患者源性的用药风险主要源自患者自身用药知识水平低下和用药依从性问题。大部分患者缺乏医药知识，出现药品误用或非依从性用药行为，如自行减少或加大剂量、错服、漏服、随意停药、换药、服用过期失效药品等，导致治疗中断、治疗失败或严重不良反应发生概率增加。影响患者用药依从性的因素很多，不仅包括患者自身用药知识、用药说明理解程度、用药行为偏好、药品成本支付能力、用药整合能力、用药复杂程度、健康信念和对可能治疗收益的认知（自我效能评价）、社会支持（如与医务人员的关系），还与患者年龄、种族、性别、收入、受教育程度、智力水平以及疾病实际严重程度和治疗效果等因素有关。患者非依从行为不只是患者的单方面行为，医务人员处方、调剂、用药或监督失误，导致患者接受不适当的药品治疗，这也是患者不依从行为的重要影响因素。

2. 按风险可预测性分类

药品风险按照可预测性可分为已知风险、可预测风险和未知风险。已知风险是指药品标签说明上标示的已知不良反应，属于药品固有属性，可视为天然风险。可预测风险是指根据现有经验，可预见其发生，但不可预见后果严重程度。未知风险是指风险发生可能性、风险后果不可预测。药品非预期不良反应、不可预测的药品不良事件和药品在未知领域（不同种族、不同生理或病理条件）使用下造成的用药伤害均属于药品未知风险，也属于天然风险的范畴。

3. 按风险可控性分类

药品风险按照风险可控性可分为可控制风险和不可控制风险。可控制风险也称可管理风险，是指风险可预测，可采取相应措施将风险稳定在可控范围内，如已知的药品副作用、药品标识和包装错误、用药错误、药品质量缺陷等人为因素所致风险。不可控制风险又称不可管理风险，是指风险因素不确定、不可预测，风险结果不可控制，如药品非预期不良事件。风险可控性是一个相对的概念，监管机构不断收集、积累临床用药信息，根据数据挖掘和风险管理水平，及时调整风险控制范围，可将部分不可控制风险变为可控制风险。

4. 按风险可接受程度分类

药品风险按照可接受程度可分为可接受风险、合理风险和不可接受风险。可接受风险是指风险后果可预见、后果严重程度较低、预期收益大于风险，此类风险一般不必采取干预措施，如药品标签说明上标示的已知不良反应。合理风险是指风险发生有其必然性，风险严重程度可通过采取风险控制措施降低到接受范围内。不可接受风险是指风险潜伏性强，一般较难预见，风险一旦引发，后果十分严重，因此必须采取干预措施规避风险，如产品缺陷、用药错误。

5. 按承担药品风险后果的主体划分

药品风险按照后果承担主体可分为政府风险、个体风险、研发机构风险、生产企业风险、供应企业风险、使用机构风险和保险公司风险等，这类划分模式有助于明确各主体的风险责任，提高国家、集体和个人的抗风险承受能力。

6.欧美对药品风险的分类

FDA把药品风险分为四类：①产品缺陷，包括药品安全性和药品有效性降低两种情况；②已知副作用，分为可避免和不可避免两种类型；③用药失误；④未知的不确定因素。EMA对药品风险的分类为：重要的已确认风险、重要的潜在风险、重要的信息遗漏。有些国家还将药品风险分为制造缺陷、设计缺陷、说明缺陷和观察缺陷。药品风险分类并不局限于具体的划分体系，而是从管理模式的可操作性入手，综合多种分类思想。

二、药品风险评估

（一）药品风险评估定义

药品风险评估是指分析药品风险发生的概率和损失程度。药监部门进行风险评估，获取风险因素、风险程度、风险性质等数据，运用概率论与数理统计等方法，对风险进行描述、估计，为风险管理提供决策支撑。根据已有规定和标准要求，药品风险评估的等级可分为：①广泛可接受区，风险可以接受，不需要主动采取风险管控措施；②合理可行降低区，风险可控，采取一定的风险管控手段，可使药品风险降低到合理可行的低水平上；③不容许区，此类风险一定要进行风险控制。采取风险控制措施后，依据风险所处的位置，对药品风险进行再次评估，判断风险是否处于可接受水平。

（二）药品风险评估的内涵

药品风险评估，既要立足于对已知和潜在风险的评估，也不能脱离对药品效益（即对人体健康的疗效贡献）的客观要求，对某种或某类药品的评估，是目标对象在一定条件下风险/收益平衡的结果。评价标准的选择是风险评估的重要基础，标准的内容不仅包括对已知、已发或正在发生风险的性质、危害范围、危害程度、后果等的评估，还包括对预期、潜在的风险进行预判，预测危害性质、辐射范围、影响程度、危害人群、风险后果等。风险的（可能）发生条件、发展趋势、社会影响等方面也需要纳入评估标准体系。

风险评估过程中，药品本身的收益，即对人体健康的贡献，是评估工作的重要参考标准。药品作为一种特殊商品，在人体生理机能的治疗、改善和调节方面具有独特的不可替代性。任何上市药品都是基于收益（相对于其风险而言）的独特优势，得到监管机构的许可批准，应用于临床实践。

（三）药品风险评估的原则

药品风险评估的核心原则是"基于药品风险/收益的综合评价"。实施这一核心原则的假设前提（基本条件）是，被评价品种有足够的科学数据证明其质量均一性。均一性是药品质量的重要属性，是药品上市审批需要考量的重要特征之一，从理论上说，药品质量的均一性在上市之初已被证明。另一个确保药品风险评估实现的前提是"被评价对象在真实世界使用中的风险/收益是可以接受的"，这一原则现已成为药品风险评估的公认前提。药品存在的作用是为了治疗疾病或改善健康水平，风险大于收益的药品不应当获批上市，此类药物的临床再实践会受到质疑。

（四）常用风险评估工具

1. 应用风险分析工具的前提

风险分析工具应用前应明确以下几个问题：一是风险评估核心，即收益/风险比分析，风险评价可采取定性或定量方法，将所得结果与现有标准进行比较，确定风险的显著性（或风险优先级别）。二是风险评估工具，药品风险具有多源性、复杂性的特点，决定了风险评估方法的多样性和灵活性，没有任何一种评估方法或工具能够有效评估所有风险。三是风险评估主体，评估人员基于对风险的认知程度，依靠经验、技能、知识储备、道德水准和责任心，得出风险评估结果；人是风险评估的核心，工具的作用是识别、量化风险，掌握工具的使用方法，仅是具备了一项技能，不能替代人脑在风险评估中的重要地位。四是风险评估工具的选择，合理使用评估工具可以提高评估效率，使用合适的评估工具能给工作带来帮助。五是风险评估目的，明确评估目的，灵活搭配使用评估工具。复杂事件或系统性的风险评估，单一评估工具不能完成所有评估任务，需要多种评估工具的交叉配合。

2. 风险评估工具介绍

（1）一般统计工具　一般统计工具包括流程图、图形分析、鱼骨图、检查列表等。目的是收集或组织数据、构建项目管理体系等，优点是简便易行、效率高。

（2）风险评级和过滤　风险评级和过滤是将风险因素进行排列和比较，对每种风险因素进行多重的定性和定量评价，根据权重因素确定风险得分。评价风险的三个参数包括概率（P）、严重性（S）、可预测性（D）。风险等级（R）围绕上述参数展开，结合风险严重性和概率，得出风险等级评价公式：$R=P \times S$。风险等级和可预测性共同决定风险优先性（RPN），得到$RPN=S \times P \times D$。定性评价是根据评估小组成员经验，结合内部SOP后做出的推断；定量评价则是根据历史数据和技术分析等得出，通常情况下，定量评价比定性评价更准确、更具说服力。

（3）事先危害分析 事先危害分析（PHA）又称初步危险分析、预备事故分析。PHA是在事件进行前，对系统存在的危险作出评价，评价内容包括危险类别、出现条件、危险后果。目的是判别潜在风险，确定风险等级。从经济角度上来看，事先危害分析可以有效避免不必要的设计变更，以较小代价减少或消除系统中的危险因素，保证产品安全。事先危害分析（PHA）记录如表2-1所示。

表2-1 事先危害分析（PHA）记录

序号	危害	原因	主要后果	以往发生频率及现有安全控制措施				概率（P）	严重性（S）	风险度（R）	建议改正（控制措施）
				发生频率	管理措施	职工胜任程度	控制措施				

（4）失效模式与影响分析 失效模式与影响分析（FMEA）即"潜在失效模式及后果分析"。失效模式是指无法达到预期目的各种可能情况，情况产生的原因称为失效因素。FMEA是在产品设计阶段和过程设计阶段，对构成产品的要素、构成过程的各个工序逐一进行分析，找出所有潜在的失效模式，并分析其可能的后果，从而预先采取必要措施，提高产品的质量和可靠性的一种活动。

FMEA是一组系列化的活动，目的是发现和评价产品（过程）中潜在的失效及其失效效应，找到能够避免或减少这些潜在失效发生的措施。FMEA开始于产品设计和制造过程之前，并指导贯穿实施于整个产品周期。风险管理实践有两个重要特点，其一是注重科学方法的应用，其二是预防为主，传统的质量管理工作注重事后补救，这种做法在风险管理中称为失效分析，失效分析与FMEA比较如表2-2所示。

表2-2 失效分析与FMEA比较

失效分析	FMEA
失效已经产生	失效未产生，可能发生，但不代表必然发生
核心：纠正	核心：预防
诊断已知的失效	评估风险和潜在失效模式的影响
指引开发和生产	开始于药品设计开发活动之前（或现有未发生失效药品），并指引贯穿全生命周期

FMEA的工作模式如图2-1所示。

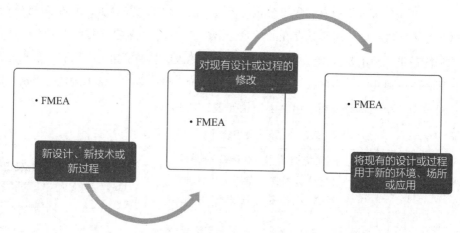

图2-1　FMEA的工作模式

（5）危害分析及关键控制点　危害分析及关键控制点（HACCP）是一种控制危害的预防性体系，而不是反应体系。该工具应用的前提是对过程或产品有深刻的理解，工具的应用共有七步：①列出过程每一步的潜在危害，进行危害分析和控制；②确定关键控制点（CCP）；③对关键控制点建立可接受限度；④对关键控制点建立监测系统；⑤确定偏差出现时的正确行动；⑥建立操作系统以确定HAPPC被有效执行；⑦确定系统的稳定性。HACCP广泛用于产品物理、化学性质的危害分析，只有对产品及过程有全面的了解和认识，才能正确地确定控制点，输出结果可推广用于不同的产品生命周期阶段。

HACCP评估流程如图2-2所示。

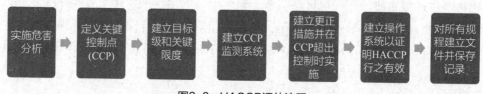

图2-2　HACCP评估流程

（6）过失树分析　过失树分析（FTA）是一种分析事故、事件（事故）因素或其他危险状况，由上往下的演绎式失效分析法，通过识别设备故障、软件故障、行为过失、环境因素和外部原因等完成。FTA由顶事件（实际受到的伤害）和关联事件之间的逻辑结构组成，从要分析的特定事故或故障（顶事件）开始，层层分析其发生原因，直到找出事故的基本原因（底事件）为止。FTA的目的是帮助判明可能发生的故障模式和原因，发现可靠性和安全性薄弱环节，采取改进措施，以提高产品可靠性和安全性。作为一种自上而下的图形演绎方法，FTA有很大的灵活性，是复杂过程评估中多因素分析的有效工具。

过失树分析的程序如图2-3所示。

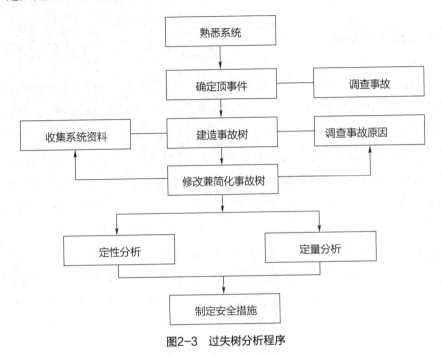

图2-3 过失树分析程序

第二节 药品风险/收益决策

药品安全是一个相对的概念，并不代表绝对安全。狭义的药品安全问题是指患者按规定的适应证和用法、用量使用药品后，人体产生不良反应的程度。广义的药品安全问题是指药品质量问题、临床不合理用药和药品不良反应等。从社会管理的角度看，药品安全问题还包括药品质量对人体健康的损害以及药品安全事件引发的一系列社会问题。

安全的药品是人们认为用药风险在合理范围内，是一种"可接受"的临床疗效理想的药品。药品安全是受限于药品上市前评估的认知局限性，也取决于药品风险/收益量化评价的复杂性。药品安全的相对性体现在整个药品生命周期中，要求全过程风险的有效控制，使风险控制在可接受的范围，不追求药品安全的"零风险"，药品获批上市是收益与风险权衡综合评价的结果。

一、药品的风险与收益

药品收益通常是指药品疗效，反映的是药品降低罹患某一疾病风险的程度，药物经济学上对收益的定义是药品或相关干预措施带来的产出价值。风险/收益评估中的收益指的是具体使用某种药品给个体或群体带来的正面结果，包括疾病的治疗结果和获得收益可能性的估计。药品风险是指药品的不安全性（主要是药品不良反应）。药品的药理特点多样、构效关系复杂，患者间的身体素质存在差异，导致患者用药后可能出现药品风险，使患者蒙受损失。药品与其他商品相比，具有明显的特殊性，即与健康、生命的关联性和个体使用的差异性，药品风险程度随着药源性损害的严重程度、患者的特异质和公共卫生体系的不同影响而变化。评价药物的优劣，可采取疗效大小和不良反应程度的双重标准进行判断，收益/风险比值高的药品优于收益/风险比值低的药品。收益/风险比值不是具体的数字，药品疗效和不良反应不能简单地用数字比较，药品上市评估中，也不能规定临床用药的具体收益/风险比值。个体差异下，同种药物在不同人群中的收益风险比可能存在差异。

二、风险/收益决策的内容

新药研究与开发过程中，包含多次风险与收益评估与权衡。包括产品开发者对开发成本和预期市场收益间的评估、产品开发风险与成功可能性的权衡，也包括对目标适应证的疗效与用药安全性之间的评估。风险/收益决策是患者使用该药物后，治疗方面的效益与承担的风险之间的评估。这种风险/收益评估（权衡利弊）不应单纯局限于临床试验的有效性和安全性评价，还应将目标适应证的治疗学方面认识、临床前研究结果等因素纳入考虑，主要应包括以下几个方面。

（一）安全性与有效性之间的决策

1. 有效性

药物有效性研究包括动物实验中的药效学研究和人体临床试验中的有效性研究，药物目标适应证的有效性评价主要基于药物的临床研究结果。新药临床试验分为Ⅰ、

Ⅱ、Ⅲ、Ⅳ期，Ⅰ、Ⅱ期临床研究是从动物过渡到人、从健康受试者过渡到患者的过程，并为Ⅲ期临床研究打下基础。Ⅲ期临床试验是治疗作用的确证阶段，主要依靠Ⅲ期临床研究数据验证药物的有效性。临床研究需要通过随机、对照、盲法控制偏倚，需要有足够的受试者，增加研究结论的可信度，需要足够样本量的随机盲法对照，避免出现偶然性结果，需要严格的管理，保证实验的规范性和质量。

药物针对疾病某一方面的有效性和患者的临床受益相互关联又有所区别。患者临床受益以有效性为基础，狭义的有效性下，患者可能不会受益。在临床研究和评价中，药物狭义有效性得到充分体现。例如，针对恶性肿瘤的化疗药物，用药后肿瘤缩小，根据药物有效性评价指标，可认为该药是有效的。但对于延长患者生存期的临床终点指标，该药治疗效果还有待研究。因此，药物进行风险/收益决策评估，药物对终点指标的影响、患者真实受益情况是评估的重要标准。

2. 安全性

药物安全评价又称非临床药物安全性评价，是指通过实验室研究和动物体外系统对治疗药物的安全性进行评估，是新药进入最终临床试验和最终批准的必要程序。药物安全性评价主要涉及一般药理学试验、急性毒性试验、长期毒性试验、特殊安全性试验。Ⅰ期临床试验也要进行安全性和剂量摸索，通过受试病例的安全性数据分析，评价药物导致不良反应的类型、发生率和严重程度等。Ⅱ期和Ⅲ期临床试验研究药物有效性的同时继续观察安全性。通过临床试验的药物，上市后仍然需要继续进行Ⅳ期研究，也称上市后监测，继续考察药效和安全性。

（二）疾病的类型、严重程度与疗效、安全性之间的决策

疾病类型不同、严重程度不同，导致患者的期望疗效和可承受风险也不同。抗感冒药与恶性肿瘤化疗药相比，前者提出了更高的安全性要求，肿瘤患者可以接受的恶心、呕吐、骨髓抑制、脱发等不良反应，对于感冒患者来讲，是不可接受的。临床抢救用药的期望疗效也高于一般感冒药。针对不同疾病或不同严重程度的疾病，药物的安全性可接受范围和患者临床疗效不同，药品风险/收益的权衡点也不同。

（三）现有治疗手段与药物安全有效性之间的决策

现有治疗手段不单指疾病的药物治疗，也包括使患者受益的其他治疗手段，如恶性肿瘤的手术切除、放射治疗等。现有治疗手段已经达到一定水平时，新药的关注重点开始转移，是否能够在疗效上超过现有治疗手段，或者安全性方面比现有治疗方法具有更好的保障，成为很多药物能否上市乃至上市后能否推广应用

的重要因素之一。药物风险/收益决策，不能局限于评估安全性和有效性，还应该与现有的治疗手段进行必要的比较，综合评估。部分疾病（或疾病的部分阶段）目前缺乏有效的治疗手段，针对目标药物做出风险/收益决策时，需要比较药物疗效与疾病的自然进程、药物安全性与疾病本身的风险，确保患者用药后收益大于疾病发展风险。

（四）其他考虑

新药在针对目标适应证的风险/收益决策中，还应关注如下问题：①患者存在的其他疾病（如老年患者中可能存在的高血压伴有高血脂或糖尿病）对风险/收益评价的影响；②药物–药物相互作用、药物–食物相互作用对风险/收益评价的影响；③用药剂量的改变对风险/收益评价的影响；④给药途径的可接受性；⑤重要指标（如肝肾功能、血药浓度、生命指征等）监测的必要性及其对风险/收益评价的影响。

三、风险/收益分析的基本方法

药品获批上市，是在现有评价标准下，对其收益与风险进行权衡的结果。药品上市后，得到更广范围的应用，更多药物效益与风险信息得到收集。从监管机构的立场出发，药品上市注册申请的评价标准是药品安全、有效、质量可控，综合评价的终点是用药整体收益大于风险。风险/收益评估不仅用于新药的上市评价，也应用于药物的全生命周期风险管理。药品全生命周期中任何一个环节的风险/收益比发生变化，就必须对其风险/收益关系进行重新分析评价，根据再评价结果，确定是否需要采取必要措施，保障公众用药安全。药品风险/收益分析是一项复杂的技术工作，是不同维度、不同指标间的结果比较，难以通过直接对比得出结论。药品研发企业和监管部门一直在探索科学、合理、可行的风险/收益评估方法，没有一种技术方法可以普遍适用所有情况。此处介绍三种常用的分析方法：描述性分析、半定量分析和定量分析方法。

（一）描述性分析方法

描述性分析方法是对药品的收益、风险两方面进行定性分析，描述数据的内在规律，分析集中趋势和分散趋势，比较得出结论的方法。对药品收益进行描述分析，分析考虑因素众多，包括药物目标适应证概况（疾病的发生率、死亡率、持续时间、高危人群等）、药物治疗类型（治疗急性疾病、自限性疾病或慢性疾病）、药物治疗目的（预防疾病的发生、发展或复发）、药物治疗机制（对因治疗或对症治疗）、其他治疗方法、不治疗或其他药品治疗的后果研究、药品疗效、可测量的客观证据指标、其他治疗方法效果比较资料等。

药品风险的评价，主要从药品不良反应严重程度、持续时间、发生率等方面展开。与药品收益分析不同，药品风险由许多ADR组成，不同ADR的单位和表达指标不同，不同ADR间不做比较。在进行风险分析时，分析表达指标和单位存在差异，直接比较存在困难，此时应注意分析风险信号的强度和具体特征，如时间联系、理化特征、药理类别、背景发生率等。分析对象除信号ADR外，其他类型ADR的情况也应进行评价，评价ADR的可预见性、可预防性和可逆性。用药患者存在个体差异，导致同种药物的不同剂型、不同适应证或不同的用药人群可能形成不同的风险水平。

（二）半定量分析方法

半定量分析方法是将药品收益和风险与疾病的性质、药品疗效、不良反应结合，将以上三种因素作为变量，分别按照其严重程度、持续时间和发生频率的高低赋予一定分值，再将各部分分值相加得到每种因素的总分值，反映出药品风险/收益情况的一种分析方法。半定量分析方法尤适用于两种或两种以上同类药品之间的比较。不良反应计分参考如表2-3所示。

表2-3　不良反应计分参考

	高（3）	中（2）	低（1）
严重程度	致命	致残	不适
持续时间	永久	持续	暂时
发生频率	常见	偶见	罕见

（三）定量分析方法

定量分析方法是将临床疗效、不良反应严重程度、不良反应持续时间作为三个指标，按其高、低分别赋予一定分值，分别求出治愈率（发生率）、严重程度和持续时间的乘积，作为药品收益（B）和药品风险（R）的量度，得出收益/风险比值（B/R）。

计算公式：

收益（B）=治愈率×疾病严重程度×疾病持续时间

风险（R）=ADR发生率×ADR严重程度×ADR持续时间

本方法适用于两种或两种以上B/R之间的比较。从上述计算公式可知，平均ADR、罕见ADR和特定ADR均可以计算对应的收益/风险比值。临床应用中，为了数据更有实际意义，通常比较最严重ADR的收益/风险比值。

监管机构认可的风险/收益评估方法通常具有以下特点：①可行性。监管机构评审报告模板中的风险/收益评估方法以定性方法为主，定性评估方法可以解决评估过程中的大部分问题，满足实际需要。②结构化。探索结构化的风险/收益评估方法是风险/收益评估科学发展的趋势之一，结构化的风险/收益评估框架有助于监管机构统一评审尺度、减少自由裁量空间。科学的结构化的风险/收益评估框架是风险/收益评估指标全面性的重要保证。③全面性。在风险/收益评估中，疾病背景、用药收益、药品风险是评估体系的重要指标，任何数据缺失都会引起结果改变。不同药物的评估指标具有个体特异性，监管机构进行风险/收益评估时，在科学的评估框架基础上，对框架每一部分包括的内容进行说明，能够有效避免风险/收益评估指标纳入不全面问题。

第三节　药品风险最小化的措施

药品风险最小化的目标是减小对患者已确认的和潜在的风险，确保已知风险最小化的同时维持其收益。风险最小化措施是具体、量化和可衡量的，是指为达到风险最小化的目标而采取的各种风险管理措施，主要包括专业的药品标识、修改说明书、上市后监测信息或源自相关科学研究的信息、不良反应监测与报告、药品撤市、限制使用、召回、警告、致使用者信函、安全通报、各种指南材料及规定、司法强制程序如查封或禁令、上市前风险评估、风险最小化行动计划的开发与利用、上市后药物警戒和药物流行病学评估等。它的特点是针对性很强，能够有效控制药品的风险，实现风险最小化，但风险越大，对风险最小化活动的要求就越复杂、对用药的限制越多，甚至影响药效的充分发挥。具有不同特点的药品，采取的风险最小化措施往往也不同，对药品风险控制的效力也不同，在特定情况下，不同风险最小化措施之间具有协同作用，但在多数情况下，体现为不可完全替代性。开展药品风险最小化措施，利益链上的每一个相关者都是实施主体，包括患者、医疗机构相关人员、药品研发、生产、流通、经营企业、医药卫生管理部门等。

一、药品风险最小化工具

风险最小化工具主要用于应对某些已知风险，而非探知、评估未知风险。风险最小化工具的选择，取决于产品特征、风险特点、已知风险性质、风险可控制程度、风险的严重程度和发生频率、相对疗效受益、用药人群特点等。风险最小化工具实施前，必须明确风险控制的具体目标。具体的目标可以是："服用甲药的患者，不能同时服用乙药"或"妊娠期妇女不能服用此药"等。

从应用角度讲，风险最小化工具可分为常规风险最小化工具和非常规风险最小化工具。常规风险最小化工具是指每个药物日常使用的工具；非常规风险最小化工具指的是针对某一种特定的风险所采取的措施。多数药品运用常规风险最小化工具后能够控制风险。

（一）常规风险最小化工具

1. 提供给医疗卫生人员的产品标签

提供给医疗卫生人员的产品标签，是最常规的风险最小化工具，是处方药物风险最小化的基础。各国药监系统对药品说明书都有明确的规范文件给予相应的指导，根据风险的性质和严重程度，分别列入黑框、警告或注意事项、不良反应等相应的条目中。这种常规的风险最小化工具仍有提升的空间，未来会发挥更大的作用。

2. 合理的规格和剂量

药品上市之初，企业根据药品特点，设计特定的规格和剂量。医疗机构对患者进行定期的实验室检查或门诊随访，可根据特定的随访间隔设计规格和剂量，达到合理间隔随访的目标。小包装还能减少过量服用的风险。

（二）非常规工具

1. 提供给患者的用药指南及患者产品说明书

患者用药前取得用药指南或患者产品说明书，有助于病患避免严重不良反应，用药指南和产品说明书对用药可能产生的重要风险进行标识，患者自行决定是否用药或继续用药。依从性是指患者根据处方、医嘱或指示用药，患者用药依从性对提高临床治疗效果起到关键的作用。

2. 安全信息沟通

第一种安全信息沟通针对医疗卫生专业人员，沟通方式包括：致医疗卫生专业人员信件、发布安全用药方法和方案等。致医疗卫生专业人员信件不包括针对单独的医疗卫生专业人员所提问题的答复。信件通常由市场专有权拥有者或药品监管机构直接发出，针对医疗卫生专业沟通干预措施，如通知其需要针对某种药物，采取某些行动或调整相关的诊疗行为。信件可能在以下情况发生时发出：由于安全原因，暂停、撤销、废除相关药物市场专有权并召回药物时；重要的药品信息变更，如特别的适应证限制、推荐剂量变化、重大警告或注意事项变更、影响患者和医疗卫生专业人员的药品限制使用、风险/收益平衡变化、推荐新的治疗或预防不良反应的方法、正在对某种重要的潜在风险进行评估等。

第二种安全信息沟通针对患者，使用简单明了的语言，帮助不具备相关科学或法规知识的患者和普通公众更好地了解有关安全问题的科学证据和监管措施，沟通内容包括相关的背景信息以及减少风险的建议。

3. 确保安全用药组件

其他风险最小化工具无法将风险降低到特定目标时，可以考察采取适当的确保安全用药组件（elements to assure safe use，ETASU）。ETASU的目的是确保患者能够安全地使用已知有严重风险的药物，如果不具备安全使用的条件，患者将无法得到该药物。主要方法包括：①开具该特殊药物处方的人员，需具备规定的经验，已经阅读过教育资料并了解药物的风险和收益，完成特定培训或获得特定认证，证明其具有诊断对应疾病的资格，能够诊断和治疗药物相关的不良反应。②分发药物的药房、临床从业人员或卫生机构需要经过特别的认证，在分发药品前，认真阅读教育资料并了解药物的风险和收益，只有经过授权之后才能够开具处方或分发药物；分发药品前，核对实验室检查数值，核对患者标签是否符合处方条件，在处方完成一定时限内分发药物，仅执行纳入计划的医师处方。③药物流向明确，药物仅分发给特定医疗机构的患者。④药物分发时，确保患者能够安全使用药品，患者预先了解药物的风险与收益，并签字确认；患者取得特殊许可，经过药房确认才能得到药物，这些许可包括确定的实验室检查数值或处方上的医师合格标识。⑤监测用药患者，为了预防严重的风险，定期监测患者身体状况，患者开始治疗后，必须在规定时间内与处方者联系，确认其仍然是合格的治疗候选者；患者开始治疗后，必须在规定的时间与处方者联系，确认其没有经历严重的药物风险。⑥所有患者必须参加患者登记研究，收集患者的有关信息，比如临床结果信息、临床和实验室数据、安全性信息、处方依从性等。

4. 执行系统

执行系统与ETASU配套，对认证的药房、医院、特定医疗机构的安全用药条件进行监测、评估、改善。利用经过认证的、安全的数据库，收集监管相关信息，检查认证要求执行情况，或其他对药房、临床从业人员、卫生机构要求的遵守情况。定期对药房、临床从业人员、卫生机构及分销商进行稽查，确认风险最小化措施得到遵守。

药品监管机构、制药厂商、医疗卫生专业机构和组织在实施风险最小化的过程中各自承担不同角色，工作的顺利开展需要各方密切合作沟通。大多数药物运用常规风险最小化工具能够达到药物安全使用的目的。非常规风险最小化工具的选择根据药物的特点决定。各国药品监管机构、制药厂商、医疗卫生专业机构及组织致力于提高这些常规及非常规工具的效果，实践不断增加，可以预见的风险最小化工具日益丰富，同时有关风险最小化工具进一步的应用和探索将不断深入。例如：风险最小化工具的选择与组合搭配时考虑因素、风险最小化工具尤其是非常规工具的效果评估以及研发新的风险最小化工具的方向、趋势和挑战，还有风险最小化方案制定中对成本/效益或卫生经济学的考量等。

二、药品生产风险最小化

就目前具体情况来看，很多药品生产企业对风险管理认识不足，停留在发生问题、解决问题的表面，解决问题思路主要依靠以往经验，对问题没有进行深入思考，对风险管理内涵缺乏基本的重视。部分药品生产企业建立了专门的风险管理系统，但效率低下，未发挥实质性作用。部分企业未意识到风险管理的重要性，未建立风险管理系统。风险管理理念指导下，药品质量管理的第一步是对生产过程进行评估，利用风险控制方法识别、分析、评价潜在风险，根据统计数据做出风险等级评判。实践中选择不同分析工具评估、控制和回顾风险，达到控制风险的目的。药品生产领域风险最小化措施主要包括人员管理、物料管理、硬件管理、软件管理及质量风险控制的整改与跟踪五方面，各方面采取相应的技术手段，将药品生产风险降至最低。

（一）人员管理

药品生产不是简单的机械劳动、重复的过程，具有复杂性、高技术含量的科技活动，需要高素质、专业性强的人才队伍。从实际情况来看，部分药品生产从业人员缺少专业素养，责任心不到位，药品生产专业知识掌握不够充分，对药品质量管理缺乏足够的认识，是导致药品质量问题的重要因素之一。与人员相关的风险主要来源于工作人员的职责、资质、培训、健康及行为等方面，通过对这几个方面进行风险评估，采取相应措施，降低药品生产人员导致的风险。

1. 人员职责

风险控制小组成员应来自生产、设备、质量、检验和物料等各个部门，企业应注意培养员工的风险意识，在明确的职责范围内要求全员参与药品风险管理，加深员工对质量风险管理的认识。

2. 人员资质

风险评估程序可评估不同岗位人员对产品质量的影响程度，企业根据风险排序结果，确定影响产品质量的关键岗位，锁定生产关键人员。企业应提出更高的要求，确保关键人员的学历、资质、岗位经验与所承担的职责相匹配，关键人员也应接受更多、更高效的培训。

3. 人员培训

岗前培训可以基本保证工作人员的专业能力与岗位相匹配，企业应当充分认识到培训工作的积极作用。应用风险评估方法进行关键性评估，根据评估结果制定培训计划，确定普通、关键人员的培训频率、范围、有效性及判断风险的能力，确保能够可靠地完成操作。培训工作的侧重点应根据当期目标实时调整，针对不同工作岗位进行针对性的岗位培训，一线员工注重培养实际生产中的技能、生产专业知识，管理人员注重培养管理思维以及先进工作理念。

4. 人员健康

不同工作岗位，对人员健康的要求不同。企业根据岗位对产品质量的影响程度确定不同岗位人员健康要求，并保证可得到超底线的人员配置。

5. 人员行为

实际生产中，操作人员行为的随意性对产品质量影响较大，企业应降低操作人员行为、习惯的随意性和违规性。

（二）物料管理

物料包括原料、辅料和包装材料等，药品生产过程中存在物料来源不清晰、物料储存不规范、物料使用不仔细等问题。药品生产领域的物料管理，需要从物料的领、用、排全过程出发，找出风险影响因素并对风险进行控制。具体措施如下：①对物料供应商的评估，供应商的管理是物料管理的首要步骤，对物料供应商进行管理，确保药品生产过程中获得质量合格的物料和优质服务，有助于降低产品质量风险；企业选择的物料供应商应具有良好的资质，物料供应商发生变更时，相应的审计和验证工作应立即展开，尽可能降低物料变更对药品生产质量带来的不利影响。②评估物料的关键属性，不同物料性质、用法用量不一，由此引发的产品风险也相应不同，运用风险评估手段，对物料风险分级分类，根据不同物料风险制定多层次的风险管控措施。③加强对产品性能的了解，如物料属性（粒径分布、水分、流动性）、操作选项和工艺参数，建立适当的质量标准和生产控制标准，减少产品和物料的缺陷。④严格监测物料取样过程、生产过程物料利用频率和程度，对工艺过程的合理性进行技术分析，生产工艺发生变更时，企业应准确地预测药品生产质量方面存在的风险。

（三）硬件管理

药品生产企业实施风险最小化措施时，保证必要的硬件支持，使生产厂房设施、设备仪器等与生产规模协调匹配，为杜绝药品生产过程混淆、污染等风险问题创造必要的条件。生产领域的硬件管理可以从设施、仪器、环境等方面找出影响因素并进行控制。①设施、仪器的确认/验证：评估关键/非关键工艺步骤所需的设施、仪器状况，采用最差情况进行验证，对监控数据进行分析，确保洁净厂房及空气调节系统（HAVC）、生产设备及检验仪器满足生产需要。②制定设备、仪器指导规程：参考药品风险管理理论，制定生产仪器设备操作手册、校正及维修时间表，阐明指导规程的必要性和内容，降低设备/仪器的不规范操作等导致的风险。③设施的卫生状况：评估设备清洁度对产品的潜在影响，确定安全生产可接受的清洁验证限度，避免生产过程中产品和环境间的相互影响。

（四）软件管理

完备的软件体系可以实现产品生产的全程可追溯。软件管理包括偏差、变更等内容的标准作业程序（SOP）、检测方法、稳定性试验等，企业从中分析潜在的风险并进行控制。生产领域软件管理风险最小化措施如下。①年度产品回顾：确认工艺的稳定性，确认原辅料、成品质量标准的适用性，对回顾数据进行趋势评估分析，及时发现不良趋势，确定工艺的执行标准。②偏差、超标结果（OOS）和技术投诉的调查：偏差、OOS和投诉反映了生产和药品质量存在的不确定性，调查异常数据，分析问题产生原因，有助于发现监控盲点处的未知风险，辨识潜在风险的根本原因并进行预控。③稳定性试验：评估稳定性试验数据，可以确定产品的储存和运输条件出现偏差时对产品质量的影响程度；可对单批产品不同月份的稳定性考察数据进行分析，也可对同一产品不同批次的稳定性考察结果进行分析，分别进行横向、纵向对比。④变更对验证状态的影响：根据变更的性质、范围，对产品质量的潜在影响或对产品验证状态进行变更分类；评估变更后产品质量的影响程度，确定再验证的内容和范围。⑤药品安全监督：对药品安全监管进行风险控制，确保监管的及时性和有效性。⑥文件变更：促进规程的持续改进。

（五）质量风险控制的整改与跟踪

生产过程中发现的风险隐患，首先应根据风险的严重性、发生概率等制定出风险控制措施和计划，明确风险整改责任人与整改时限。其次，组建风险管理小组持续跟踪风险、监督风险控制方案执行，最终由质量管理部门审核执行结果。根据风险对产品的影响，确定企业可接受的风险等级，若风险低于该等级，或者实施风险最小化措施后风险降至该等级，就默认接受此风险而不需采取更多风险降低措施。风险管理程序实施的过程中，风险控制相关部门间加强沟通协作，交换和共享信息，确保各方均可获得全面的信息，以整体姿态应对风险冲击，获得最佳的风险控制结果。风险最小化措施在药品生产过程实施后，及时回顾风险，检验风险最小化措施效能，防止风险再次发生。

药品生产领域的质量风险管理是线性而非点状的，是持续进行、不断改进的过程。风险最小化的方法可能会引入新的风险，也可能提高其他已存在的风险概率，风险评估必须重复进行，以确定和评估风险的可能变化。

综上所述，总结药品生产领域风险最小化的主要措施如表2-4所示。

表2-4　药品生产领域风险最小化的主要措施

管理工作类别	具体措施
人员管理	人员职责划分
	人员资质审核
	人员培训工作
	人员健康检查
	人员行为规范
物料管理	物料供应商评估
	物料质量评估
	产品工艺评估
	产品过程监测
硬件管理	生产设备质量监测
	生产设备使用规范
软件管理	产品年度回顾
	产品误差调查
	产品相关实验
	产品安全监督
质量风险控制的整改与跟踪	

三、药品流通风险最小化

药品流通是药品供应保障体系的重要环节，与药品的研发、生产、使用三个环节相辅相成，共同保障整个药品体系的安全。我国药品市场表现出药品经营规模小，药品批发商、零售店多，各自经营，存在恶性竞争等特点，药品流通的采购、入库、储存、运输、销售等环节存在诸多问题，导致流通领域药品风险加大。药品流通环节的质量风险管理，需要整体考虑药品质量风险特征，采取针对性措施，降低药品流通风险，提高药物的安全性和可靠性。

（一）药品流通环节风险的特征

药品流通环节出现的质量问题呈现出不同的特征，具体来说有客观性、偶然性、可变性和未来不确定性等。①客观性：即药品在流通环节的质量风险客观存在，有些风险已被论证，而有些风险还未被发现；应谨慎使用药物，尽可能避免已被论证的风险。②偶然性：主要是指药品质量风险受偶然因素影响，没有规律，这种偶然因素的估计也十分困难。③可变性：药品质量风险随药物类型变化而变化，相同药品在不同的治疗阶段、时间，质量风险发生概率以及程度都有差异。④未来不确定性：药品质量风险有部分预测可能，更多是由不确定性主导，现有手段很难准确预测风险发生时间及其后果严重程度。

（二）药品流通环节存在的风险

药品流通环节存在的风险主要分布在药品的采购、验收、入库、贮存、出库、销售等方面。①采购环节：药品采购人员质量安全意识淡薄，专业知识素养欠缺，责任心不强，未对采购渠道、供货方资质、产品质量保证书进行严格审查，购进产品的合法性检验措施缺失。②验收、入库环节：缺乏统一的质量管理标准，质量控制力度不严，销售产品未按流程出库，冷链产品等其他特殊管理药品管理标准不一致，相关检查人员综合素养欠缺，甚至出现挂名检验的情况，缺乏真实的验收结果。③贮存、养护环节：部分企业库房条件、设施配置不全，与规定要求存在较大差距，保管、养护人员综合素质低，未正确认识药品的特殊性，不按照规定要求储存、养护药品，在库药品效期管理不严格，特殊药品、冷链药品储存、养护不当。④出库、运输环节：此环节药品质量安全保障能力与流通企业挂钩，不同流通企业药品流通设备、药品运输时间、药品运输能力不一致，导致药品质量安全保障能力有差别，冷链运输药品以及其他特殊管理药品未及时根据外部环境变化做出相应调整。⑤销售、售后服务环节：售后追溯制度混乱以及药品"挂靠""走票""过票"等违规经营现象依然存在，客户资质审核不严，导致药品流向不明；未清晰销售流向，无法及时查询药品去向和进行质量追溯。⑥其他环节还包括医疗机构、疾控中心对药品的管控问题、农村用药安全质量风险问题等。

（三）药品流通领域风险最小化措施

1. 流通各环节

质量是药品与供货单位选择的第一要素中。应采购环节中，应完善药品采购全过程监管程序，严格把关购入药品质量，保证购入药品合理合法。入库、验收环节中，到货药品逐批验收，按照相关规定详细记录，确保药品、账单、票号相符，防止假劣药品入库。储存、养护环节中，根据药品质量特性，做好分类管理，合理储存、养护，特殊药品单独存放，冷链药品冷库存放。出库、运输环节中，药品出库种类、数量应严格按照出库单执行，确认发货信息等项目正确，防止错发漏发，药品出库执行"先产先出、近期先出、按批号发货"的原则；药品运输选择适宜的运输工具，根据药品特性采取相应措施保证药品安全。销售、售后服务环节，严格按照核准的经营方式、范围销售药品，加强下游客户的资质审核，严防药品流入其他渠道，建立药品投诉机制和追溯制度，保证售出药品都能够全程追溯。

2. 建立完善的质量管理体系

制定药品采购、验收、贮存质量管理标准及登记制度，规范生产、检验标准操作流程，企业经营严格按照规定执行。开展培训、考核等工作，提高从业人员的职业素养、专业能力、安全意识和法律意识。完善药品售后服务质量评估体系，确保所售药品全程可追溯，不断提高药品质量管理水平、增强企业对药品流通环节的可控性。特殊管理药品严格执行特殊药品管理制度的要求。完善健全药品流通环节质量安全规范，细化流通环节质量风险管理流程，使每一个管理环节都能得到有效规范，提升流通环节药品质量风险管理工作效率，从而保证药品质量安全。

3. 建立药品流通信息监控平台

为确保药品流通环节的质量安全，企业可建立药品流通信息平台，采取信息化的管理模式，借助互联网优势，对药品物流信息（采购信息、验收材料、生产记录、药品出入库登记记录、药品销售对象信息、药品售后信息等）进行实时动态监控，企业与药品监管部门共享药品流通信息，实时监控药品流通各环节，保证药品流通环节的规范性。药品生产企业还可通过股权并购、合资等多种方式整合资源，药品零售企业也可以采取连锁经营以扩大企业规模，进一步提升药品流通行业集中度，减少药品生产到使用的中间环节，最大可能消除潜在风险。

4. 落实审计制度、责任追究制度

企业内部根据质量管理标准，定期开展药品流通环节审计。偏差事件举行专题会议深入剖析，相关责任人依据国家相关法律、企业规定进行严肃处理，将从业人员对

药品流通环节所造成的风险控制在最低水平。药监部门应丰富监管体制，整顿与规范结合，强调监管常态化，以坚定决心、强力手段维护药品流通市场秩序。除此之外，药监机构各部门间应明确自身职责范围，以职责引领规范，守好药品质量安全管理底线。

患者安全用药的前提是流通环节药品安全，保证药品质量安全是药品企业从业者应该遵守的法律底线和社会责任。药品在流通过程中，存在的风险属于不同种类，这些风险既包括客观存在的质量风险，也有人为质量风险。质量风险管理的过程要做到具体问题具体分析，采取针对性的措施进行风险规避，保证药品在流通环节的质量安全，维护广大患者的生命健康需求。

综上所述，总结药品流通领域风险最小化的主要措施如表2-5所示。

表2-5 药品流通领域风险最小化的主要措施

流通各环节	具体措施
采购渠道审查	建立完善的质量管理体系
企业资质审查	建立药品流通信息监控平台
产品储存条件评估	落实审计制度、责任追究制度
运输管理	
销售管理	

四、药品使用风险最小化

用药风险事件是一个全球性的问题，并不局限在某家医疗机构、某个国家或地区。药品使用的三要素包括人、组织机构和药品。药品的使用过程又可分为药品选择、药品施用和药品评价三个阶段，其中药品选择阶段可以分为自我选择和医生处方，药品施用阶段可以分为医务人员施用和自行用药，药品评价阶段可以分为自我评价和监测评价。用药错误在医疗服务过程中始终存在，且有可能给患者带来伤害与负担。

（一）安全用药现状

根据世界卫生组织的调查结果，全球有一半的药物存在不合理使用的现象，有可能使患者产生耐药性甚至死亡，全球死亡患者中有1/3不是死于疾病本身，而是死于不合理用药。我国存在患者用药知识匮乏、随意改变药品用法、抗生素滥用等问题，不合理用药比例占到用药者的12%~32%。而药品价格虚高、广告夸大药品疗效的现象普遍存在，这不仅误导消费者选择，给市场和经销商带来干扰，也对消费者造成严重危害。药品使用共有六个环节，分别是：开具处方或医嘱、转录医嘱、调剂药物、给药、用药后观察与患者教育，任何环节出现用药错误，不是个人或者某个部门的责任，多数情况下是由系统缺陷、标准化流程通讯环境状况不佳造成的。给药环节的错误直接关系到患者，是用药风险的重点关注对象。

（二）合理用药的原则

合理用药是指根据疾病种类、患者状况和药理学理论，选择最佳的药物及其制剂，制定或调整给药方案，公认的合理用药包含安全、有效、经济、适当四个基本要素。临床用药情况多变，但是做到合理用药有共同的原则可以遵循。一般来说，合理用药应考虑如下几点：①确定诊断信息，明确用药目的、明确诊断结果是合理用药的前提；②制定详细的用药方案，根据拟用药物的药效学和药动学知识，全面考虑可能影响药效的因素，仔细制订包括用药剂量、给药途径、给药时间、疗程长短和联合用药等内容的用药方案，认真执行；③及时完善用药方案，用药过程中既要认真执行已定的用药方案，又要随时仔细观察必要的指标和试验数据变化，判定药物的疗效和不良反应，及时修订完善用药方案，必要时采取新的措施。

（三）用药风险分析

1.用药风险因素

导致用药风险的常见原因包括：①处方错误；②重复给药或遗漏；③给药错误、未注意配伍禁忌、给药时间错误、给药顺序错误等问题；④未经授权改变给药；⑤给药剂量、浓度不准确；⑥药品质量问题；⑦药物调配差错；⑧评估监测结果不准确导致用药失误；⑨给药用法错误，包括不恰当的给药途径、部位、深度及速度。按照用药主体，用药错误涉及的主要相关人员有医师、药师、护士以及患者（或其授权的照护者）。

2.用药风险成因

近年来，临床用药品种、数量、剂型、给药方案等复杂性激增，医师很难掌握所有药品信息，导致处方错误，处方错误是造成用药错误的首要原因。护士工作繁多，过多地"兼任"了药师角色，导致病区备药、稀释配药、转录和执行医嘱等过程出现错误。药师调配药品时也有差错发生，而患者自身也可能出现用药错误。用药错误的发生包括系统因素和个人因素，系统因素包括设备故障或失灵、工作人员未经充分培训、标签或包装上的用药浓度指示不明确、药品命名不当、剂量计算不准确、处方中使用不当的缩略语、手写字迹难辨认、标签有误、药品缺货、不稳定的工作时间、工作量过大等。个人因素包括忽视临床用药规范、不符合处方原则、注意力不集中、不理解药物分级管理的重要性、个人表现不佳、自我意识错误的欠缺等。通过有效识别、分析这两方面因素，可大大降低用药错误的发生。

（四）用药风险最小化措施

1. 机构层面

实现用药风险最小化是一个长期坚持的过程，需要医师、药师、护士及其他相关工作人员的共同努力。卫生系统应建立用药安全联合管理组织机构，开展多学科方法研究、数据报告分析，努力降低药品使用风险。医院可设立用药安全委员会，通过团队合作，对整个医疗机构内部的用药安全与用药错误（包括潜在错误）的报告、分析、持续改进进行统一规范的管理。医疗机构还可建立差错管理制度，鼓励报告用药差错并及时将相关信息向患者公开，医生、药师、护士代表定期开展防范差错回顾与培训工作。

2. 医师层面

医师处方、用药医嘱应当遵循有关临床路径、临床实践指南或循证指南，并接受适宜性审核，对已开具处方并使用的药品记入病历。对转院、转科、手术回室的患者所带药物进行认真交接，以防用药遗漏、用药重复等现象发生。

3. 药师层面

临床药师应具备扎实的专业理论知识，对开具的处方或用药医嘱的适宜性进行审核，对患者进行安全用药指导及重点患者的用药监护，书写药历。加强病房（区）药品的管理，特别是特殊管理药品、危害药品和高危药品的管理，按规定单独存放并设立明显的警示标识。在条件允许的情况下尽量以自动化设备代替手工调配劳动。

4. 护士层面

护士是临床用药的最后防线，应严格执行操作规程及无菌技术操作原则，用药前了解患者相关情况，确定患者是否存在危险因素和特定的病理生理变化，确保药物质量、用药剂量、浓度准确无误，对患者提出的疑问应及时查清，确认无误后向患者解释后方可执行，必要时及时与医生联系。保证药物的正确使用，选择正确的用药途径、输注速度，根据患者的年龄、病情、身体状况及药物性质调节给药方式，根据药物半衰期决定给药时间，按照规定时间给药。护士还可进行用药宣传，提高药效，促进患者依从性。

5. 患者层面

患者应积极配合医生开展治疗，可通过药品说明书、用药指南以及用药经验等获取药品信息，完成用药选择。患者用药后如有不适，应主动向医疗机构报告。执行给药时，必须按照医嘱执行，有疑问的医嘱，须向有关医生询问清楚后方可执行，加强医患之间的沟通。

用药错误的干预是一个系统工程，不仅需要执业人员自身素质的提高，同时也需要医疗政策的支持和工作系统的改善。医、药、护之间是伙伴关系，不是"助手"也不是"指导者"，三者之间应建立相互学习、互相合作的良性用药干预预约机制，共同承担治疗结果，共同维护患者用药利益和公平，共同提高合理用药水平。

综上所述，总结用药领域风险最小化的主要措施如表2–6所示。

表2-6　用药领域风险最小化的主要措施

相关各方	主要措施
机构	精益服务
医师	规范诊疗行为
	病例记录
药师	用药审核
	加强药品管理
护士	规范临床操作
	加强用药宣传
患者	明确用药信息
	严格执行医嘱
	加强医患沟通

（孟光兴，舒奎）

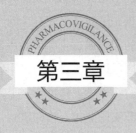

第三章　药品不良反应与药物警戒

　　药品不良反应是合格药品在正常用法用量下出现的与用药目的无关的有害反应。从药品监管事务角度看，通过药品不良反应监测与报告制度对药品安全性问题实施监管是适当的，也是充分的，其逻辑是：①不合格药品的问题通过生产流通环节的市场准入制度、质量管理规范、违法行为的监督查处等手段予以解决；②用法用量的问题通过规范药品说明书、医师处方行为等手段解决。从监管科学视角来看，上述逻辑有明显缺陷，即使在药品的注册、生产、流通、使用环节实施非常严格的监管，药品风险也是必然存在的。正是基于这一逻辑缺陷，药物警戒制度逐渐形成和发展。从这个角度来说，药品安全监管制度的主体由不良反应监测与报告拓展到药物警戒，是监管科学思想在实践中逐渐渗透的结果。此外，相对于药品不良反应监测与报告制度，药物警戒制度在监管的方法、工具和标准方面有了显著的拓展，这种拓展可以视为监管科学在药物安全监管领域的应用。

第一节　药品不良反应概述

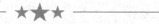

一、药品不良反应的界定

（一）药品不良反应

　　根据药品不良反应涉及范围、发生概率、对人体的危害性及严重程度等特征，可将药品不良反应大致分为已知药品不良反应、严重的药品不良反应、新的药品不良反应等，各类药品不良反应概念的界定不同，相关部门、机构和单位等对其关注程度也各有侧重，对各类药品不良反应采取不同的报告和处置手段。

　　1. 药品不良反应

　　我国《药品不良反应报告和监测管理办法》对药品不良反应（adverse drug reactions，ADR）的界定为"合格药品在正常用法用量下出现的与用药目的无关的有害反应"。构成药品不良反应必须满足四个前提条件，即：合格药品，在正常用法用量下出现，与用药目的无关的或意外的反应，有害的反应。药物具有两重性，即治疗作用和不良反应，药品不良反应是药品固有属性，不能完全消除，但可以在合理用药的基础上最大限度地减少或减缓，使患者使用药品的收益大于风险。

WHO国际药物监测合作中心对药品不良反应的定义为"正常剂量的药物用于预防、诊断、治疗疾病或调节生理机能时出现的有害的、与用药目的无关的反应"，是在正常应用规定剂量的药品过程中产生的非期望的、有害的、与药品应用有因果关系的反应。该定义把用药不当以及有意的或意外的过量用药所引起的反应排除在外。

通常来说，已知的药品不良反应对人体损伤相对较小，停药、减药或采取简单救治措施即可消除或缓解，部分不良反应可通过实施个体化给药方案等途径有效规避。已知的药品不良反应波及的范围较为广泛，几乎所有的药物均可发生。

药品不良反应应当秉承"可疑即报"的原则，对于一般预期的药品不良反应，药品生产和经营企业、医疗机构等自获知之日起应当详细记录、分析和处理，填写《药品不良反应/事件报告表》并于30日内报告。不良反应处理过程中所采取的干预措施，如停药或减药、给予其他治疗药物、实施抢救以及实施干预结果应当在报告中进行详细说明。

2. 严重药品不良反应

严重药品不良反应与用药后果有直接的联系，根据用药后对人体产生不良反应的严重程度进行判定。严重药品不良反应是指因使用药品引起以下损害情形之一的反应：①导致死亡；②危及生命；③致癌、致畸、致出生缺陷；④导致显著的或者永久的人体伤残或者器官功能的损伤；⑤导致住院或者住院时间延长；⑥导致其他重要医学事件，如不及时治疗可能出现上述所列情况的。

严重药品不良反应的危害性主要表现在机体危害和社会危害两个方面。机体危害性主要表现在：严重药品不良反应可使机体某器官或系统发生永久性伤残，可能对机体产生不同程度的损伤，如药品导致的耳聋、肝损伤、肾损伤等；患者使用药品诱发新的疾病或加重病情，导致住院或疾病恢复期、住院时间延长等；以及其他致畸、致癌、危及生命、导致死亡等严重情况。社会危害性主要表现在：药品不良反应具有复发性和流行性，对人体生命安全和健康造成严重威胁，各国为防治严重药品不良反应投入了巨大的人力和财力，加重社会负担。

鉴于严重药品不良反应的危害性较大，药品生产、经营企业和医疗机构从发现或者获知严重的药品不良反应当天起，应在15日内进行报告，死亡病例须立即报告，且药品生产企业应当对获知的死亡病例进行调查，详细了解死亡病例的基本信息、药品使用情况、不良反应发生及诊治情况等信息；个人发现的严重不良反应可向医护人员及药品不良反应监测机构报告。通过严重药品不良反应的报告，即时形成药物安全风险警告，为临床药物应用提供警示，避免导致不可挽回的后果。

3. 新的药品不良反应

药品说明书中载明的药品不良反应通常是根据临床试验以及药品上市后使用阶段产生的药品不良反应进行补充和完善，由于临床试验阶段受试样本的局限性以及药品上市时间有限等因素，药品引发的不良反应并不能被完全获知，随着药品使用人群扩大、上市时间推移，一些新的药品不良反应逐渐被发现和报告。

新的药品不良反应是指药品说明书中未载明的不良反应。说明书中已有描述，但不良反应发生的性质、程度、后果或者频率与说明书描述不一致或者更严重的，按照新的药品不良反应处理。

新的药品不良反应具有未知性，说明书中未载明，人们对此类不良反应的信息掌握较少，对其风险性和可控性尚未形成系统认知，与之相关的临床救治、各环节的风险控制措施尚未形成具体的、科学的手段，可能存在巨大的潜在风险。

医护人员及药品生产、经营企业、使用机构、个人发现和获知新的药品不良反应的应当在15日内进行报告。药品监督管理部门以及药品生产企业应当对药品的风险性和可控性开展分析评估，以便各部门和单位采取相应的风险控制措施，如及时与药品生产企业、医护人员进行风险沟通，传递不良反应信息，更新药品说明书，及时调整用药和制定临床急救方案，必要时采取暂停销售和使用、药品召回和撤市等紧急风险控制措施。

（二）药品不良事件

1. 药品不良事件概念

我国《药物临床试验质量管理规范》规定，药品不良事件（adverse event/ adverse experience，AE）是指受试者接受试验用药品后出现的所有不良医学事件，可以表现为症状体征、疾病或者实验室检查异常，不一定与试验用药品有因果关系。严重不良事件是指受试者接受实验用药品后出现死亡、危及生命、永久或者严重的残疾或者功能丧失、受试者需要住院治疗或者延长住院时间以及先天性异常或者出生缺陷等。药品群体不良事件是指同一药品在使用过程中，在相对集中的时间、区域内，对一定数量人群的身体健康或者生命安全造成损害或者威胁，需要紧急处置的事件。

2. 药品不良事件产生的原因

药品不良事件产生的原因复杂多样，可以是药物本身的原因，也可以由药品使用过程中的人为因素造成，正确认识药品不良事件产生的原因对防治药品不良事件、促进临床合理用药具有重要意义。药品不良反应产生的主要原因有以下几项。

（1）药品标准缺陷。药品标准包括质量标准和使用标准，现有技术水平限制以及内容修订不及时、不完善是药品标准缺陷的主要来源。例如药品说明书有关药品适应证、使用方法、药品不良反应、禁忌证及注意事项等内容缺失、叙述不清晰等。

（2）药品质量问题。药品质量问题可能发生在生产环节，也可能发生在流通环节。药品生产企业的管理问题可能导致不符合质量标准的药品进入流通和使用，合格药品在运输及储存过程中由于保存不当也会引起药品污染变质，不合格药品进入临床使用，引起药品不良事件。

（3）药品不良反应。药品不良反应是药品本身固有的属性，药品不良事件包含药品不良反应。

（4）用药失误。用药失误存在于处方开具、抄送、调配以及药品使用过程中，通常由人为因素引起，是不规范的药品使用，如给药的剂量、剂型、方式错误或给药患者错误。

（5）药品滥用。药品滥用在人群中容易形成蔓延趋势，引发药品不良事件，形成公共卫生问题。

3. 药品不良事件与药品不良反应联系和区别

从因果关系来看，药品不良反应和药品不良事件之间有着本质的区别。药品不良反应有确定的因果关系，药品不良事件的因果关系暂未明确。患者在用药期间出现的任何对患者不利的医疗事件都可视为不良事件，不一定与药物有因果关系。

药品不良事件与药品不良反应是包含与被包含的关系，药品不良事件包含药品不良反应。通常在研究药物的安全问题时，首先要有药品不良事件的发生和报告，其次才是考虑个例报告和汇总数据层面的因果关系，当个例报告达到一定数量、程度时，可以判定该药导致特定的不良反应。

药品不良事件的涵盖范围更为广泛，可揭示不合理用药及医疗系统存在的缺陷。药品不良反应与药品不良事件的区别见表3-1。

表3-1　药品不良反应和药品不良事件的区别

区别项目	药品不良反应	药品不良事件
药品质量	合格药品	合格药品和（或）不合格药品
用法用量	正常用法、正常剂量	不强调用法和剂量
反应性质	有害且非预期的反应，不可避免	不利的医疗事件，部分可避免
用药行为	排除了有意的或意外的用药过量或用药不当的行为	不排除有意的或意外的用药过量或用药不当的行为（如用药错误、药物滥用等）
因果关系	药物与不良反应有明确的因果关系	药物与不良事件的因果关系尚未确定
风险责任	不属于医疗纠纷，不承担赔偿责任	具体情况，具体分析

（三）药品不良反应信号

药品不良反应信号是指有可能发展成为不良反应的不良事件。它与药品不良事件相同之处为因果关系有待确定，不同之处为有可能确定为药品不良反应，但有待个例报告的累积与分析。有人将"药品不良反应信号"定义为报告药品不良反应与药物间的因果关系，此关系是未知或以前记录不全的，其作用为提示一种可能性，尚不是肯定的结论。通常信号的产生需要一项以上的报告，同时关注事件的严重程度和信息的质量。

ADR信号可作为药物安全性的提示信息，提示不良事件与药品之间可能存在新的关联性，或现已知的关联性发生改变，需要采取进一步措施进行验证和控制。例如，在对上市后药品进行不良反应监测的过程中发现，有与使用安乃近有关联的粒细胞缺乏的不良反应/事件或者相关医学文献的报告，针对发现的风险信号，药品监督管理部门组织开展安全性评价工作，包括病例分析、流行病学研究等，进一步验证安乃近与粒细胞缺乏之间的关联性，得出评估结论，采取风险控制措施。

有关ADR信号的来源可因研究目的、所使用数据库的不同而存在很大差异。ADR信号检测研究的数据主要来源于自发呈报系统数据库、文献ADR报告和模拟数据库。

（四）药品不良反应监测方法

随着药品不良反应制度逐渐完善，越来越多的监测方法和监测工具被用于药品不良反应的监测工作中，成为开展药物不良反应监测报告工作的重要支撑，不同的监测方法适用范围不同，存在一定的优缺点。常见的不良反应监测方法有以下几种。

1. 自愿报告制度

自愿报告制度以医生报告观察到的可疑药品不良反应为基础，卫生保健人员、患者也能报告药品不良反应。自愿报告制度能识别常见的不良反应，也能监测上市前临床试验中不能确定的或罕见的不良反应，是药品安全监测的基石。自愿报告的优点是不分新药老药、上市时间长短、常见或罕见的药品不良反应都能被监测，费用低廉、覆盖面广、容易被管理部门接受；缺点是报告率低、漏报率高、随意性大、新药不良反应报告多、老药报告少、难以确定因果关系、无法计算不良反应的发生率等。

2. 集中监测系统

集中监测是指在一定的时间（数月或数年）、一定范围内，对某医院或某一地区所发生的药品不良反应以及药物利用情况进行详细记录和分析，探索药品不良反应的发生规律。优点是资料详尽，数据准确可靠，能够计算出药品不良反应的发生率，揭示危险因素；缺点是监测局限于一定时间、一定范围，得出的数据代表性较差，缺乏连续性，费用较高，应用受到一定的限制。

3. 记录联结

发生于个人的很多事件都有档案，储存在许多地方，如出生、死亡、婚姻、住院情况、处方等，通过一种独特方式连接起来，可能会发现与药物有关的事件，即记录联结。典型的例子就是处方事件监测，通过收集上市药品的若干个处方，然后要求处方医生填写问卷，回答有关患者的一系列问题，包括任何新的诊断，任何原因的就医或住院，任何可疑的药物反应，或任何需要记入病历的主诉等。优点是可迅速从开出处方医生处获得信息、对医生处方习惯以及处方药物无任何影响、对所发生的药品不良反应高度敏感、无个人性选择偏倚、可监测潜伏期较长的不良反应；缺点是治疗分配无系统性随机，随机临床研究中资料处理的统计方法不适用于该项研究、可信性取决于医生问卷的回收率。

4. 记录应用

记录应用是指在一定范围内，通过记录使用研究药物的每个患者的所有相关资料，提供没有偏倚的抽样人群，了解药物不良反应在不同人群（老年、孕妇、儿童）等发生的情况，计算药物不良反应发生率，寻找药物不良反应的易发因素。

5. 计算机监测

计算机监测通常指用计算机收集、储存、处理与可疑药品不良反应有关的患者临床信息、实验室检查、用药情况或提出一些警告性信号，再由专业人员对计算机筛选的药品不良反应进行分析评价，最后确定是否为药品不良反应。计算机自动监测可以提高药品不良反应/药品不良事件报告率。

（五）药品不良反应因果关系评定依据

药品不良反应因果关系评定是药物安全性监测管理中重要而复杂的步骤。报告药品不良反应，应对药品不良反应发生的因果关系进行分析研究，以确定其发生是否由所用药品引起，或由疾病变化、药物使用不当等其他因素引起，因果分析主要依据以下五个方面。

（1）时间相关性　指用药与不良反应的出现有无合理的时间关系。

（2）文献合理性　指与现有资料（药品说明书、文献报道）是否一致，即从已知的观点看因果关系的合理性。

（3）撤药结果　不良反应一经发生，通常停药并采取对症治疗措施，如果在停药后症状得到缓解或根除，则可认为二者间存在因果关系的可能性大。

（4）再次用药结果　不良反应症状消除后，再次用药时出现相同症状，停药再次消失，则以前确定的因果关系被再次证实，可以认为二者间确实存在因果关系。

（5）影响因素甄别　判明反应是否与并用药物作用、患者病情进展或其他治疗措施相关，宜详细询问病史、寻找是否存在影响或干扰这种因果关系的其他因素，如饮食、环境、实验室检查等。

（六）药品不良反应因果关系评定方法

药品不良反应因果关系评定是药品不良反应监测中最关键、最困难的问题，至今仍无统一的、国际性的评价标准。Karch和Lasagna评定方法被各种评定方法引为基本准则，该法将因果关系的关联程度分为肯定、很可能、可能、可疑、不可能五级标准。国家药品不良反应监测中心所采用的因果关系评定方法是在该方法基础上发展而来，其评价等级分为肯定、很可能、可能、可能无关、待评价和无法评价六个等级。

（1）肯定　用药及反应发生时间顺序合理；停药以后反应停止、迅速减轻或好转（根据机体免疫状态某些药品不良反应可出现在停药数天以后）；再次使用反应再现，并可能明显加重（即激发试验阳性）；同时有文献资料佐证；并已排除原患疾病等其他混杂因素影响。

（2）很可能　无重复用药史，其余同"肯定"；或虽然有合并用药，但基本可排除合并用药导致反应发生的可能性。

（3）可能　用药与反应发生时间关系密切，同时有文献资料佐证，但引发不良反应的药品不止一种，或原患疾病病情进展因素不能排除。

（4）可能无关　用药与反应发生时间相关性不密切，反应表现与已知该药不良反应不相吻合，原患疾病发展同样可能有类似的临床表现。

（5）待评价　报表内容填写不齐全，等待补充后再评定或因果关系难以定论，缺乏文献资料佐证。

（6）无法评价　报表缺项太多，因果关系难以定论，资料又无法补充。

二、药品不良反应的分类

（一）传统分类方法

根据不同的分类依据，不良反应的分类不同，传统的药品不良反应分类方法根据药品不良反应与药理作用的关系将药品不良反应分为以下三类。

1.A 型药品不良反应

A型药品不良反应又称剂量相关型不良反应，主要由药品的药理作用增强或持续时间过长所致，通常与用药剂量有关。此类药品不良反应发生率高，死亡率低，可以预测，主要包括撤药反应、继发反应、过度作用、副作用、毒性反应、后遗效应、首剂效应等。例如：长期应用硝酸甘油和曲克芦丁后突然停药可引起反跳性血管收缩而导致心绞痛，抗凝血药导致的出血和苯二氮䓬类药物导致的瞌睡均属于此类反应。对A型药品不良反应可采用替代药物、调整给药剂量、改变给药途径、实施个体化给药方案等方式降低发生率及对机体造成的影响。

2.B型药品不良反应

B型药品不良反应又称剂量不相关型不良反应，与常规的药理作用无关，而是与药物的杂质和辅料异常、药物的有效成分降解、个人遗传差异等药物异常性因素和患者异常性因素有关。此类药品不良反应包括变态反应和特异质反应，特点是发生率低、死亡率高、难以预测。青霉素导致的过敏性休克、红细胞葡萄糖-6-磷酸脱氢酶缺乏患者使用某些氧化性药物导致的溶血性贫血等均属于B型药品不良反应。此类反应可通过询问既往药物过敏史、进行皮试、基因或疾病筛查等方式发现。

3.C型药品不良反应

C型药品不良反应是指A型和B型药品不良反应之外的异常反应，通常用药时间较长，潜伏期也较长，药品与不良反应之间没有明确的事件关系，难以预测，其产生的机制尚不清楚。此类反应包括某些药物导致的致畸、致癌、致基因突变等。例如，妊娠期间应用己烯雌酚，可能使胎儿的性器官发育异常，其子代女婴青春期后易出现阴道腺癌；某些抗生素药物，如卡那霉素和链霉素可使胎儿出现肾脏受损或先天性耳聋；长期过量服用苯妥英钠和苯巴比妥容易诱发肝癌或者恶性脑肿瘤；长期过量服用雄性激素类药物会对肝脏产生一定的损害作用，容易诱发肝癌；女性长时间使用黄体酮容易诱发宫颈癌等。

（二）按临床表现形式分类

1.副作用

副作用（side effect）是药品按正常用法用量使用时所出现的与药品的药理学活性相关但与用药目的无关的作用，通常伴随着治疗作用同时出现，副作用的多少取决于药物选择性的高低。选择性高的药物针对性强，能刺激特定的靶点产生药理作用，副作用少；选择性低的药物针对性弱，容易对其他器官和系统产生作用，引起不必要的反应，副作用多。同一药物的副作用随着治疗目的的变化而变化，在一种情况下为治疗作用，在另一种情况下则可能转变为副作用。例如，作用广泛的抗胆碱药物阿托品，用于治疗消化道痉挛时可能会引发口干、心悸、视物模糊、尿潴留等副作用，用于手术前抑制腺体分泌和排尿时，上述的部分副作用转变为治疗作用；抗结核药物异烟肼因抑制单胺氧化酶，可使肺结核患者出现精神振奋的副作用，应用于抑郁症患者时其精神振奋的作用则表现为治疗作用。

2. 毒性作用

患者在使用药物期间，由于患者自身的个体差异、病理状态或者合用其他药物等原因，使得患者对某种药物的敏感性增加，药物的药理作用增强而导致在正常治疗剂量范围内，造成患者某种功能或器质性损害，此类反应称之为药物的毒性作用（toxic effect/toxic action）。过度作用是指在应用药物治疗时使用推荐剂量而出现过强的药理作用，在定义上与毒性作用相符。一般情况下，毒性反应在儿童、老人及肝肾功能不全的人群中发生率较高；治疗剂量与中毒剂量越接近的药物越容易出现中毒反应。例如：麻醉药物吗啡、巴比妥类安眠药、解热镇痛药对乙酰氨基酚、抗菌药物四环素、抗结核药物利福平以及大多数的抗肿瘤药物都能够引起肝脏毒性反应；抗生素类药物中的四环素、磺胺类药物，非甾体类解热镇痛药保泰松、吲哚美辛，抗癫痫药物苯妥英钠等都能引起泌尿系统不良反应。有意或者无意地过量使用药物所导致的中毒不属于药品不良反应。

3. 后遗效应

后遗效应（residual effect）也称为后遗作用。指停药后血药浓度已降至阈浓度以下时残存的药理效应，不同药物的遗留时间的长短、产生效应的轻重不同。有些药物的作用很短暂，比较容易恢复；有些药物的作用持续时间较长，短期内难以恢复。例如，患者服用巴比妥类催眠药后，于次日早晨出现的宿醉现象，表现为有困倦感，感觉头晕、乏力；长期大剂量服用甘草后，突然停药后患者出现假性醛固酮增多症，通常表现为身体浮肿、无力、高血压、低血钾；长期应用皮质类激素后突然停药，表现为肾上腺皮质功能低下，恢复时间较长。

4. 首剂效应

一些患者在初次服用某种药物时，由于机体对药物作用尚未适应而引起不可耐受的强烈反应称为首剂效应（first dose effect）。某些降压药中常出现首剂效应，如可乐定、甲基多巴、哌唑嗪、特拉唑嗪等，初次使用此类药物的患者，若按常规治疗剂量给药可导致患者出现血压突然降低，或者心悸、恶心、眩晕或者头痛、面红等症状，不同药物出现的反应不同。

5. 继发反应

继发反应（secondary effect）即继发于药物治疗作用之后的一种不良反应，此类药品不良反应不是由药物本身的效应引起，而是伴随着正常剂量药物的治疗作用而出现的一种药物治疗的间接结果，又称为治疗矛盾。例如，患者长期应用四环素、金霉素、土霉素、氯霉素、红霉素、螺旋霉素等广谱抗生素，患者体内对该类药物敏感的菌群被抑制，而原本无害并对该类药物不敏感的菌群借此机会大量繁殖，导致机体产生新的感染，这种现象称之为"二重感染"；患者长期服用阿莫西林后出现白色念珠菌引起的二重感染，表现为口腔鹅口疮或者念珠菌性肠炎；噻嗪类利尿药物可引起低钾血症，而血钾低可增加心肌对强心苷类药物洋地黄的敏感性，因此使用噻嗪类利尿药的患者若同时服用洋地黄可导致洋地黄药物中毒，出现严重心率失常。青霉素引起的赫氏反应也属于继发反应。

6. 变态反应

变态反应（allergic reaction）又称超敏反应（hypersensitive reaction），指机体接触某些抗原刺激后而产生的非正常的免疫应答反应，这些抗原可以是药物，也可是药物在体内的代谢产物。通常药物的治疗量或者极少量即可引发变态反应，变态反应的发生与药物的剂量无关或者关系极小。变态反应常见的临床表现主要有荨麻疹、皮疹、过敏性皮炎、过敏性休克、哮喘、血管神经性水肿、血清病综合征等。例如，青霉素导致的过敏性休克；阿奇霉素引起的皮肤荨麻疹，一些含有蛋白质的中药类药物，如僵蚕、地龙等也可引起荨麻疹；患者应用一些四环素类及头孢菌素类药物后出现变态反应，使得支气管收缩而引发哮喘的症状等均属于变态反应。

7. 特异质反应

特异质反应（idiosyncratic reaction）又称特异性反应（idiosyncrasy），是指某些患者由于先天性遗传异常，而对某些药物的反应较常人敏感，在应用这些药物后出现的异于常人的反应。特异质反应一般是由于患者体内缺乏某种酶，而使得药物在体内代谢受阻而引发的药品不良反应，由患者遗传异常引起，与药物的药理作用无关。例如：某些患者体内缺乏葡萄糖-6-磷酸脱氢酶，服用伯氨喹、呋喃类药物、磺胺类药物时，可引起溶血性贫血；某些患者体内缺乏乙酰化酶，在使用不同药物后出现的不良反应症状不同，这些患者使用异烟肼后容易引发多发性神经炎，使用肼屈嗪时容易出现全身性红斑狼疮样综合征；体内缺乏假胆碱酯酶的患者，在使用琥珀酰胆碱后，可使肌肉松弛作用延长，常出现呼吸暂停反应；阿司匹林引起的阿司匹林哮喘以及氟烷类麻醉药物在某些特异质患者体内引起的肝损害等均属于特异质反应。

8. 依赖性

依赖性（dependence）是指患者连续性或者周期性地反复用药后，对药物产生的依赖状态，这种依赖既可以是生理上的，也可以是精神上的，或者两者兼有。例如，依赖性流行最广的阿片类药物吗啡、哌替啶、海洛因、美沙酮等，其滥用不仅会对人体造成损伤，还会引发一系列的社会问题；一些使用催眠和抗焦虑药如地西泮（安定）、氯氮（利眠宁）、司可巴比妥（速可眠）、异戊巴比妥（阿米妥）等的患者也容易出现依赖性，停药后表现为失眠、烦躁以及其他症状；长期大剂量应用糖皮质激素类药物的患者也可出现药物依赖性。

9. 停药综合征

是指由于停药不当导致长期持续应用某些药物的患者引起反跳现象、戒断现象以及停药危象等，这些现象临床上统称为停药综合征（withdrawal syndrome），又叫撤药反应。由于患者用药时间较长，机对药物产生了适应性，此时若突然停药或减量过快，患者容易由于机体调节功能失调而发生功能紊乱，导致患者病情反复和疾病加重。例如，某些抗抑郁药物帕罗西汀、氟西汀、度洛西汀等不合理停药可能会出现恶心、呕吐、嗜睡、头晕、胸闷、烦躁、焦虑等药品不良反应；患者在长期应用肾上腺皮质激素类药物后突然停药或减量可导致病情复发或恶化，甚至发生肾上腺皮质危象；患者长期使用抗癫痫类药物（苯巴比妥、苯妥英钠、地西泮等），突然停药或换药后可引起失眠、惊厥、抽搐、癫痫复发甚至是癫痫持续状态。

10. 致癌作用、致畸作用、致突变作用

某些药物可引起三种特殊的毒性，即致畸作用、致癌作用以及致突变作用。

药物作用于妊娠母体，对胚胎的正常发育产生影响，形成先天性畸形的胚胎，这种现象称为药物的致畸作用。例如皮肤科常用的维A酸类药物对胎儿有较强的致畸作用；用于治疗感冒的药物利巴韦林对胎儿也有致畸作用；链霉素、庆大霉素等氨基糖苷类药物可导致先天性耳聋；抗癫痫药物卡马西平可导致小头畸形、先心病等。

药物可诱发机体产生恶性肿瘤，或者导致肿瘤的发病率、患病率、死亡率升高的现象称为药物的致癌作用。例如，患者长期过量服用抗癫痫药物苯妥英钠和苯巴比妥易诱发肝癌或者恶性脑瘤；女性长期使用黄体酮可诱发宫颈癌，男性连续应用己烯雌酚可诱发肾上腺素癌；甲氨蝶呤和环磷酰胺等抗肿瘤药物若使用不当也可诱发癌症。

细胞内的遗传物质如DNA和染色体等，由于药物作用使其遗传结构发生永久性改变的异常现象称为药物的致突变作用。例如某些化疗药物可增加患者DNA突变的概率，引起DNA损伤，可能给患者带来不确定的安全隐患。

（三）基于机制的药品不良反应分类

新的药品不良反应分类方法包括了原来无法归类的给药方法和赋形剂的继发反应，把药品不良反应分为九类。

1.A 类

A类药品不良反应（augmented reaction，扩大反应）由各种药动学或药效学决定，反应严重程度与药物剂量呈正相关，停药或者药物减量后症状消失或减轻。此类反应通常可根据药物或赋形剂的药理学作用模式预测，是最常见的药品不良反应。

2.B 类

B类不良反应（bugs reaction，过度反应或微生物反应）是指促进某些微生物生长而引起的不良反应，与A类反应不同，此类反应的药理作用针对的主要对象是微生物，在药理学上可预测。但需注意区别的是因药物原因导致机体免疫抑制而引起的感染不属于B类反应范畴。例如，应用抗生素引起肠道菌群失调而导致的腹泻；应用广谱抗生素导致白色念珠菌感染而引发的鹅口疮；长期应用含糖药物且不注意口腔卫生导致牙齿硬组织被细菌破坏产生龋齿等情况。

3.C 类

C类反应（chemical reaction，化学反应）是由药物或者赋形剂的化学刺激性引起的，决定因素是药物或者赋形剂的化学特性，而非药物的药理作用，药物浓度（与剂量相区别）影响反应的严重程度，可根据起因药物或赋形剂的化学特性进行预测。例如：氯化钾、阿霉素、紫杉醇、表柔比星、蒽环类药物等腐蚀性药液外渗导致的外渗物反应，轻则出现局部皮肤组织出现红肿、疼痛，重则出现皮肤组织坏死、神经肌肉关节受损；此外还有因药物的刺激性强而导致的注射部位疼痛、灼烧感、静脉炎，或药物引起的接触性皮炎和药物刺激导致的胃肠黏膜损伤等。

4.D 类

D类（delivery reaction，给药反应）反应由特定的给药方式引起，不依赖于制剂成分的物理或化学性质。给药方式不同，反应特性也不同，如改变给药方式不良反应即可停止发生。例如，注射液中的微粒导致的血栓；植入药物导致周围组织的发炎或纤维化；应用干粉吸入剂导致的咳嗽等。

5.E 类

E类（exit reaction，撤药反应）反应是指具有依赖性的药物突然停止给药或突然减小给药剂量而引发的药品不良反应。此类反应大多与给药剂量无关，而是与给药时程有关，再次给药后症状会得到改善。常见的可引发撤药反应的药物有可乐定、苯二氮䓬类药物、三环类抗抑郁药、阿片类药物等。

6.F 类

F类（familial reaction，家族性反应）反应由家族遗传疾病引起，仅发生于由遗传因子决定的代谢障碍敏感个体，与用药剂量无关，对于无此类遗传代谢障碍的人群，用药剂量过大也无法引起此类药品不良反应。例如，患有葡萄糖-6-磷酸脱氢酶缺乏症的患者在使用伯氨喹等药物后可能会导致溶血，无此疾病人群用药过量也无此反应。属于F类不良反应的有卟啉症、苯丙酮酸尿症、镰状细胞贫血症等。

7.G类

G类（genotoxicity reaction，基因毒性反应）反应是指药物引起人类基因损伤，进而致畸、致癌、致突变等现象的药品不良反应。有些是潜在的致癌物，有些药物在胎儿期使用即可导致遗传物质发生改变或受损。具有基因毒性药物有卡铂、顺铂、阿霉素、氟尿嘧啶等。

8.H类

H类（hypersensitivity reaction，过敏反应）反应是继A类反应之后最常见的药品不良反应，通常无法通过药理学进行预测，与剂量无关，且此类不良反应均涉及免疫应答的活化，停药后不良反应症状无法得到改善。例如过敏性休克、光敏反应、过敏性皮疹、过敏性哮喘等。

9.U类

U类（unclassified reaction，未分类反应）反应是指产生机制无法确定的不良反应。例如吸入性麻醉药物的恶心呕吐、药源性味觉障碍、辛伐他汀的肌肉反应等。

三、产生药品不良反应的原因

药品不良反应通常在机体与药物相互作用的过程中出现，除少数人自发服药外，大部分药物不良反应是在医生给药的情况下出现，其中有相当一部分不良反应由临床不合理用药引起。药品不良反应有时可引起药源性疾病，部分药源性疾病也属于医源性疾病。药品种类不同、给药途径不同以及个人体质的差异等均可引起药品不良反应，药品不良反应产生的原因是复杂多样的。

（一）药物方面的原因

1.药理作用

药品不良反应的产生主要由药物自身的药理活性决定。大部分不良反应由药物本身原有药理作用过度延伸或增强引起，此类不良反应可从药物的药理作用预测，例如降血糖药物引起低血糖反应、抗凝药物导致出血等。药物选择性高低影响药物作用范围大小，进一步影响药品不良反应的多少，例如M受体阻断剂阿托品的选择性低，对心脏、血管、胃肠道平滑肌、腺体以及中枢神经系统等体内多种靶位均可产生作用，作用于腺体导致口干、排汗减少，作用于心脏导致心率加快，此外还有瞳孔扩大、皮肤潮红等诸多不良反应。碘131对甲状腺组织具有高选择性，用于治疗甲亢的效果好，对甲状腺周围组织和其他器官影响小，不良反应少。

2. 制剂工艺、药品杂质

药品生产企业的制剂工艺成熟与否影响药物体内吸收速率，进而引发药品不良反应。例如，苯妥英钠的赋形剂为碳酸钙，碳酸钙与苯妥英钠可形成可溶性复盐，减少苯妥英钠在体内的吸收，将赋形剂碳酸钙改成乳糖，苯妥英钠的吸收率增加20%~30%，导致不良反应增强。药物生产过程中加入的溶剂、防腐剂、着色剂、矫味剂等均可成为诱发药品不良反应的因素。

药品生产技术水平决定生产过程中药品杂质控制，是导致药品不良反应发生的原因之一。受现有技术水平限制，药物在生产过程中常残留一部分中间产物，例如，青霉素含有β-内酰胺环，性质不稳定，在生产、贮存以及使用过程中容易水解开环并自身聚合形成高聚物，青霉烯酸和青霉噻唑酸等杂质是青霉素导致过敏性休克的主要诱因。这类型的不良反应与生产工艺有关，不同厂家之间生产技术水平存在差异，即使是同种药品，不良反应的发生率和严重程度也存在差别。

3. 药物剂量、剂型及给药途径

药物剂量与A型药品不良反应的发生密切相关。给药剂量的安全范围是针对总体而言，实际给药过程针对个体，尽管给药剂量在总体安全范围内，但剂量稍大也可引起药品不良反应，甚至发生中毒反应。例如，阿司匹林引起的恶心、呕吐、胃肠道出血等不良反应，洋地黄药物引起恶心、呕吐、头痛、头晕等不良反应，此类不良反应停药或减药一段时间后症状消失或减轻。

药物剂型和给药途径也是影响药品不良反应的重要因素。由于同一药物剂型不同，生产工艺和给药途径也不同，影响药物的体内吸收速率，用药后产生不同的不良反应。例如，治疗哮喘的氨茶碱可引起心跳加速的不良反应，制成栓剂后该不良反应消失；普通剂型的阿司匹林服用后引起恶心、呕吐强烈的胃肠道反应，严重甚至引起胃出血，制成肠溶片后对胃肠道的刺激性减小。

4. 药物相互作用

两种或两种以上药物联合应用时，药物相互作用可能会导致药效发生改变，引起不良反应。这种反应在单独用药时不会出现，随着合并用药种类增加，发生率也逐渐升高。导致不良反应的诱因和机制最为复杂多变，例如：服用庆大霉素、链霉素等氨基糖苷类药物期间同时使用呋塞米、托拉塞米等强利尿剂可增加患者肾功能损害的概率；洛伐他汀、辛伐他汀等药物与非诺贝特、苯扎贝特等药物合用时可导致患者出现横纹肌溶解症；用于镇静、催眠和抗焦虑的药物地西泮与同样具有催眠作用的药物水合氯醛同时使用可过度抑制中枢而产生药品不良反应。

（二）机体方面的原因

1. 种族差异

一些药品不良反应在不同种族、民族用药者身上的情况存在差别。不同种族的人在形态、体质以及遗传上各有特点，这是种族差异的主要来源，造就了不同种族对药物的反应在一定程度上有所差别，使用同一种药物时出现的不良反应种类和不良反应发生率不尽相同。大多数药物在体内代谢需要经过一个关键的步骤，即药物的乙酰化过程，但不同种族的人乙酰化速度有快有慢，慢乙酰化的人群在使用异烟肼之后会出现周围神经炎的不良反应，快乙酰化的人群使用异烟肼之后出现的不良反应则为肝损害。乙酰化过程的快慢有明显的种族差异，日本人为快乙酰化者，英国人中有六到七成的人为慢乙酰化者。中国人对普萘洛尔减慢心率的作用比美国人要更为敏感，相同剂量给药，美国人表现为治疗作用，而中国人则可能出现不良反应。

2. 性别

性别对药品不良反应也有影响。男性与女性的生理和身体结构不同，在机体脂肪分布以及激素分泌上有差异，导致男性和女性使用药物后产生的药动学和药效学也不同，引发药品疗效和药品不良反应的改变。

女性敏感的药物占多数，不良反应的发生多见于女性。女性的机体脂肪含量比男性高，在应用麻醉药物时，不良反应发生率高于男性，表现为恶心、呕吐、头痛等；女性使用利培酮后可促进体内催乳素分泌增加，更容易发生骨质疏松和性功能障碍的不良反应。小部分药物如皮肤科药物、免疫调节药物、抗肿瘤药物等的不良反应多见于男性患者，女性患者相对较少，如男性患者发生药物性皮炎的比例高于女性，约为3∶2。

在特殊时期，某些药物会导致特殊的不良反应。在月经期、妊娠期、哺乳期等特殊时期，女性生理条件发生变化，使用药物时会发生一些平常不易发生的不良反应。例如，女性在月经期使用抗凝药物（如肝素、香豆素等）可能会导致大出血，使用阿司匹林可能会引起月经量增多，使用黄体酮等性激素类药物会引起女性月经周期异常。女性妊娠期间的用药应该更加谨慎，妊娠期间应用药物不单会对孕妇本人产生影响，也可能通过胎盘屏障影响胎儿的生长发育，严重时可能会导致畸胎，甚至流产。例如，胎儿的性发育会因母体在妊娠期间使用雄激素、雌激素和孕激素药物而受到影响；使用叶酸拮抗剂可能会导致畸胎的产生，形成腭裂、颅面部畸形；缩宫素等能使子宫平滑肌收缩的药物可导致流产。女性哺乳期间的用药也需要特别关注，部分药物可通过乳汁排泄，胎儿摄入后可能引起药品不良反应，甚至是药物中毒。例如环磷酰胺可使婴儿的免疫功能受到抑制，导致白细胞减少，哺乳期的女性禁用环磷酰胺。男性中年以后，前列腺功能逐渐退化，使用氯苯那敏可加重前列腺增生，排尿困难。

3. 年龄

婴幼儿和老年人的药动学和药效学与成年人之间存在较显著的差异，不良反应的发生也体现出较大差别。

婴幼儿正处于生长发育阶段，体内许多脏器和系统尚未发育成熟，与成人相比，婴幼儿对药物的代谢功能尚不健全，对药物的反应较成人敏感。例如，新生儿应用氯霉素后可引起再生障碍性贫血和灰婴综合征，使用异烟肼可导致中毒性肝损害，庆大霉素、链霉素等可对新生儿的肾脏及听力等造成损伤。

老年人免疫功能低下、体弱多病、用药种类繁多、身体器官以及系统功能随着年龄增长逐渐退化、衰竭，对药物的依从性差，用药后比成人更容易出现不良反应。例如，老年人长期应用地西泮、奥沙西泮等苯二氮䓬类药物可导致其出现抑郁症；应用哌替定易出现呼吸抑制；肝功能退化的老年人使用盐酸普萘洛尔后不良反应增多，出现眩晕、头痛、嗜睡、低血压等不良反应；肾功能低下的老年人，应用苯妥英钠后神经系统和血液系统的不良反应增加。

4. 个体差异

不同个体对同一剂量的相同药物有不同反应，这是正常的生物学差异现象，药物代谢的个体差异是不同个体对药物反应不同的重要原因。相同的用药条件，大多数人对药物的反应相似，但也存在特殊情况，部分人因先天遗传或者后天环境因素等原因，药物药效学发生一些质或量的改变，不良反应情况异于常人。如某些患者对药物中的某一成分过敏，使用药物后出现过敏反应，表现为皮疹、皮痒、流涕、水肿甚至是血压降低和休克等症状。同样剂量的药物，有的患者达不到治疗效果，另外一些患者出现毒性反应。发生在部分人群中的某些特异质反应受遗传控制，药物代谢遗传差异使部分患者对某些药物的代谢能力低下，从而导致药物或其毒性代谢物蓄积，这是某些患者在常用剂量下出现非预期毒性反应的原因。

5. 病理状态

病理状态使机体的各项功能发生变化，影响药物在体内正常药动学过程，药物在体内吸收、分布、代谢、排泄的某一环节发生异常均可能导致不良反应。例如，在腹泻的情况下，口服药物的停留时间很短，药物吸收少、作用弱；相反，在便秘的情况下，口服药物的停留时间长，药物吸收多、作用强，不良反应增多。肝功能不全的患者，药物代谢酶合成减少，且活性较低，削弱了机体对药物的代谢能力，许多需要经过药酶代谢的药物作用增加或作用时间延长，严重的情况下会发生药物中毒。多数药物主要通过肾脏途径排泄，肾功能不全患者使用通过肾排泄的药物时，药物半衰期延长，药物及其代谢产物容易在体内过量蓄积，出现不良反应。

（三）其他方面的原因

1. 环境

在药物生产以及日常的生活环境中存在着诸多物理、化学因素，如重金属铅和汞、农药、阳光、粉尘、电磁波和射线等，这些因素可能直接或者间接地对人体的生理功能产生影响，从而使药物在体内的吸收、分布、代谢、排泄过程出现异常，患者用药后出现不良反应。例如患者服用喹诺酮类药物后，如过度暴露于阳光下会引发光敏反应，皮肤出现红疹、水泡等现象。

2. 生活作息

生物节律可影响药物作用的发挥，同一药物按相同剂量给药，给药时间点不同，作用也会不尽相同，根据生物节律特点合理应用药物可使药物发挥出最佳疗效。人体一些生理功能或者病理现象在白天和夜间呈现规律的交替的变化，即明显的昼夜节律。例如，上午9~11点，为人体血压高峰期，到夜间血压则下降，某些轻症高血压患者只需要白天服用降压药维持血压在正常水平，夜间血压低时若继续用药则可能会诱发脑血栓；一天中人体对胰岛素最为敏感的时段大致在凌晨四点左右，糖尿病患者若在此期间应用低剂量的胰岛素即可取得较为满意的降血糖效果；氨茶碱的安全范围较小，治疗量与中毒量很接近，应用氨茶碱治疗哮喘时，早上7点左右服用效果最好，毒性最低。

3. 饮食习惯

随着人类食物品种增加，饮食结构趋于多样性，食物成为药品不良反应不可忽视的影响因素，特别是口服药物进入人机体后，可能首先在消化道与食物发生各种物理、化学反应，并影响药物在体内的生物转化和利用，通过药物药动学和药效学的变化，药物治疗效应改变、诱发甚至是加重不良反应。食物可通过多种途径影响药品疗效和不良反应。

（1）食物影响药物在体内的吸收从而影响药物疗效。例如，脂溶性药物维生素A、维生素D、维生素K等与高脂肪含量的食物同食可使药物吸收增多、药效增强。

（2）食物与药物形成可溶性络合物影响药品疗效。例如，喹诺酮类抗菌药可与食物中的镁离子、钙离子等二价阳离子形成络合物使药物疗效降低；四环素与牛奶、紫菜、动物肝脏等富含金属离子的食物同食可形成不溶性络合物降低药品疗效。

（3）食物对体内的药物代谢酶产生抑制或诱导效应，药物在体内的代谢进程发生改变，影响药品疗效和不良反应。例如，葡萄柚或其同类水果可抑制药物代谢酶亚型CYP3A4的活性，使西地那非、硝苯地平等药物的疗效增强，不良反应发生率升高。

（4）食物中的成分与药物产生协同或拮抗作用，影响药品疗效。例如，芫荽叶、菠菜、动物肝脏等富含维生素K的食物对华法林抗凝产生拮抗作用；茶叶中咖啡因的兴奋作用与镇静、催眠类药物的中枢抑制作用相拮抗。

（5）食物与药物作用引起特定的不良反应。例如，乙醇含量较高的食物与双硫仑、呋喃唑酮、甲硝唑等具有双硫仑结构的药物同时食用，导致双硫仑样反应；富含酪胺的食物与呋喃唑酮、异唑肼、苯环丙胺等单胺氧化酶抑制剂同时食用时，出现酪胺反应；钙含量丰富的食物与碱剂同时服用导致乳–碱综合征。

第二节　药品不良反应监测报告的制度与实践

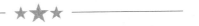

一、药品不良反应监测报告制度的发展

（一）国外药品不良反应监测报告制度的发展

根据世界卫生组织的统计结果，住院患者中有10%~20%因用药而产生药品不良反应，其中5%的患者因发生严重不良反应导致死亡，药品用于治病救人的同时，产生的不良反应也严重威胁着人类的健康。

20世纪50年代，美国针对使用氯霉素出现的再生障碍性贫血，实行单个药品不良反应登记报告制度。1956年，沙利度胺事件波及46个国家，受害人数超过12000人，美国幸免于难，原因是FDA评审专家拒绝了该药的上市申请。FDA认为新药上市前必须进行全面的试验，英国的研究表明沙利度胺对神经系统有不良反应，制药企业未提供进一步的研究资料解释这一现象。此后，FDA于1960年开始制定以医院为基础的药物监测方案，开始收集不良反应报告。在20世纪60年代，有关药品安全性和有效性的证据不足，以及药品包装、说明书、标签、广告中对副作用的描述不够全面等仍是医药行业的突出问题。针对此现象，美国于1962年对1938年的《食品、药品和化妆品法》进行修正，修正案规定药品生产企业在申请新药上市批准前必须提供药品有效性和安全性的证据，要求药品广告必须如实准确地讲明不良反应。

1963年联合国提出所有国家都应该建立药品不良反应监测系统，随后几十年间世界各国相继建立本国的药品不良反应监测系统。世界卫生组织1968年制定国际药物监测合作计划，1970年建立国际药物监测合作中心，后更名为乌普萨拉监测中心（Uppsala Monitoring Centre，UMC），其作用是负责收集和交流药品不良反应报告、制定药品目录、药品不良反应术语、药品不良反应表、构建维护计算机报告管理系统。乌普萨拉监测中心加强了各成员国药品不良反应信息的共享和交流。

（二）我国药品不良反应监测报告制度的发展

药品不良反应是制约我国公共健康质量水平提升的障碍之一。每年5000多万住院患者中，因药品不良反应入院的至少有250万人，其中属于严重药品不良反应的有20~25万人，约20万人因药品不良反应死亡，是19种主要传染病死亡人数的11倍。我国药品监管部门较早就认识到药品不良反应的危害，从20世纪50年代开始关注药品不良反应问题，至今经历了四个阶段。

1. 第一阶段——初步探索

20世纪50年代，我国针对青霉素发生不良反应多且较严重的现象实施青霉素不良反应登记报告，不良反应的报告与监测制度初步显现。1979年，国务院下发文件要求淘汰疗效不确或其他原因不宜使用的药品，对药品的安全性问题进行整顿；同年派出赴英、美等国的考察组，其考察报告的主要内容之一就是建立不良反应监测报告制度；1983河南省卫生厅受委托起草《药品的毒、副反应报告制度》；1984年起草完成《药品不良反应监察报告制度》，但因特殊原因未下发实施。

2. 第二阶段——开展试点

1984年我国通过《中华人民共和国药品管理法》，药品不良反应监测报告工作重新提上议程，上市后药品再评价和不良反应监测条款被列入其中，明确把开展药品不良反应监测报告工作作为各级医疗卫生单位的法定任务。我国政府对药品不良反应的监管逐渐走向法制化道路。

1988—1998年期间，我国开展药品不良反应监察试点工作，包括北京和上海在内的10家医院成为第一批工作试点，随后又增加广东省试点，全国试点医院共14家。基于试点工作的顺利开展和逐渐成熟，上海、北京、湖北、湖南、浙江等地区陆续建立药品不良反应监察中心；期间我国第一个国家级不良反应监测技术专业机构"卫生部药品不良反应监察中心"以及辅助上市后药品监管的技术机构"国家药品监督管理局药品评价中心"相继成立。此阶段开展的工作成为我国药品不良反应监测报告工作重要的经验来源,推动了我国药品不良反应监测报告制度的形成。

3. 第三阶段——正式确立

1999年,国家药品监督管理局药品评价中心与卫生部药品不良反应监察中心合并,改名为国家药品不良反应监测中心,成为我药品不良反应监测工作的核心机构,负责全国上市后药品的技术评价和安全性监测工作。同年11月,《药品不良反应监测管理办法(试行)》颁布,明确了药品生产经营企业、医疗预防保健机构、药品不良反应监测机构、药品监督管理部门和卫生行政部门的职责,为各单位和机构药品不良反应监测报告工作提供重要的依据,由此正式开展全面的药品不良反应监测报告工作。

4. 第四阶段——逐步完善

2001年《中华人民共和国药品管理法》明确规定"国家实行药品不良反应报告制度",并规定药品企业和医疗机构的报告职责,为我国药品不良反应监测报告提供了法律依据;2004年《药品不良反应报告和监测管理办法》颁布,各机构、部门职责更加明确、具体,药品不良反应的报告和处置更加规范,不良反应监测工作更加标准化;2010年颁布的《药品不良反应报告和监测管理办法》进一步加大了药品不良反应监测和监管力度,细化了各个条款,为落实药品不良反应监测和药物安全性监管提供了依据;2019年新版《中华人民共和国药品管理法》新增了上市许可持有人制度、药物追溯制度、药物警戒制度以及药品储备供应制度,充分尊重药品监管科学和监管规律,保障药品质量,保护和促进公众健康。

二、药品不良反应监测报告体系

国家药品监督管理局主管全国药品不良反应报告和监测工作,地方各级药品监督管理部门主管本行政区域内的药品不良反应报告和监测工作。各级卫生行政部门负责本行政区域内医疗机构与实施药品不良反应报告制度有关的管理工作。地方各级药品监督管理部门应当建立健全药品不良反应监测机构,负责本行政区域内药品不良反应报告和监测的技术工作。

(一)国家药品不良反应监测机构

国家药品监督管理部门与卫生健康管理部门共同制定药品不良反应报告和监测的

管理规定和政策，并监督实施；与卫生健康管理部门联合组织开展全国范围内影响较大并造成严重后果的药品群体不良事件调查和处理，并发布相关信息；对已确认发生严重药品不良反应或者药品群体不良事件的药品依法采取紧急控制措施，作出行政处理决定，并向社会公布；通报全国药品不良反应报告和监测情况；组织检查药品生产、经营企业的药品不良反应报告和监测工作开展情况，并与卫生健康部门联合组织检查医疗机构的药品不良反应报告和监测工作开展情况。

国家药品不良反应监测中心在国家药品监督管理局的领导下负责全国药品不良反应报告和监测的技术工作。承担国家药品不良反应报告和监测资料的收集、评价、反馈和上报以及全国药品不良反应监测信息网络的建设和维护；制定药品不良反应报告和监测的技术标准和规范，对地方各级药品不良反应监测机构进行技术指导；组织开展严重药品不良反应调查和评价，协助有关部门开展药品群体不良事件调查；发布药品不良反应警示信息；承担药品不良反应报告和监测宣传、培训、研究和国际交流工作。

（二）省（区、市）药品不良反应监测机构

省、自治区、直辖市药品监督管理部门负责本行政区域内药品不良反应报告和监测的管理工作。根据《药品不良反应报告和监测管理办法》与同级卫生健康行政部门共同制定本行政区域内药品不良反应报告和监测的管理规定，并监督实施；与同级卫生健康行政部门联合组织开展本行政区域内发生的影响较大的药品群体不良事件调查和处理，并发布相关信息；对已确认发生严重药品不良反应或者药品群体不良事件的药品依法采取紧急控制措施，作出行政处理决定，并向社会公布；通报本行政区域内药品不良反应报告和监测情况；组织检查本行政区域内药品生产、经营企业的药品不良反应报告和监测工作开展情况，并与同级卫生健康行政部门联合组织检查本行政区域内医疗机构的药品不良反应报告和监测工作开展情况；组织开展本行政区域内药品不良反应报告和监测宣传、培训工作。

省级药品不良反应监测机构在省（区、市）药品监督管理部门领导和国家药品不良反应监测机构的业务指导下，负责本行政区域内的药品不良反应报告和监测的技术工作。承担本行政区域内药品不良反应报告和监测资料收集、评价、反馈和上报以及药品不良反应监测信息网络的维护和管理；对设区的市级、县级药品不良反应监测机构进行技术指导；组织开展本行政区域内严重药品不良反应的调查和评价，协助有关部门开展药品群体不良事件调查；组织开展本行政区域内药品不良反应报告和监测宣传、培训工作。

（三）设区的市级以及县级药品不良反应监测机构

设区的市级、县级药品监督管理部门负责本行政区域内药品不良反应报告和监测的管理工作；与同级卫生健康行政部门联合组织开展本行政区域内发生的药品群体不良事件调查，并采取必要控制措施；组织开展本行政区域内药品不良反应报告和监测宣传、培训工作。

县级以上卫生健康行政部门应当加强对医疗机构临床用药的监督管理，在职责范围内依法对已确认的严重药品不良反应或者药品群体不良事件采取相关紧急控制措施。

设区的市级、县级药品不良反应监测机构在同级药品监督管理部门领导和上级药品不良反应监测机构的业务指导下，负责本行政区域内药品不良反应报告和监测资料收集、核实、评价、反馈和上报；开展本行政区域内严重药品不良反应调查和评价；协助有关部门开展药品群体不良事件调查；承担药品不良反应报告和监测宣传、培训等工作。

三、药品不良反应报告与处置

国家实行药品不良反应报告制度。药品生产企业（包括进口药品的境外制药厂商）、药品经营企业、医疗机构应当按照规定报告发现的药品不良反应。国家鼓励公民、法人和其他组织报告药品不良反应。药品生产、经营企业和医疗机构获知或者发现可能与用药有关的不良反应，应当通过国家药品不良反应监测信息网络报告；不具备在线报告条件的，应当通过纸质报表报所在地药品不良反应监测机构，由所在地药品不良反应监测机构代为在线报告。报告内容应当真实、完整、准确。

各级药品不良反应监测机构应当对本行政区域内的药品不良反应报告和监测资料进行评价和管理。药品生产、经营企业和医疗机构应当配合药品监督管理部门、卫生健康行政部门和药品不良反应监测机构对药品不良反应或者群体不良事件的调查，并提供调查所需的资料。药品生产、经营企业和医疗机构应当建立并保存药品不良反应报告和监测档案。

（一）个例不良反应的报告与处置

药品生产、经营企业和医疗机构应当主动收集药品不良反应，获知或者发现药品不良反应后应当详细记录、分析和处理，填写《药品不良反应/事件报告表》并报告。

药品生产、经营企业和医疗机构发现或者获知新的、严重的药品不良反应应当在15日内报告，其中死亡病例须立即报告；其他药品不良反应应当在30日内报告。有随访信息的，应当及时报告。个人发现新的或者严重的药品不良反应，可以向主治医师报告，也可以向药品生产、经营企业或者当地的药品不良反应监测机构报告，必要时提供相关的病历资料。

设区的市级、县级药品不良反应监测机构应当对收到的药品不良反应报告的真实性、完整性和准确性进行审核。严重药品不良反应报告的审核和评价应当自收到报告之日起3个工作日内完成，其他报告的审核和评价应当在15个工作日内完成。设区的市级、县级药品不良反应监测机构应当对死亡病例进行调查，详细了解死亡病例的基本信息、药品使用情况、不良反应发生及诊治情况等，自收到报告之日起15个工作日内完成调查报告，报同级药品监督管理部门和卫生行政部门以及上一级药品不良反应监测机构。

省级药品不良反应监测机构应当在收到下一级药品不良反应监测机构提交的严重药品不良反应评价意见之日起7个工作日内完成评价工作。对死亡病例，事件发生地和药品生产企业所在地的省级药品不良反应监测机构均应当及时根据调查报告进行分析、评价，必要时进行现场调查，并将评价结果报省级药品监督管理部门和卫生行政部门以及国家药品不良反应监测中心。

国家药品不良反应监测中心应当及时对死亡病例进行分析、评价，并将评价结果报国家药品监督管理局。

（二）药品群体不良事件的报告与处置

药品生产、经营企业和医疗机构获知或者发现药品群体不良事件后，应当立即通过电话或者传真等方式报所在地的县级药品监督管理部门、卫生行政部门和药品不良反应监测机构，必要时可以越级报告；同时填写《药品群体不良事件基本信息表》，对每一病例还应当及时填写《药品不良反应/事件报告表》，通过国家药品不良反应监测信息网络报告。

设区的市级、县级药品监督管理部门获知药品群体不良事件后，应当立即与同级卫生健康行政部门联合组织开展现场调查，并及时将调查结果逐级报至省级药品监督管理部门和卫生健康行政部门。

省级药品监督管理部门与同级卫生健康行政部门联合对设区的市级、县级的调查进行督促、指导，对药品群体不良事件进行分析、评价，对本行政区域内发生的影响较大的药品群体不良事件，还应当组织现场调查，评价和调查结果应当及时报国家药品监督管理局和卫生健康委员会。

对全国范围内影响较大并造成严重后果的药品群体不良事件，国家药品监督管理局应当与卫生健康委员会联合开展相关调查工作。

药品生产企业获知药品群体不良事件后应当立即开展调查，详细了解药品群体不良事件的发生、药品使用、患者诊治以及药品生产、储存、流通、既往类似不良事件等情况，在7日内完成调查报告，报所在地省级药品监督管理部门和药品不良反应监测机构；同时迅速开展自查，分析事件发生的原因，必要时应当暂停生产、销售、使用和召回相关药品，并报所在地省级药品监督管理部门。

药品经营企业发现药品群体不良事件应当立即告知药品生产企业，同时迅速开展自查，必要时应当暂停药品的销售，并协助药品生产企业采取相关控制措施。

医疗机构发现药品群体不良事件后应当积极救治患者，迅速开展临床调查，分析事件发生的原因，必要时可采取暂停药品的使用等紧急措施。

药品监督管理部门可以采取暂停生产、销售、使用或者召回药品等控制措施。卫生健康行政部门应当采取措施积极组织救治患者。

（三）境外发生的严重药品不良反应的报告与处置

进口药品和国产药品在境外发生的严重药品不良反应（包括自发报告系统收集的、上市后临床研究发现的、文献报道的），药品生产企业应当填写《境外发生的药品不良反应/事件报告表》，自获知之日起30日内报送国家药品不良反应监测中心。国家药品不良反应监测中心要求提供原始报表及相关信息的，药品生产企业应当在5日内提交。

国家药品不良反应监测中心应当对收到的药品不良反应报告进行分析、评价，每半年向国家药品监督管理局和卫生健康委员会报告，发现提示药品可能存在安全隐患的信息应当及时报告。

进口药品和国产药品在境外因药品不良反应被暂停销售、使用或者撤市的，药品生产企业应当在获知后24小时内书面报国家药品监督管理局和国家药品不良反应监测中心。

四、药品不良反应报告范围与定期安全性更新报告

根据《药品不良反应报告和监测管理办法》，我国药品不良反应的报告范围包括：新药监测期内的国产药品应当报告该药品的所有不良反应；其他国产药品，报告新的

和严重的不良反应。进口药品自首次获准进口之日起5年内，报告该进口药品的所有不良反应；满5年的，报告新的和严重的不良反应。

药品生产企业应当对本企业生产药品的不良反应报告和监测资料进行定期汇总分析，汇总国内外安全性信息，进行风险和效益评估，撰写定期安全性更新报告。定期安全性更新报告的撰写规范由国家药品不良反应监测中心负责制定。设立新药监测期的国产药品，应当自取得批准证明文件之日起每满1年提交一次定期安全性更新报告，直至首次再注册，之后每5年报告一次；其他国产药品，每5年报告一次。首次进口的药品，自取得进口药品批准证明文件之日起每满1年提交一次定期安全性更新报告，直至首次再注册，之后每5年报告一次。定期安全性更新报告的汇总时间以取得药品批准证明文件的日期为起点计，上报日期应当在汇总数据截止日期后60日内。

国产药品的定期安全性更新报告向药品生产企业所在地省级药品不良反应监测机构提交。进口药品（包括进口分包装药品）的定期安全性更新报告向国家药品不良反应监测中心提交。

省级药品不良反应监测机构应当对收到的定期安全性更新报告进行汇总、分析和评价，于每年4月1日前将上一年度定期安全性更新报告统计情况和分析评价结果报省级药品监督管理部门和国家药品不良反应监测中心。

国家药品不良反应监测中心应当对收到的定期安全性更新报告进行汇总、分析和评价，于每年7月1日前将上一年度国产药品和进口药品的定期安全性更新报告统计情况和分析评价结果报国家药品监督管理局和卫生健康委员会。

第三节　药品不良反应监测报告的制度性缺陷

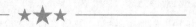

一、药品不良反应发现过程

（一）监测方法局限

药品不良反应监测是发现药品不良反应的重要手段。病例对照研究、队列研究、自发报告系统、处方事件监测以及医院集中监测系统等是监测药品不良反应的常用方法。药品的主动监测与被动监测一样，均是药品上市后监测和研究的重要内容，在药品不良反应监测报告体系下，被动监测是主要的监测方式，主动监测处于次要地位，主动监测模式不专业、不完善、发展不充分。

被动监测模式存在监测上的局限性，监测效率及创新性低。我国近年实施的药品不良反应监测多属被动监测，主要靠医护人员发现不良反应病例，通过自发报告系统收集不良反应信息，由于缺乏信息收集的主动性，被动监测经常出现报告信息不完整、报告质量差、低报、漏报、无法计算发生率等问题，故局限性较大、监测效率低下。

近年来，基于医院信息系统（HIS）的ADR快速上报和智能搜索系统、触发器技术和文本信息提取技术、中国医院药物警戒系统和哨点医院联盟计划等是我国探索主动监测模式的重点领域，对及时发现药品不良反应具有重要意义。随着药物警戒制度的实施，主动监测模式快速发展，成为被动监测的重要补充，部分弥补被动监测的不足。但我国的主动监测模式尚在探索阶段，仅在某些经济发达地区的医院建有主动监测系统，不良反应发生率高的经济落后地区成为监测盲区，加之专业人才配备不足等原因，我国主动监测模式的应用和发展还不够成熟。

（二）监测技术落后

我国药品不良反应安全监管和数据处理等工作还没有普遍使用新的数据挖掘技术、算法模式和信号监测技术，使得药品不良反应报告中海量的数据处理工作变得十分困难，从不良反应数据库中发现个例报告之间关联性的工作开展并不充分。

二、药品不良反应报告过程

（一）报告主体不均衡

药品不良反应报告主体按来源可分为医疗机构、药品生产企业、药品经营企业、个人等。根据国家药品监督管理部门历年发布的《国家药品不良反应监测年度报告》显示，我国药品不良反应的报告数量逐年增加，但一直以来报告主体以医疗机构为主，药品经营企业和生产企业报告的不良反应不多，个人报告的更少。2009至2018年期间医疗机构的报告比例在74%～87%之间；药品经营企业的报告比例在8.0%～23.2%之间；药品生产企业的报告比例一直在1%～3%之间徘徊；而来自个人的报告比例极低，仅为0.3%左右。这种情况同欧美国家形成强烈反差，也与公众用药群体数量庞大、安全用药和维权意识不断提升的趋势不符。医护人员临床工作的特殊性以及强制报告要求、企业对不良反应报告的重视程度低、个人报告意识薄弱和报告途径少等是造成报告主体不均衡的原因。

（二）报告质量参差不齐、报告质量低

药品不良反应信息的真实性、完整性是药品安全评价的重要依据，报告的质量直接影响药品不良反应的评估和评定。

医疗机构和药品企业之间药品不良反应报告质量参差不齐。医疗机构直接向国家报告不良反应是其法定义务，医疗机构药品应用频繁，且医护人员在临床用药和观察中更容易发现药品不良反应信号，因此来源于医疗机构的报告数量最多，信息也较全面，报告质量较高；药品生产和经营企业对药品不良反应的重视程度低、报告意识弱，或因缺乏负责药品不良反应的专职人员等原因，报告存在信息不全面、不准确的问题，报告质量较差。

药品不良反应报告数量少、报告信息不全面、不完整导致报告质量低。报告质量低主要体现在：医疗机构医护人员工作繁忙、部分人责任心不强、不良反应报告程序繁琐、对报告要求认识不全面，此外由于担心可能引发不必要的医患纠纷，医护人员对不良反应报告的积极性不高，出现瞒报、漏报、虚报的现象；有意义的、新的、严重的药品不良反应报告少；报告信息不完整，内容缺失；报告填写不规范、不完整，甚至是前后矛盾等。

ADR报表的严密性及科学性为ADR评估中心准确、有效地评估患者发生ADR的原因、临床表现等情况提供有效的数据支持；若报告质量低则无法使ADR评价人对ADR作出客观、准确的评价，无法有效指导ADR的预防和治疗工作。

（三）报告奖惩制度不完善

我国有关药品不良反应报告的奖惩制度不完善，对药品不良反应的惩罚较轻，导致存在较多的漏报、瞒报及虚报现象。我国对药品不良反应报告注重"权责明确"，忽视"奖惩分明"，只有权责明确、奖惩分明相互结合，才能保证权、责、利相互统一。对此，健全完善的奖惩制度，提高报告人员的积极性，是从根本上减少漏报、瞒报及虚报现象的有效途径。各基层医疗单位和药品企业可根据自身情况建立不良反应报告奖惩制度，将报告责任落实到个人，确保报告的数量和质量，将药品不良反应监测报告工作纳入日常的业务考核中，奖罚分明。

（四）定期安全性更新报告制度不完善

药品定期安全性更新报告制度，是药品上市后安全性监测和再评价的重要手段之

一。实践中，药品不良反应症状往往在上市后的临床使用中才充分显现，定期安全性更新报告可以为药品监管机构提供药品安全的最新数据，及时更新药品突发安全事件信息，为药品监管机构出具药品不良反应报告提供充足的信息来源。《药品不良反应报告和监测管理办法》虽然有关于药品定期安全性更新报告的规定，但是对于药品安全性更新报告要求较简单，仅仅规定撰写主体、撰写规范、更新时间等。企业在进行定期安全性更新报告的工作中普遍达到基本要求，但企业及时提交报告意识不强，存在定期安全性更新报告中安全性信息搜集、分析和安全性研究以及评价工作不足等问题。

三、药品不良反应评价过程

不良反应因果关系评价方法大致可分为标准化算法、专家判断法、贝叶斯法。目前尚无统一的判断标准与分类标准，不同的方法各有优缺点，这是药品不良反应评价缺陷原因之一。时间性、一致性、特异性、反应程度是不良反应因果判断应遵循的基本原则。相同的评价方法，相同的病例数据，不同的评价者，其评价结果都会存在差异。我国采用六级评价方法，将评价等级分为肯定、很可能、可能、可能无关、待评价、无法评价。评价结果受资料的完整性、评价者对评价标准的理解、评价人员的专业背景等多种因素影响；目前不良反应评价存在时间长、效率低、评价人员怠慢、评价结果随意性大等问题。

四、药品不良反应控制过程

（一）偏重药品不良反应事后监管

目前我国偏重药品不良反应的事后监管，对事前药品不良反应安全风险的预警和管理重视程度不够。以2006年欣弗事件为例，青海患者在使用欣弗注射液后出现严重的药品不良反应症状，事件波及多个省市，造成6人死亡和100多例不良反应。国务院办公厅随即发布了药品市场整顿和规范方案，开始了长达一年的专项行动。这种事后的运动式监管固然颇有成效，但终非长久之计，是一种被动的不良反应管制手段。

（二）药品不良反应损害赔偿机制空白

目前我国尚无药品不良反应损害赔偿方面的法律规定。我国《药品管理法》没有规定药品企业有关药品不良反应损害赔偿的责任，更不用说有关药品不良反应损害赔偿的给付条件、给付范围和赔偿标准、赔偿数额等。而且，我国现行法规对药品不良反应采用狭义的定义，即药品只要符合药品质量标准就允许上市，这无疑赋予了药品生产企业正当的免责理由，患者往往成为药品不良反应的牺牲品，得不到应有的赔偿和救济。

五、其他缺陷

（一）监测对象局限性

我国《药品不良反应报告和监测管理办法》定义的不良反应是"合格药品在正常用法用量下出现的与用药目的无关的有害反应"，根据该定义质量合格的药品导致的不良反应才应是监测的对象，药品导致的不良事件不包含在药品不良反应监测报告工作中，但在实际的临床用药过程中，不良反应监测和报告人员通常无法分清该事件是药品不良反应还是药品不良事件，于是遵循"可疑即报"的原则将药品不良事件一并纳入报告中，导致不良反应评价工作难度大增、报告质量降低，不良反应信息参差不齐。

（二）监测范围局限性

我国药品不良反应的监测范围狭窄，仅局限于上市药品的监测。在药品上市前的动物实验中药品在动物身上表现出的安全性以及临床试验中药物在人体身上表现出的安全性往往也可成为药品不良反应信号，暗示药品存在安全问题。我国药品不良反应在药品上市前阶段的监测空缺也间接地导致上市后阶段药品缺乏充分的安全性和有效性证据。

（三）监测地域差异性

我国药品不良反应监测工作的开展首先以大城市的一些大医院作为药品不良反应监测工作的试点，经济较发达地区的药品不良反应监测工作相对成熟。这些地区药品不良反应检测机构的人员配备、技术条件以及设施等都相对完善，药品不良反应监测工作得以顺利开展。在一些相对落后的基层，如一些地级市的不良反应监测机构在规章制度、队伍建设以及资源配置上尚处于起步阶段，不良反应监测工作的开展困难重重，全国建立县级药品不良反应监测机构的地区更少，许多基层地区成为药物监测的盲区。

第四节 药物警戒

一、国际药物警戒发展概述

自从现代药物通过工业批量化生产进而广泛应用于不同人群，药品安全问题就成为药品使用过程中不可回避的拦路巨石。一代又一代的药品研发、生产、经营、使用和监管人员投身于其中，致力于减少药品可能存在的安全性风险，在这个过程中逐渐产生了药物安全监测这一监管范畴。

（一）药品不良反应监测的诞生

药物安全监测范畴最早出现的形式是药品不良反应监测。受到反应停等药害事件的余波影响，美国食品药品监督管理局（FDA）从1961年开始在其国内收集药品不良反应报告以加强药品安全性监测。1964年英国实行药物不良反应监测自觉呈报制度（又称黄卡系统）。美英两国的药品不良反应监测行动开创了政府主导的药物上市后安全性报告收集和分析先例。受此启发，1968年世界卫生组织（WHO）启动了一项有10个国家参加的国际药物监测合作计划，将药物安全监测活动推广到更大的范围。这一项国际合作项目旨在利用各自国家收集的可疑药品不良反应报告组建世界性的数据资源库，以利于在早期发现可能的药物问题。这一项计划中编制的不良反应术语集后来发展为WHO不良反应术语集（WHO Adverse Reaction Terminology，WHO-ART），药品目录后来发展为WHO药物词典（WHO Drug Dictionary，WHO-DD）。参加的10个国家把收集到的自发性报告储存到一个数据库，形成了国际药物监测的基础数据库，并且分析数据的方法得到了参加国的一致认可。

（二）药物警戒的诞生

1970年，WHO认为该合作计划取得了成功，决定在瑞士日内瓦建立一个永久性组织，称为WHO药物监测中心（WHO Monitoring Center），并开始了国际药物监测计划（WHO Programme for International Drug Monitoring，PIDM）。

1970年法国开始建立医院的不良反应监测中心，并在1974年首先提出"药物警戒（pharmacovigilance，PV）"的概念，赋予药物安全以新的名称。根据法国当时的药物警戒的组织机构和相关制度，当时"药物警戒"的含义与同期人们对药品不良反应监测体系的理解基本一致，但警戒这一词所蕴含的全面监测和预警含义暗示了药物安全监测的升级发展路线。

1978年，国际药物监测计划的日常工作从日内瓦转移到专门设立于瑞典乌普萨拉的世界卫生组织国际药物监测合作中心。从此，该中心开始负责药物警戒的科学技术发展和数据库维护工作，并逐渐发展成乌普萨拉监测中心（Uppsala Monitoring Centre，UMC），药物监测计划逐渐更名为药物警戒。

（三）药物警戒研究方法的发展

到20世纪80年代中期，世界各国积极开展药物警戒工作，在国际医学科学组织理事会（CIOMS）和医药行业的支持下成立了人用药品注册技术要求国际协调会议（以下简称"国际协调会议"ICH）。

随着欧美的几个医疗大国的数据库的不断扩张，上传的报告也越来越多，像最初时对每份报告都详细评估，工作量会变得繁重不堪。所以新形势下美国越来越倾向于使用公共卫生流行病学方法来开展药物安全工作，并期望通过药物流行病学方法采集整理数据进行观察性研究，而不是对个体病例报告逐一详细评价，以减轻繁重的工作量，国际药物流行病学学会（the International Society of Pharmacoepidemiology，ISPE）应运而生。

欧盟应对以上这些挑战的方法则是在各成员国成立区域中心，以分担工作量。法国的区域性临床发展中心最为先进，每年在法国召开的国家级会议逐渐在1984年发展成欧洲药物警戒学会，并最终在2000年发展成国际药物警戒学会（the International Society of Pharmacovigilance，ISOP）。

（四）药物警戒研究范围的扩展

长期以来，尽管个例药品不良反应报告普遍被视为"最低级别的证据"或是"不确定的事件"，但是我们做出的大部分监管措施和决定都还是基于这些证据，即使我们知道许多疑似药品不良反应会被漏报。

在药物警戒的早期发展历程中，规范不良反应/不良事件的信息收集和促进国家间报告的交流和传输是药物警戒工作的重点之一。总体而言，当时药物警戒工作的整体理念和模式相对被动，主要多注重发现药品危害而非建立药品的安全性。

1992年，欧盟专家组认为药物警戒虽然以关注不良反应为主但应不局限于此，还可包括药品误用与滥用信息的收集。同时期，法国药物流行病学家Begaud认为药物警戒还应包括药物在临床甚至临床前研究阶段的监测。在这些探讨的基础上，2002年WHO正式将药物警戒的定义扩展为"有关发现、评估、理解和预防不良反应或任何其他药物相关问题的科学和活动"。

2004年11月，ICH-E2E《药物警戒计划指南》（Pharmacovigilance Planning）正式将药物警戒的上市前评估和上市后持续监测阶段作了有机整合。指南建议企业根据不断获得安全性数据提前筹备药物警戒活动。2005年，CIOMS工作组在其报告《临床研究中的安全信息管理》（Management of Safety Information from Clinical Trials）中就如何处理临床研究阶段的安全信息提供了切实可行的方法，使得研发期和上市后药物警戒能更加顺利地过渡。该工作组提出的"研发期药物警戒"的概念正式认可了"药物警戒"一词也可使用在研发期临床研究阶段。

二、我国药物警戒发展历程及现行法规

（一）我国药物警戒发展历程

自1968年世界卫生组织（WHO）启动国际药品监测合作计划，1974年法国人第一次提出了药物警戒的概念后，世界许多国家都建立了较为完善的药物警戒制度，我国也逐步地建立了药物警戒制度。

1. 萌芽阶段

1988年我国原卫生部开始启动国家药品不良反应（ADR）监测试点工作，并于1989年设立国家药品不良反应（ADR）监察中心，逐渐的各省、自治区和直辖市也相继建立了药品不良反应监测中心，奠定了我国药品不良反应监测的机构基础。

1998年国家药品监督管理局组建后，修订了《药品生产质量管理规范》（1998版）（GMP），提出了制药企业应该设立投诉与国家药品不良反应（ADR）报告制度。1999年《药品不良反应监测管理办法（试行）》发布，标志着我国药品不良反应监测制度开始实施。同年，原卫生部药品不良反应监测中心更名为国家药品不良反应监测中心，正式开始了全国范围内的药品不良反应监测工作。

2. 体系构建阶段

为了强化药品不良反应监测和上市后安全监管工作，《药品管理法》（2001年修订版）进一步明确规定我国实行药品不良反应报告制度。随后2002年实施的《医疗机构药事管理暂行规定》，2003年实施的《药物临床试验质量管理规范》（GCP）和2004年

实施的《药品不良反应报告和监测管理办法》明确了制药企业在不良反应监测中承担主要责任，要求制药企业必须对生产药品的所有不良反应进行监测，至此我国药品不良反应监测组织体系框架初步形成。

3. 细化发展阶段

《药品生产质量管理规范》（2010版）（GMP）明确要求，制药企业应建立药品不良反应报告和检测管理制度，设立专门机构和专职人员，主动收集药品不良反应，记录、评价、调查和处理不良反应，并采取相应措施控制风险，按照要求向药监部门进行报告。2011年《药品不良反应报告和监测办法》重新修订，再次强化了GMP中制药企业对不良反应的处理方式，确定了制药企业是主要的报告责任主体，药品生产、经营企业和医疗机构应当建立药品不良反应报告和监测管理制度，药品生产企业应当设立专门机构并配备专职人员，药品经营企业和医疗机构应当设立或者指定机构并配备专（兼）职人员，承担本单位的药品不良反应报告和监测工作。2015年国家药监局发布了《药品不良反应报告和监测检查指南（试行）》细化了药品生产企业每一个检查条款，为药品不良反应监测工作指明了工作的细化提升方向。此后，我国药物警戒体系的发展进入稳步发展期。

4. 药物警戒阶段

2016年后，药物警戒工作逐渐在世界范围内形成主流，我国也逐步开始实施药物警戒计划等工作，同时持有人负责制也开始在我国推行。

2016年《药品注册管理办法（修订稿）》中指出，在临床试验期间，要收集、评价、报告安全性信息，进行风险控制。上市许可后，要求上市许可申请人（MAH）建立药物警戒管理系统，提交药物警戒计划等。2017年6月我国加入ICH后，建设药物警戒体系的步伐再次加速，ICH E2指南被陆续应用和融合在后续出台的药品监管制度中，并于2017年11月召开了第一届中国药物警戒研讨会，截至2021年，中国前后召开了八届中国药物警戒大会，对增进药物警戒与药品风险管理的认识、促进中国药物警戒领域的学术交流、推进药品监管科学的创新发展、确保公众用药安全有效具有重要意义，将我国的药物安全监管工作推上新台阶。

自2016年《药品注册管理办法（修订稿）》中提及上市许可申请人（MAH）负责建立药物警戒管理系统后，2017年《关于深化审评审批制度改革鼓励药品医疗器械创新的意见》提出要加强药品医疗器械全生命周期管理，建立持有人直报不良反应事件制度，首次提出了上市许可持有人承担不良反应和不良事件报告的主体责任。2018年《关于药品上市许可持有人直接报告不良反应事宜的公告》发布，明确了持有人应该建立健全药品不良反应监测体系。《药品管理法》（2019版）正式从法律层面上规定上市许可持有人应当制定药品上市后风险管理计划，主动开展药品上市后研究。至此，药品上市许可持有人制度基本完成了制度层面的建设，我国正式对药品不良反应和药物警戒实行上市许可持有人责任制。

2019年新修订的《药品管理法》不仅肯定了MAH在药物警戒工作中的作用，还从法律层面明确了药物警戒行业制度与原则。次年，《关于发布上市许可持有人药品不良反应报告表（试行）及填表说明的通知》（2020）进一步补充了MAH报告细节。在一系列的铺垫工作完成后，2021年5月13日国家药品监督管理局发布《药物警戒质量管理规范》（GVP），标志着我国的药物警戒工作正式进入快速发展时期。

（二）我国药物警戒主要监管组织

国内外药物警戒组织机构的设立并不相同（详见第八章），我国的药物警戒组织分为行政组织和技术组织，国家药品监督管理局和省级药品监督管理局、国家ADR监测中心和省级ADR监测中心等构成了药物警戒组织机构框架。

国家药监局负责主控全国的药物警戒工作，省、市、县级药监部门共同分工协作完成药物警戒的行政组织管理工作。国家药品监督管理局负责全国药物警戒的管理工作，省、自治区、直辖市药品监督管理部门负责本行政区域内药物警戒管理工作。

我国药物警戒工作主要技术承担者为国家药品评价中心，其下属的国家药品不良反应监测中心是我国药物警戒工作主要的技术支撑机构，承担国家药品不良反应监测系统（ADRS）和中国医院药物警戒系统（CHPS）的建设、维护职责，负责药品安全性报告和监测资料的收集、评价、反馈和上报，同时还负责将严重药品不良反应报告的综合分析结果及时上报国家药品监督管理局（NMPA）。

省级药品不良反应监测中心负责本行政区域内的药品不良反应（ADR）报告和监测的技术工作，每季度对收到的药品不良反应报告进行分析评价，及时上报省级药品监督管理局和国家药品不良反应（ADR）监测中心。

药品上市许可持有人负责建立企业药物警戒制度，在药品上市前完成药物临床试验阶段的药物警戒数据收集，并在药品注册时一并提交；在药品上市后负责主动通过各类途径收集药品监测数据，对可疑情况进行记录、分析，并及时上报至国家药品不良反应监测系统。药品上市许可持有人需根据风险管理要求完成风险/收益评估，定期向国家药品不良反应（ADR）监测中心提交药品安全性更新报告。

药品生产企业、经营企业、医疗机构负责建立自身药物警戒工作制度，对工作范围内的药品安全风险进行监控，发现可疑事件应尽快记录、分析，并按相应的程序上报至国家药品不良反应（ADR）监测中心，并配合完成后续风险控制工作。

国家药品不良反应监测哨点联盟机构通过"中国药物警戒系统（CHPS）"负责医疗机构药品不良反应（ADR）信息的生成、审核、上报、反馈、分析。

（三）我国药物警戒主要法律法规

我国目前已基本建成了从法律到规章的药物警戒制度的制度框架（详见第七章）。2019版《中华人民共和国药品管理法》规定"国家建立药物警戒制度，对药品不良反应及其他与用药有关的有害反应进行监测、识别、评估和控制"，标志着我国首次将药物警戒制度立法，药物警戒活动的开展正式进入法制化轨道。

在药物警戒监测体系方面，2004年《药品不良反应报告和监测管理办法》、2011年《药品不良反应报告和监测管理办法》、2015年《药品不良反应报告和监测检查指南（试行）》等法律法规和指南基本已完善了ADR的报告体系。

2018年《关于适用国际人用药品注册技术协调会二级指导原则的公告》的发布意味着我国开始实施全生命周期的药物警戒，标志着我国上市前和上市后的药品安全性报告与国际接轨。2018年9月，《关于药品上市许可持有人直接报告不良反应事宜的公告》落实我国上市许可持有人的药物警戒责任主体，进一步促进了我国药物警戒活动的开展，对我国药物警戒制度的建设有一定指导意义。2021年正式实施的《药物警戒质量管理规范》（GVP）细化了企业开展药物警戒管理的目标和方法，至此逐渐形成了我国药物警戒从立法层面到部门规章，从国家监管到企业行动的一系列法律法规文件。未来的药物警戒体系文件将在此基础上细化，强化包括警戒体系构建和检查标准、风险管理计划的制定和管理标准、大数据应用分析和报告标准等内容，进一步丰富和完善我国的药物警戒监管的法律文件体系。

总结我国药物警戒体系主要文件于表3-2中。

表3-2　我国药物警戒体系主要文件汇总表

年份	法规名称
2005年	《疫苗流通和预防接种管理条例》
2010年	《全国疑似预防接种异常反应监测方案》等
2011年	《药品不良反应报告和监测管理办法》等
2012年	《关于印发药品定期安全性更新报告撰写规范（PSUR）的通知》
2013年	《疫苗临床试验质量管理指导原则》（试行）等
2014年	《疫苗临床试验严重不良事件报告管理规定》（试行）
2015年	《国家食品药品监管总局关于印发药品不良反应报告和监测检查指南（试行）的通知》等

续表

年份	法规名称
2016年	《国务院关于修改<疫苗流通和预防接种管理条例>的决定》 《药品管理法实施条例》（修订）等
2017年	《定期安全性更新报告监测与评价工作程序》 《关于深化审评审批制度改革鼓励药品医疗器械创新的意见》等
2018年	《药物临床试验期间安全性数据快速报告的标准和程序》 《关于调整药物临床试验审评审批程序的公告》 《国家药品监督管理局关于药品上市许可持有人直接报告不良反应事宜的公告》等
2019年	《医疗器械不良事件监测和再评价管理办法》 《关于发布上市许可持有人直接报告药品不良反应常见问答文件的通知》 《中华人民共和国疫苗管理法》 关于发布《个例安全性报告E2B（R3）区域实施指南》的通知 《中华人民共和国药品管理法》（最新修订版）等
2020年	关于发布《上市许可持有人药品不良反应报告表（试行）》及填表说明的通知 《药品注册管理办法》 《国家药监局国家卫生健康委关于发布医疗器械拓展性临床试验管理规定（试行）》的公告 《药物警戒委托协议撰写指导原则（试行）》 《关于E2B（R3）XML文件递交系统上线的通知》 《医疗器械注册人开展不良事件监测工作指南》等
2021年	国家药监局关于发布《药物警戒质量管理规范》的公告 国家药监局综合司公开征求《医疗器械临床试验质量管理规范（修订草案征求意见稿）》意见等

三、药物警戒的概念和主要内容

（一）药物警戒的概念

　　根据WHO和ICH E2指南，药物警戒是"发现、评估、认识和预防药物不良反应或其他任何药物相关问题的科学和活动"。我国GVP将药物警戒定义为：对药品不良反应及其他与用药有关的有害反应进行监测、识别、评估和控制的活动。

　　药物警戒从药品上市审批和研究、设计阶段开始，贯穿于药品的整个生命周期。相对于药物警戒的前身药品不良反应监测，药物警戒的覆盖面更广，纵向链条更长，不仅囊括了药品不良反应，还将与药物相关的其他问题包括在内；不仅监控药品上市后的不良事件，还将上市前临床研究包括在内。

（二）药物警戒活动的目的和意义

药物警戒强调主动、系统、持续地进行风险管理，即在产品生命周期全过程主动综合运用科学手段发现、评估、沟通风险信息和使风险最小化，建立或维持良好的收益/风险关系，根本目的是提高药品整体的使用安全性。

从各个环节工作来说，在研发工作中引入药物警戒，能让研发工作更加科学缜密；在药品生产过程中引入药物警戒，能让其质量体系功能更加完善和高效；在上市后的临床应用中，能让用药更加合理和安全；药物警戒还能指导各种行政监管决策，使其更加有效。

药物警戒活动致力于药物的效益、危害、有效性和风险的评估，鼓励药物安全、合理和更有效（包括成本效益）地使用；加大了用药及所参与医疗救治干预措施的可靠性，可优化患者的治疗效果；药物警戒监测活动要求多个监测主体共同合作，可增进医药行业加大改进安全用药力度，促进了药品上下游供应链之间的联系；通过对药物警戒的认识理解、教育、临床培训以及与公众的有效交流，促进提高公众健康意识。对药品的科研、生产、流通和使用实施全程警戒，起到提高临床合理、安全用药水平，保障公众用药安全，改善公众身体健康状况，提高公众生活质量的作用。

（三）药物警戒活动的主要内容

药物警戒从用药者安全出发，发现、评估、预防药品不良反应。要求可疑即报，无论药品的质量、用法、用量正常与否，重视以综合分析方法探讨因果关系，容易被广大报告者接受。国家或企业开展药物警戒活动，主要分为以下三类。

1. 药物警戒管理体系建设活动

药物警戒管理体系建设又分为两个层面，从行业监管角度来说，包括国家药物警戒制度的制定、执行和监督，药物警戒监管组织的组建和运行，药物警戒文件的审评、执行监察、日常检查等。还包括国家药物警戒数据中心的数据收集、分析工作，国家药物警戒体系的持续改进工作，国家药物警戒体系的对外合作交流活动。

从企业实践角度来说，包括企业药物警戒制度的制定、药物警戒计划和文件的编制，人员、机构的组建或调整，工作流程及执行标准的制定等。

2. 药品不良事件监测活动

药品不良事件监测指对临床患者使用药品过程中出现的任何不利医学事件进行数据收集、分析，寻找是否存在与药品相关的可能性，不一定与治疗存在因果关系。我国目前对药品不良事件的监测主要依靠国家药品不良反应监测系统和中国医院药物警戒系统（China hospital pharmacovigilance system，CHPS）开展。对可疑事件采用企业、医疗机构自愿报告的方式收集事件报告，对药品的安全风险采用持有人强制报告方式收集定期风险评估报告，以满足对药物不良事件的监测。

3. 药品安全风险管理活动

药品安全风险管理活动类型有三，第一是预先评估风险性质、危害程度、发生条件、发展趋势，预置管理机制。第二是对已发生的风险事件进行评估，确认性质、程度、条件、趋势，采取针对性的管控措施，防止蔓延和重复发生。第三，不断检讨已有机制与制度，分析存在的漏洞，及时弥补。ICH和美国FDA按照科学基础将药品安全风险管理活动分为风险信号识别、风险评估、风险控制、风险回顾四个环节，它们共同组成完整风险管理流程，从而实现风险最小化的目的。风险管理活动的程序如图3-1所示。

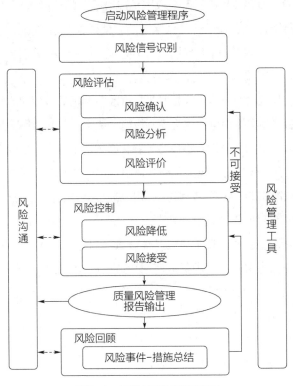

图3-1　风险管理活动程序图

（1）风险信号识别　风险信号是指一个或多个来源（包括观察性和实验性）的报告信息提示某些干预措施与某个或某类不良或有利事件之间存在新的潜在因果关系，或某已知关联事件的新信息，该信息被认为有必要进行进一步验证。

药物警戒风险信号的来源非常广泛，较为重要的药物警戒风险信号来源包括以下几种。①非主动来源，包括自发性报告、文献、互联网、其他来源（如大众出版物、其他媒体）；②主动来源，即有组织的数据收集系统，包括临床试验、登记研究、患者援助和疾病管理项目、对患者或医疗保健专业人员的调研、疗效或患者依从性等信息采集等；③合同协议，即不同药品企业间药物安全性信息的交换；④监管机构。

常见的风险信号识别方法包括：损失清单法、流程图分析法、因果分析法、事故树分析法等，这些方法是快速进行风险识别和风险防范的基础。

（2）风险评估　风险评估的主要目的是对上市药品和拟上市药品信息进行全面、简明和重点分析，评估药品的整体风险/收益情况。风险评估是在风险识别基础上开展的定量评估，主要关注点是药物相关的新的安全性信息对药品累积认知的影响程度。风险评估的主要方法有：风险度评价法、检查表评价法、优良可劣评价法、直方图评价法等。

一般风险分为：可接受区（不需采取主动风险控制的风险）；合理可行降低区（通过风险控制使风险降低到合理可行的低水平上，使风险小于收益，达到可接受水平）；不可接受区（必须采取风险控制措施以消除或减轻风险带来的损失）。根据风险评估结果对应的分区，合理采取后续的控制措施。

（3）风险控制和风险沟通　风险控制是根据风险管理的目标和原则，针对经评估后确认的风险信号制定并实施相应的风险控制措施。风险控制又名风险最小化措施，目的在于预防/降低风险发生的可能性，将风险控制在必须的目标内。根据风险大小，常见的风险控制技术主要有风险规避、风险预防、风险自留、风险转移等方式。我国药品安全监管目前按照三类措施进行管理，分别是常规措施、加强措施和紧急控制措施。

风险沟通是风险管理非常重要的环节，是风险最小化举措的一部分。主要是指借助产品特征描述总结、患者信息手册、其他教育材料等，针对医、护、患等不同的目标人群进行药物安全的沟通，力求降低使用环节中可能存在的用药风险。

（4）风险回顾　风险回顾是指在药品风险管理计划实施后进行"安全性问题-措施"的回顾和总结，同时也是所有开展的工作以及所取得成果的总结。风险回顾中需要预测未来最有可能发生不良反应的时间点、发生率、公众风险影响程度是否在可接受范围，研究可以开展安全性研究的和取得预期效果的时间节点，明确对应的风险最小化措施。

四、药品不良反应与药物警戒的关系评析

（一）药品不良反应与药物警戒的渊源

药品不良反应监测与报告是药物警戒的一部分，是最早实施的药物警戒工作内容，是药物警戒逐步形成的基础。

药物警戒的概念和早期工作基本都源自药品不良反应监测和报告，在药物警戒概念正式提出并采用后，药品不良反应监测和报告在药物警戒中依然占据主要地位，是药物警戒工作的核心工作之一。

药物警戒可分为上市前和上市后两部分，其中上市后阶段的药物警戒主要依靠药品不良反应监测体系收集生产、经营、使用等主体自愿的报告和持有人的定期安全性更新报告，药品不良反应监测体系承担了上市后药物警戒工作的很大一部分工作内容，是药品风险管理的主要风险数据来源之一。

药品不良反应监测系统和中国医院药物警戒系统是由国家药品不良反应监测中心建成投入使用的两大药物警戒系统。不良反应监测系统主要承担持有人直接报告，医疗机构、经营企业报告，监测系统管理等功能。中国医院药物警戒系统承担不良反应监测点联盟对药品不良反应情况的重点监测工作，辅助药品不良反应监测更快速、更高效地验证与各类因素之间的因果关系。中国医院药物警戒系统是对药品不良反应监测系统的辅助和补充，两个系统共同实现了我国上市后药物警戒的风险信号预警和确认，在药物警戒中承担非常重要的责任。

（二）药品不良反应与药物警戒的区别

药物警戒作为药品不良反应监测的继承者和改进者，在监测对象、监测时间、监测内容和监测方法上，都比药品不良反应监测实现了更深入和更广阔的拓展。

1. 监测对象更广泛

狭义的药品不良反应特指的是质量合格的药品，为此在临床上由于药品疗效缺乏、质量不合格或者使用问题等导致的人体意外有害反应被排除在外。药物警戒的概念含义更丰富，不仅包括药品不良反应，还包含临床所有用药意外风险反应，也涉及不合格药品和不合理用药行为，如低于法定标准的药品、药品与化合物（药物）及食物的相互作用、用药错误等。为此药物警戒的监测对象包含了临床所有与药品有关的可疑事件，比药品不良反应监测的对象更多更广。

2. 监测时间范围更宽广

药品不良反应监测仅针对上市后药品的使用环节，收集患者用药后因药物造成的身体反应；药物警戒包含上市前研发阶段的临床风险监测和评估，上市后药品生产、销售、临床使用风险监测和评估，是对药品全生命周期的监测。药物警戒比药品不良反应监测的时间范围更宽广。

3. 工作内容更丰富

药物警戒扩展了药品不良反应监测工作的内涵，还包含药品风险质量管理中风险发现、识别、评估到控制的全过程，不仅监测时间更长，工作内容也从药品不良反应的合格药品监测扩展到以下相关内容，包括：上市前的药用物质临床试验安全监测、注册过程中的药物警戒计划提交、上市后的药品可疑事件监测和安全性更新、药品风险管理计划和实施以及药品不良反应监测。药物警戒的工作内容较不良反应监测更为丰富也更为复杂。

4. 监测方式更主动

药品不良反应监测通常以药品不良反应自发报告（即被动监测）为主，持有人和药品评价中心依靠其他药品经营、使用机构或患者自发报告，获取药品的不良反应个例和数据，是一种相对被动的手段。为了提升药品不良反应监测的主动性，2011年修订的《药品不良反应报告和监测管理办法》中引入重点监测，开启了我国探索主动监测的尝试，但在全球范围来说，药品不良反应还是以被动监测方法为主。药物警戒则是从定义开始就试图扭转这种被动监测的方式，持有人可以通过主动开展临床研究、主动收集同行调查数据、定期开展患者用药调查、根据大数据分析方法提前预判等方式，积极主动地探索和开展药物安全性相关的各项评价工作，是相对药品不良反应监测更为主动的监测方式。

（三）药品不良反应向药物警戒的关键转变

1. 从关注个例报告评价向关注信号转变

药品不良反应监测系统主要是对所有可疑不良反应进行监测、报告、评价和分析，其目的是减少漏报率，报告主要以收集个例为主，虽然有效，但收集到的信息杂、关联性差、分析针对性弱，效率相对较低。药物警戒工作的关注重点并非个例报告而是风险信号，更注重通过收集全面而准确的数据和报告，对信号进行挖掘、验证和确认，对特定药品-事件组合进行有针对性的监测，目的是发现并确认新的安全性问题，监测发生率和报告率，并采取后续的风险控制措施。

2. 从电子化报告向智能化信号挖掘和分析转变

前期药品不良反应监测工作主要强调的是上报人的电子化报告方法，强调报告的合规性和采用联机网络及时上传报告，监测系统的数据分析功能没有得到重视。药物警戒制度更注重通过对风险信号进行识别、挖掘和分析，采取科学的风险控制措施，保证用药安全。药物警戒采用多种数据挖掘方法，如多项伽马泊松分布缩检法、报告率比例法以及神经网络方法等，增添了信号挖掘结果的科学性。如美国FDA于2008年启动的哨点计划，利用各种医疗数据库，如医保数据库、电子病历及药品监管数据库等，主动监测药品安全。2015年，广东省顺德区药品不良反应监测中心成功建立"基于HIS的ADR快速上报与智能搜索"系统。随后广东省药品不良反应监测中心计划在广东省内外部署15家医院,利用计算机应用技术与医院数据信息实现跨地域跨部门的预警。以上都是从关注电子化不良反应报告向智能化信号挖掘和分析转变的案例。

3. 风险控制从模糊向精准控制转变

药品不良反应的风险控制手段包括预警、修改说明书、限制用药范围、撤销上市等,由于风险数据分析方法相对模糊,在采用具体的风险控制手段与风险匹配上也存在一定的模糊地带。药物警戒具有更广泛的安全性数据收集来源,对药品的风险/收益评估结果更为精准,可将数据挖掘、数据分析和风险控制手段进行精准结合,结合风险沟通、风险回顾方法,实现风险最小化措施的精准控制。

（张琦，李艳香）

第四章　药物流行病学与药物警戒

　　药物警戒关注药品安全性问题的角度包括个体和群体方面，前者的基础是病例报告，后者主要通过药物流行病学的分析展开，两个角度获得的信息以及对实践的指导意义各有侧重。药物流行病学的实质是收集药物在群体使用中表现出的重要数据，应用统计学的方法和工具对药物在群体中应用产生的安全性问题进行探索和挖掘，发现深层次问题，其中一些问题是通过以医学、药理学、毒理学为基础的病例报告无法直接获知的。监管科学的重要实践价值是为药品监管工作提供新工具、新方法和新标准，实践证明，药物流行病学工具和方法的引入有效推动了药物警戒的发展。

第一节　药物流行病学简介

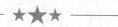

　　药物流行病学（pharmacoepidemiology）是临床药理学（clinical pharmacology）与流行病学（epidemiology）相互渗透而发展形成的一门新兴学科。我国首届全国药物流行病学术大会将药物流行病学定义为，药物流行病学是运用流行病学的原理和方法，研究人群中药物利用及其效应的应用科学。本学科运用流行病学的原理与方法，研究临床药理学所关注的药物效应及不良反应，旨在评价药品在大范围人群中应用的效益–风险比（benefit–risk ratio），是保障临床用药安全、合理的基础。药物流行病学的研究对象是大范围人群药品应用，研究的药品效应实际包括药品的有利作用和不良作用两方面。世界卫生组织（World Health Organization，WHO）将药物警戒定义为：与发现、评价、理解和防范药品不良作用或其他任何药物相关问题的科学研究与实践。药物警戒不仅涉及药物的不良作用，还涉及与药物相关的其他问题，如错误用药、无效治疗、假劣药品、无科学依据的适应证范围外的用药、药物的滥用、药物急慢性毒性作用以及药物与化学物质、药物与食品的不良相互作用等。WHO的一个指南性文件指出，药物警戒涉及的范围不仅包括化学药品，还包括中草药、传统药物和辅助用药、生物制品、血液制品、疫苗以及医疗器械等。药品安全性监测范围不断扩大，监测与研究均以药物流行病学的理论与方法学为基础，可视作药物流行病学的分支学科。本章要介绍药物流行病学的研究方法以及药物流行病学在药物警戒中的应用。

一、药物流行病学产生的背景

（一）药物作用的两重性

药物效应包括有利作用和不良作用两个方面，构成了药物作用的两重性。药物的使用价值在于其有利作用（包括治疗、预防和诊断作用），但药物作用于复杂机体时，在体内呈现出多种效应，加上个体差异的影响，药物的作用范围往往超出病变范围，在产生有利作用时，伴随着不良反应的发生，在某些特殊用药人群中表现尤为突出。对用药者而言，最佳治疗方案是花费最少的费用，承担最小的药品不良反应风险，取得最满意的治疗效果，但不能保证用药绝无风险。药品的正常剂量和用法是一种较为笼统的规定，不适用于全部个体，相同的剂量和用法在同一个用药群体内可能引起过强、适中或过弱等不同效应。过强效应往往是正常药理作用的延伸和增强，产生与用药目的无关的作用，不利于正常人体功能的恢复或运行，即出现药品不良反应（adverse drug reaction，ADR）。如阿托品解痉会引起口干和纳差，解热镇痛药会引起腹泻、腹痛等，都是在合理用药时常见的ADR。个别情况由于用药者体质异常，以致在正常的用法用量下提供正常营养成分时也会引起严重ADR，曾有报道患者注射高渗葡萄糖注射液致过敏性休克，使用0.9%氯化钠注射液静脉滴注引起肺水肿。药品不良反应是药品固有特性所引起的，任何药品都有可能引起不良反应，对整个社会的广大用药人群而言，"不存在无不良作用的药物"已是至理名言。

（二）药源性危害

ADR以及不合理用药所导致的药物毒副作用，轻则引起不适，重则可以致命，统称为药源性危害，简称药害。20世纪初，多个国家陆续报道过系列严重药害事件。例如1902年美国破伤风疫苗、1931年欧美国家的二硝基酚、20世纪50年代末日本的氯碘羟喹等事件，都曾导致大量用药者的伤残甚至死亡。仅从1922年到1979年国外报道的重大药害事件高达20起，累计至少死亡2万余人，伤残数十万余人。这些不良事件增进了医药界对药品作用两重性的认识，引发了社会各界对药品安全的重视与思考，萌发了国家层面在制定和实施预防与控制严重药害事件的药品监管法规。

1906年，美国国会为了遏制假冒伪劣药品的制造与销售，颁布了最初的药品法规即《纯净食品和药品法》（Pure Food and Drug Act），在一定程度上减少了药害事件的发生，保护了食品药品消费者的权益。1938年美国通过《食品、药品和化妆品法》（Food, Drug and Cosmetic Act），首次提出新药上市前需做临床前毒性试验，药品标签上需有明确的安全使用说明，还要求制药企业在药品上市后收集该药安全性的临床数据，并呈报美国食品及药物管理局（Food and Drug Administration，FDA），从药品审批、制药源头等环节上开始重视应用法规来保障上市药品的安全性。早在20世纪50年代初，在氯霉素广泛应用于临床6个月后，美国FDA发现"氯霉素导致再生障碍性贫血"的因果关系，此外在大剂量用药下，会出现另一种致命性的不良反应，即"灰婴综合征"，该发现表明了新药上市前的临床试验存在许多局限性：由于服用氯霉素的受试患者数量较少或者由于研究对象选择的局限，不足以监测到可能的罕见的严重不良事件（发生率小于0.1%）。此事件说明对上市后新药实施不良事件的持续监测是非常必要的。荷兰于1952年出版《梅氏药物副作用》（Meyler's Side Effects of Drugs）一书，人们开始逐渐认识、重视并研究ADRs，药品上市后的安全性问题得到了关注。1954年美国医学会开始收集药源性血液病例报告，开展药品不良反应监测项目；到1961年形成为更全面和规范的ADRs登记制度。1956年由FDA牵头，联合美国医院药师协会、医学会等学术团体共同启动"ADRs监测计划"，建立医院ADRs监测网络体系，成为日后各国建立ADRs主动呈报系统和ADRs监测体系的范本。

1900—1960年，人们渐渐提高了对药害事件的认识，不但密切关注药品生产的科学性、合法性，而且开始重视药物的毒性作用、重视药品法规的建立与健全、重视协作开展药物不良事件的早期探索研究，进一步萌发了药物流行病学研究的新思维。1980年以后，又有一些药品的不良反应逐渐被发现，出现了一系列新的药品危机。这些非常见药物不良作用的出现，加快了在广泛人群中研究药物作用新方法的探索。药物流行病学的历史是伴随着药物不良反应逐渐发展的，通过自愿呈报系统收集ADRs，并对这些ADRs与药物的相关性进行研究，从而产生了药物流行病学。

（三）药物效应的影响因素

我国药品监督管理部门规定：药物被批准上市之前，Ⅰ期临床试验（健康受试者）病例样本数为20~30例；Ⅱ期临床不少于100例，Ⅲ期临床不少于300例，避孕药不少于1000例。在新药研究过程中，病例样本数较少，且试验条件有较严格的限制。当药物通过新药临床试验获准生产销售，并向社会广大用药人群推广后，临床用药条件将有很大变化，非处方药物的使用情况尤其突出。除了某些效应可以通过新药研究预测之外，有许多效应只有通过大规模、多样性的人群用药实践才能查明，这种上市后药物监测是药物流行病学的重要研究内容之一。药物效应的影响因素可概括如下。

1. 种族与遗传因素

种族差异对药物效应有明显影响。不同种族、不同代谢类型的个体，不同的联合用药会导致ADR的性质与发生率存在显著差异。遗传因素对人体药物反应的影响是临床药理学研究中发展最为迅速的领域。药物基因组学（pharmacogenomics）有助于了解甚至可能预测药物是否会对患者产生不良反应，以及药物在常用治疗剂量下是否会出现严重毒性作用。对遗传因素的研究主要集中在药物代谢、药物转运和药物作用三个方面。药物代谢酶、药物转运蛋白和药物受体基因编码的单核苷酸多态性（single nucleoside polymorphisms，SNPs）可导致某些药物反应出现变异。遗传多态性是由于DNA序列发生变异所致，发生率为1%或更高，导致产生失去正常功能的蛋白质。药物代谢酶遗传多样性不仅可以引起药品不良反应，亦可能导致药效缺失。

2. 病理因素

病理因素会改变药物的正常体内过程与药理作用，导致药效与毒性的改变；例如：消化系统疾病（消化道溃疡、胃炎和胃肠功能紊乱等）均可影响口服药物的吸收速率和吸收程度。严重的肝功能不全可使主要在肝内代谢消除的药物，尤其是存在首过效应的药物代谢消除作用减弱，血药浓度升高，明显增加其生物利用度；同时改变该药物的药理效应，甚至引起不良反应。严重的心功能不全可改变非血管给药途径的药物吸收、分布和排泄过程，改变药物的药效学。肾脏是药物排泄的重要器官，肾功能不全会极大地影响主要通过肾脏排泄的药物和代谢物的消除过程。

3. 联合用药与药物相互作用

药物相互作用（drug-drug interactions，DDIs）在临床上可以定义为：药物联合使用后，引起临床反应或药物理化性质的改变。据文献报道，有10%~70%的患者曾经接受过联合用药治疗，导致潜在的药物相互作用风险增加；ADRs中有5%~30%是因药物相互作用所致；在住院患者中，5%~9%的ADRs系由药物相互作用引起。值得注意的是，5%~20%严重药物相互作用所致ADRs患者甚至可致死亡。尽管联合用药会引起药物相互作用，然而当今医疗实践过程中，因欲获得联合用药的协同效应，或因治疗患者合并多种疾病，多种药物联合使用已经成为发展趋势。如果药物之间在理化和药理性质上存在相互作用，可产生疗效或毒性上的协同、相加或拮抗作用。药物相互作用往往是潜在的，在一定条件下才会发生，从药效学方面判断有时并不十分容易，这给药物流行病学的实验观察带来困难。研究证明，如果患者联合用药达3种或3种以上，或>50岁的患者联合使用2种或2种以上药物治疗方案，则可大幅度提高DDIs的发生率。目前公认的结果是联用药物品种数与药物相互作用或ADR发生率呈正相关。联合用药治疗利弊共存，如果做好合理用药，处理好用药的科学性及针对性，药品联用利大于弊，要慎重选择药品的联合使用，如果病情需要联合用药，也应该尽量减少联用药品的种类。

4. 生理、心理差异及社会因素

药品不良反应对人体的损伤不仅取决于药物本身的性质，也与患者的病理生理状况、心理因素，甚至社会因素有着直接联系。在正常人群中，生理和心理状况的差异，生活和工作条件的悬殊以及经济和文化背景的不同，都会对药物作用产生明显影响。目前某些研究认为，心理干预可以在一定程度上减少ADR的发生，甚至可以起到提高药物治疗效果的作用。

二、药物流行病学发展简史

（一）国际药物流行病学的创立与发展

1. 国际药物流行病学的初始阶段

严重药害事件给人类带来灾难的同时，也从中吸取沉痛教训，不断制定相关应对措施。20世纪60年代是药物流行病学的开创时期，相关研究已初现端倪。1959—1962年间，在欧洲、大洋洲、亚洲国家发生上万例沙利度胺导致"海豹肢畸形婴儿"的灾难事件（thalidomide disaster），堪称世界药品不良反应史上最严重的药害事件。世界各国围绕该群体事件展开了一系列药物流行病学研究，探索畸形儿发生与药物不良反应之间的联系，本次药害事件的典型案例研究催生与促进了药物流行病学的发展，各国相继出台和完善相关药品管理的法律法规。1961—1965年间，澳大利亚、英国、美国等10个国家组建了ADRs自愿呈报系统，制定与运行收集可疑ADRs信息的相关程序。1968年英国成立药物安全委员会（The Committee on Safety of Medicine，CSM），有组织、有计划地开展ADR监测工作。1978年在乌普萨拉设立WHO国际药物监测合作中心，由WHO日内瓦总部的药品安全顾问委员会负责协调运作。全球药物监测合作计划内容不断更新，延续应用至今。

2. 国际药物流行病学的学科诞生

尽管药品管理的程序日趋严格，法规更趋完善，但20世纪60年代晚期至80年代仍暴发了氯碘喹啉（日本）引发亚急性视神经脊髓病（subacute myelo-optico-neuropathy，SMON）等一系列严重不良反应。该药害事件的严重性与普遍性使国际医药界有识之士认识到，要保障人群的用药安全，除了上市前严格的临床试验之外，还必须系统地建立基于人群的药物效应研究理论和方法，由此促进了药物流行病学新学科体系的形成，相应的学术研究机构相继成立。1983年，在英国药物安全性研究中心主办的国际会议上，英国医药界学者提出："现有的药事管理与临床药理学等学科专业仍不能保障用药人群的安全需要，应当加强对药物安全性监测工作的领导。"该建议在后续的多次专业学术会议中进行深入探讨，形成建设性倡议，与会专家一致认为，需要组建与培育一门由临床药理学与流行病学相互交叉的边缘学科，即药物流行病学，以保障药物安全性监测工作的科学有序发展。"药物流行病学"一词，最早于1974年以短语形式"pharmaceutical epidemiology"由Jan Venulet提出，1984年在Lawson的论文中被正式命名为"pharmacoepidemiology"，并进行系统、详尽的阐述。1985年，第1届国际药物流行病学大会（Intenational Conferenceon Parmacoepidemiology，ICPE）在美国明尼阿波利斯顺利召开。至此，正式创立国际药物流行病学新学科的时机已成熟，并将此交叉学科——药物流行病学定义为"研究药物在广大人群中的效应及其利用的科学"。

3. 国际药物流行病学的学术建制与发展

20世纪80年代，在药物流行病学相关专业学术会议的实践和倡导下，各国纷纷建立与药物流行病学密切相关的学术性机构和协会，开设药物流行病学相关课程，一些发达国家的大学开始招收药物流行病学的博士研究生。自1985年召开第1届ICPE之后，参加会议的人数与年俱增，在第5届ICPE会议上，与会专家一致决定筹备国际药物流行病学学会（International Society for Parmacoepidemiology，ISPE），1990年ISPE宣告正式成立，从此药物流行病学有了属于自己的专业组织。此后ISPE逐渐发展壮大，目前已有来自全世界53个国家的上千名会员。ISPE对于推进国际药物流行病学研究的迅速发展发挥了重要作用，越来越多的发展中国家也开始运用药物流行病学方法进行药物安全性评价、药物风险管理、药物合理利用等领域的研究。随后，药物流行病学相关学术性期刊出版，为展示药物流行病学研究成果、推广学科理念与使命发挥了积极作用。1970年开始一些其他国际组织也积极推广药物流行病学，为发达国家与发展中国家的研究人员进行药物流行病知识培训，提高医疗卫生保健体系的工作性能、推动全球范围内的合理用药。为了防范药品安全问题所造成的公众性危害，避免药品撤市所带来的巨大经济损失和法律责任，跨国制药企业开始重视药物流行病学研究，及时了解自己生产的药品长期使用的安全性与潜在风险，开展上市后药品的安全性监测。

（二）药物流行病学在我国的创立和发展

20世纪80年代，我国医药学界已开始关注上市药品的安全性及有效性再评价，药物流行病学处于萌芽阶段。1982年9月4日，卫生部第一次正式宣布淘汰127种化学药品。1983年卫生部药政局委托河南省卫生厅起草药品的《毒副反应报告制度》，并于1984年完成《药物不良反应监察报告制度》草案。同年，原上海第一医学院王永铭教授率先开展药品不良反应监测试点研究，先后在上海9所医院的1200名住院患者中进行为期3个月至1年的ADR监测，并对所获取数据进行流行病学分析与评价。1986年，卫生部组织开展对已上市中成药进行再评价，对于疗效不确切、毒副作用明显、组方不合理以及同方异名的中成药进行整顿。此后十年间，原卫生部先后四次发文，淘汰上市中成药796种。1985年颁布的《中华人民共和国药品管理法》将开展药品不良反应监测报告工作列为各级医疗卫生单位的法定任务。1987年12月，卫生部颁布《卫生部药品不良反应监测试点工作方案》，1988年，组织北京3所医院、上海7所医院进行以自愿呈报方式实施ADR监测的试点，为制定ADR监测制度积累经验。1989年，卫生部成立以朱永琪为主任的"卫生部药物不良反应监测中心"。1999年11月，国家药品监督管理局会同卫生部联合颁布《药品不良反应监测管理办法（试行）》。

20世纪90年代起，国际药物流行病学研究迅速发展，我国药学、流行病学和临床药理学的学者及药政管理人员高度重视，以极大的热情投入我国药物流行病学的初创工作。上海、北京、温州、武汉等地的医药学工作者开展了一系列相关研究。北京大学公共卫生学院詹思延教授首次在《预防医学》统编教材中撰写了"药物流行病学"章节，较早将病例交叉设计、病例时间对照设计、数据挖掘与信号检测、处方序列分析等新型研究方法介绍到国内，并首次在北京大学医学部开设药物流行病学研究生课程。她曾先后承担国际和国家项目，在政策层面上探讨构建中国药品安全综合评价指标体系，并在大样本人群中研究了抗结核药物的不良反应。1992年，《药物流行病学杂志》（Chinese Journal of pharmacoepidemiology）在武汉创刊。1994年由药物流行病学杂志社发起，向中国药学会申请组建中国药学会药物流行病学专业委员会，于1995年获中国药学会和中国科学技术协会批准成立。1995年，首届中国药物流行病学学术大会在武汉召开。1996年，由药物流行病学杂志社组织编写、周元瑶教授担任主编的《药物流行病学》专著出版，这是我国第一部药物流行病学专著。专业杂志的发行、学术机构的建立、著作的出版，标志着我国药物流行病学科的创立，为学科发展构建了交流与合作平台。

从ADR监测法规的建设与实践，到上市后药品再评价逐步制度化，再到药物流行病学数据库的建设，药物流行病学研究在我国药物不良反应监测工作中的应用日臻成熟，我国药物不良反应监测工作在保护公众用药安全领域将发挥越来越重要的作用。流行病学数据库的构建和应用，为发现药物新发、非预期ADR及其他药品安全性问题积累了有益经验。

20世纪90年代开始，我国相继组建药物流行病学专业学术团体，开展流行病学专业学术活动、发行专业期刊、专业著作等。药物流行病学的形成与发展，促进了药物安全性、有效性等科学评价工作的进步。

（三）药物流行病学的任务与作用

1. 药物流行病学的任务

药物流行病学的任务涉及研究与分析上市后药品用于广大人群的各类相关问题，其重要任务包括：①补充并完善上市前临床研究所获得的信息；②获取上市前临床研究未曾获得的新信息。

（1）补充完善上市前临床研究所获得的信息　新药上市前临床研究的规模较为有限，上市后在对患者实施医疗方案的同时，进行新药的非试验性流行病学研究，以评价药物的有效性。上市后临床研究人群样本较上市前大得多，可获得更多患者用药信息，以更精确的方法判定ADR发生率。药品上市前临床试验往往受到多种人为因素限制，某些特殊人群如老年人、孕妇及儿童等，由于伦理因素的考虑未能纳入研究范畴，在药品上市后上述特殊人群的用药效应研究也是药物流行病学的重要内容。另外，药品上市前临床试验受试者的纳入均需遵照严格的纳入标准，以期减少个体差异，从而增加不同试验组的组间差异概率。因此，在具体实施一项临床试验时，必须按照严格纳入排除标准实施，拒绝将符合排除标准的患者纳入试验，其中包括正在服用其他药物或具有其他合并症的患者。药品上市后的药物流行病学研究会综合考虑多方面因素对药物效应的影响。在医疗实践中，常需了解一种药品相对于治疗同一适应证的其他可替代药品的比较信息，而这些信息只有在药品上市后进行药物流行病学研究时方可获得。

（2）获取上市前临床研究未曾获得的新信息　药物流行病学在这方面的任务包括：①发现新的药品不良反应，包括非常见效应（uncommom effects）和迟发效应（delayed effects）；②了解大范围人群中药品利用（utilization）和有利作用（beneficial effects）；③了解过量用药的效应（the effects of drug overdose）；④对药品利用情况进行经济学评价。

由于药品上市前样本相对较小，临床研究的结论存在一定局限性，因此许多重要的非常见ADR只有在药品上市后通过扩大样本量才能得以发现。药品上市前临床研究也常因用药时程及观测时程的限制存在局限性。药品上市后临床试验没有如此严格的时程限制，可对迟发型药物不良反应进行研究。多数情况下的药品上市前临床研究中，受试病例经过严格筛选纳入试验，且受到研究人员密切观察，受试者中很少发生用药过量的情况。因此，对于过大剂量应用时的药物作用研究唯有在上市后药物流行病学调查中才得以发现。随着药物利用研究的发展，药品应用的经济学意义可在上市前得以预测，而更严谨的药物经济学研究只能在上市后通过药物流行病学手段得以实现。

2. 药物流行病学的作用

药物流行病学作为一门新兴学科，对医药学界的科学发展作出了重要贡献。药物流行病学通过研究药品在人群中所产生的药物效应，为临床实践与药事管理提供合理用药方案及管理的依据。药物流行病学区别于其他学科专业的独特作用是，能回答药品对普通人群或特定人群（某种疾病患者群体或具有特殊生理学、病理学状况的群体）的效应与价值。通过药物流行病学研究，认识药物在广大人群中的实际使用情况，确定药品使用指征是否准确、用法是否合适、将会产生何种效应，并找出药物使用不当的原因、药源性疾病的发生机制、相应的防范措施，为医学诊疗及药事管理决策提供依据，达到促进广大人群安全、合理用药、提高广大人群生命质量的目标。

（四）药物流行病学与其他学科的关系

1. 药物流行病学与临床药理学

临床药理学是一门研究药物与人体相互作用规律的学科，它以药理学和临床医学为基础，阐述药物临床代谢动力学、药物临床效应动力学、药物不良反应的性质和机制以及药物相互作用规律，据此促进医药结合、医学基础与临床结合，指导临床合理用药，提高临床药物治疗水平。临床药理学强调分析影响药物效应的各种临床因素，针对每名患者的个体特征，衡量具体患者的用药收益/风险比，制定个性化的用药方案。为此，临床医师需准确了解药品用于不同患者的可能效益和不良作用，了解可能影响药品治疗效应的各种因素，以调整个体用药方案。临床药理学研究需借助流行病学研究方法，在大范围人群用药中获取有关药品有利作用和ADRs的相关信息，为评估个体用药风险/效益提供科学基础。药物进入市场用于人群之前，必须接受临床药理学研究及新药临床研究。但是，新药临床研究病例少，样本量有限，研究条件有严格限制，其药物使用情况及效应可能与上市后广大人群的用药存在显著差别，故新上市药品应进行药物流行病学研究，力争及时获取准确评价，指导人群合理用药，并为药品的生产提供依据。可见，药物流行病学与临床药理学既有分工，又有密切协同作用，是互相补充、互相支持的交叉学科。

2. 药物流行病学与流行病学

流行病学（epidemiology）是研究疾病与健康状态在人群中的分布及其影响因素，

借以制订评价预防、控制和消灭疾病及促进健康的策略和措施的学科。该学科是在人们与严重危害人类健康的疾病做斗争过程中不断发展起来的。在传染性疾病广泛流行时期，该学科针对传染病进行深入研究，为制定传染病防范措施提供决策依据。随着主要传染病逐渐被控制，该学科的理论基础与研究方法又用于探索非传染性疾病，如心脑血管疾病、恶性肿瘤、糖尿病等；同时还应用于促进人群健康状态的研究。该学科的理论基础与研究方法适用于临床药理学所涉及大量药物治疗学的相关问题，由此衍生出药物流行病学，即研究药品在人群中的利用情况与效应的分布。药物流行病学的研究方法对新药上市前临床试验有较大帮助，但其主要应用价值是在药品上市后的临床研究与监测。药物流行病学这门由临床药理学与流行病学相互渗透、延伸而发展起来的新兴应用学科，在保障临床用药安全及临床合理用药领域中发挥着重要作用。

3. 药物流行病学与药事管理学

药事管理学是药学的分支学科，旨在保证公众用药的安全性、有效性、经济性、合理性、可及性。国家通过制定相关法律法规，并依法在药事活动的各个环节中实施相关法规，并施行必要的监督管理措施，其中也包括职业道德范畴的自律性管理。药事管理学具有社会科学性质，它应用社会学、经济学、法学、管理学与行为科学的原理和方法，研究药学事业中药品的研发、生产、流通及使用中存在的问题；并研究历史与文化、社会与经济、法律与伦理等对药学事业的影响，据此探索药学事业科学管理的规律，以促进药学事业的发展。药事管理学与药物流行病学的发展相互促进。药物流行病学的研究成果为药事管理学决策提供依据，后者以大范围人群作为对象研究临床用药效应，依靠所获得的可靠数据，为药品的研发、产销、管理和使用提供决定性信息，从宏观调控的角度趋利避害，使人群用药效益得以保障。药事管理学的重要内容是药品风险管理（risk management）。一个世纪以来，由于药物安全性危机不断爆发，致使药物流行病学在药事管理决策中的重要性日益突显。为了获得更多可靠数据，国内外政府机构都已开始着手制定和实施本国的药物流行病学研究计划。美国药品监督管理机构要求，新药申请上市时需同时提交风险管理计划，以增强对药物使用的风险/效益权衡。在市场经济条件下，药品作为特殊商品，要求运用药物流行病学方法客观地评价其在"真实世界"的效应，并制约不适当的利润追求行为。药物流行病学在保障公众用药的安全、有效方面任重而道远。

4. 药物流行病学与社会科学

人类作为最高级的智能生物，其药物效应与药物利用效果明显受到心理因素和社会环境因素的影响。尽管某些药品实际的药理作用仍可疑，但仍能在药品市场上久盛不衰，是由于其拥有深远的历史渊源，对用药者产生明显的心理治疗效应；因某些药品违反当地文化风俗，虽然其具有良好的疗效，但可能难以推广。科学地评价药品、推广药物流行病学的研究成果可以促进合理用药，但同时还需要注意用药的心理学、社会与人文氛围以及公众的物质与经济利益，这些因素也会对合理用药产生影响。单纯从医药学术角度看问题而不考虑社会科学因素的影响，药物流行病学的任务仍将难以完成，只有注意到药物流行病学是以用药人群为研究对象，并重视人类的社会属性以及各类社会因素的影响，善于与社会科学相结合，才能更好完成药物流行病学推动最佳药物利用策略的目标与任务。

药物流行病学研究依靠医学伦理学的保障。药物流行病学研究是以人群作为对象的医学研究。医学伦理学的关注点集中在受试者的知情同意及其健康安全与权益的保障，为了完成药物流行病学的研究任务，伦理学的程序允许研究人员获取应用于临床和管理目的的相关信息。为了进行与研究方法相适应的受试者保护，伦理审查委员会和研究人员必须具备相应的专业知识和技能，以便对药物流行病学研究的风险进行评估和管控。随着医疗制度改革的深入，基本医疗保险制度逐步建立和完善，我国在保障公众医疗权益、规范医疗服务、控制医疗费用增长和促进医疗机构发展等方面还有许多问题亟待解决，这些问题将如何影响药物利用与药理效应，都是未来值得重视的药物流行病学研究课题。

第二节　药物流行病学的研究方法

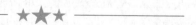

药物流行病学是流行病学的一个分支。因此，流行病学的各种研究方法同样适用于药物流行病的研究。我们可以根据研究所需灵活地选择相应的研究方法。常用流行病学方法（图4-1）可分为原始研究和二次研究。原始研究如描述性研究、分析性研究和实验性研究；二次研究如系统综述和Meta分析。尤其在上市后监测和重大药害事件的调查中，合理选择各种不同的流行病学研究方法在确定药物与不良事件的关系中起着非常重要的作用。

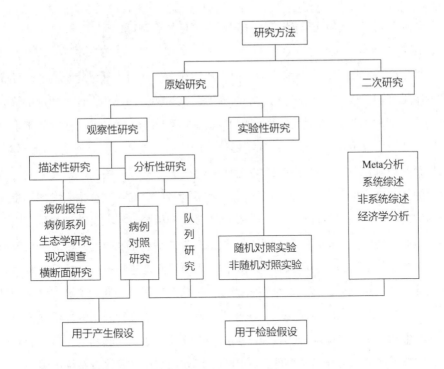

图4-1　常用的流行病学研究方法（按设计类型分类）

一、描述性研究方法

描述性研究利用已有的资料（如常规监测资料）或通过调查获得的资料，按不同地区、不同时间及不同人群特征分组，描述疾病或健康状态的分布情况。这常常是流行病学研究的第一步，也是其他流行病学研究方法的基础。主要用途是提出研究假设，为进一步的调查研究提供线索。在药物流行病学中，该类研究可以用来发现药物上市后不良反应的危险信号，为下一步的分析性研究提供研究线索。药物流行病学常用的描述性研究主要包括病例报告和病例系列、生态学研究、现况调查等。

（一）病例报告

1. 定义

病例报告（case report）是临床上对某种罕见疾病的单个病例或少数病例进行研究的主要形式。通常是对<5个病例的病情、诊断及治疗中发生的特殊情况或经验教训等的详尽临床报告。并不需要对事物的集中趋势或离散程度进行描述，重点是找出产生的根本原因，为后续疾病诊断、治疗等方面提供原始资料。在药物流行病领域，

病例报告通常用于介绍由于药物暴露导致不良事件的病例。

2. 用途和特点

病例报告一般用于发现新的疾病、提供病因线索、探讨疾病治疗机制、介绍常见疾病的罕见表现。以"反应停"与海豹肢畸形胎儿为例：1956年，德国西部的许多地方开始出现了短肢畸形的胎儿。最先是由Kosenow和Pfeiffer两名医生在1960年卡塞尔的一次小儿科会议上报告了两例这种畸形的病例，但人们没有引起重视。1961年，在德国柏林举办的医学国际会议上，3位德国医生在报告中再次谈及近来发生的一些短肢畸形胎儿，这才得到了各国的高度重视，由此开展了针对这次药物引发的不良反应进行的调查。经过一系列调查后，确定这次事件的起因是妊娠妇女在怀孕早期因为呕吐的原因而服用了"反应停"这种药物。病例报告的特点是及时性，医务人员或有关人员一旦怀疑是某种药品引起某种不良事件，就可以立即进行报告，在短时间内引起相关人员与公众的关注，形成安全警示信号。但病例报告的研究对象具有高度选择性且没有对照组，两者间的因果关联无法确定；而且一旦对某种药物的怀疑被公布，往往引起医生和患者的过度报告，可能产生报告偏倚。例如，一起发生在荷兰的非镇静类抗组胺药可能引起心律不齐事件，在1998年以前的ADR自发报告系统中服药与心律不齐之间的关联并无统计学差异，自1998年荷兰政府公布该药可能有不良反应后，报告率明显上升，从1998年后两者的关联出现了统计学差异，调整了混杂因素后，这种关联性仍然存在。

（二）病例系列

1. 定义

病例系列（case series）是对多在10例以上相同疾病的病例资料的描述和总结。病例系列研究可以通过对暴露于单一药物因素病例的临床表现特征进行分析，得出结论，也可以通过收集具有相同结局的病例，再追溯其暴露史。

2. 用途和特点

药物上市后，通过病例系列可以定量研究某种不良反应或不良事件（ADR/ADE）的发生率。例如，任经天等对北京等6省市的16家医院4382份使用双黄连注射剂的完整住院病历进行回顾性分析，结果发现双黄连注射剂的主要不良反应为变态反应，发生率为2.24%。通过病例系列还可以发现某种特殊的不良反应。例如，H2受体拮抗剂甲硫米特能导致粒细胞缺乏，通过对与甲硫米特有相似化学结构的西咪替丁上市后的监测调查，发现西咪替丁对骨髓有一定抑制作用，可出现粒细胞减少，甚至全血细胞减少。病例系列研究的特点是在较短时间可以对一组病例分析、总结，但没有对照组，不可以排除不良事件发生率的影响，论证因果关系能力不强，只能产生病因学假设。

（三）生态学研究

1. 定义

生态学研究（ecological study）又称为相关性研究（correlation study），是在群体的水平上通过描述不同人群中，某因素的暴露状况与疾病或健康状况分布之间的关联，分析该暴露因素与疾病或健康状况分布之间的关系，获得病因线索。在药物流行病学领域，生态学研究主要是描述与药物相关的某种不良反应事件和某些共同特征者，如某种药物的使用，在不同群体水平上所占比例不同，通过研究不同群体数据中某种不良反应事件是否与使用该药物有关，为进一步探讨病因提供线索。

2. 用途和特点

生态学研究又可以分为生态比较研究和生态趋势研究两种类型。生态比较研究（ecological comparison study）是观察不同人群或地区某种疾病的分布，根据疾病分布的差异，提出病因学假设。例如，烟草消费量大的区域肺癌的发病频率明显高于消费量低的区域，提示吸烟可能与肺癌的发生有关；进一步研究又发现烟草消费量与癌症的发生率呈正相关，提示烟草中的某些成分与肺癌有关，这些生态比较研究为确定吸烟与肺癌的相关性提供了线索。生态趋势研究（ecological trend study）是连续观察人群中某因素平均暴露水平的改变与某种疾病的发病率、死亡率变化之间的关系，了解变动趋势；通过比较暴露水平变化前后疾病频率的变化情况，判断某因素与某疾病的联系。氨基比林使用量与白细胞减少症发生病例数之间的关系就是生态趋势研究。氨基比林是一种解热镇痛药，1897年开始在欧洲上市，上市后，许多国家服用过该药的患者出现了白细胞减少与粒细胞减少症，且人数不断上升，1983年，美国把氨基比林从合法药品目录中剔除后，这种患者开始迅速减少。

生态学研究的最基本特征，是以群体为单位收集某研究结局以及某暴露因素的资料。它的特点是使用范围广，当研究病因未明的疾病、个体暴露剂量不能测量，暴露因素在群体中变异范围很小时，就比较适合应用生态学研究。生态学研究易于开展，可通过常规资料或现有资料（如数据库）来进行研究，节省人力、物力和时间，可以较快得到结果。但生态学研究只是分析群体平均药物暴露水平和人群总体发病率、死亡率之间的关系，无法知道每个不同个体的药物暴露与效应（疾病）的因果关联，对可能的混杂因素往往也不能进行控制。因此，获得的信息并不完全，只是一种粗线条的描述性研究。该类研究的主要缺点是难以避免出现生态学谬误（ecological fallacy），即生态学上某疾病与药物平均暴露水平在群体水平上分析存在关联，有可能该药物与研究结局之间存在因果关联，但也可能二者在个体水平毫无关系。例如，一项研究了19个国家酒精消耗与心性猝死综合征（CHD死亡）之间的生态学分析发现酒精消耗越多，CHD死亡风险越低。但大量的分析性研究表明，酒精消耗与CHD死亡之间并不只是一个简单的负相关，而是一个"J"形曲线，少量饮酒确实能降低CHD死亡率，过量饮酒死亡危险增加。由此可见，生态学研究只是为病因学分析提供线索，因果关系的确定必须采用分析性研究和实验性研究方法。

（四）现况调查

1.定义

现况调查是指在一个特定的时间点或期间内对一个特定人群的某种疾病或健康状况进行调查研究，收集的资料反映该时间断面的状态，又被称为横断面研究（cross-sectional study），在描述疾病或健康状况的水平时主要应用患病率指标，还被称为患病率研究（prevalence study）。在药物流行病学领域，研究在特定时间与特定范围人群中的药物与相关事件关系，如对人群抗生素类药物滥用情况调查就属于此类研究。现况调查在药物利用研究领域的应用更普遍，如了解某人群药物使用的特点经常采用的两周用药调查、研究医生处方习惯的药物利用回顾（drug utilization review）研究等。

2.用途和特点

现况调查主要用于描述药物使用的特点以及与药物有关的事件分布特征，为进一步做分析性研究提供线索，为制定合理的药物使用策略或进行效果考核提供依据。

现况调查的特点是可以准确描述某不良事件的发生情况与药物暴露水平在某一人群中的分布，还可以同时研究多种药物暴露因素与多种结局之间的关系。现况研究一般在设计阶段不设对照组，同时收集某一特定时间研究对象的资料，但在资料分析时，可根据具体的暴露情况与不同事件结局进行分组比较。但不可避免的是，现况调查只能收集某一特定时间上的暴露与结局的资料，暴露与结局两者间出现的前后顺序并不清楚，确定因果关联受到限制。当然，对研究对象诸如年龄、性别、种族等固有的暴露因素可以论证因果联系，对同一人群相关资料进行定期的收集也是可以获得发病率的情况。

3.类型

现况调查根据涉及研究对象的范围分为普查和抽样调查。

（1）普查（census） 即全面调查，是指在特定时点或时期内，特定范围的全部人群（总体）作为研究对象的调查。目的是对疾病早期发现、早期诊断、早期治疗，了解疾病或健康状况的分布。适用条件为：有足够的人力、物质和设备用于发现病例和及时治疗；所普查的疾病患病率较高；检验方法不很复杂，试验的敏感性和特异性较高。优点：能发现目标人群中全部病例；全面描述人群中疾病分布与特征；公众容易接受。缺点：工作量大、费用高和组织工作复杂；不适用于患病率低和现场诊断技术复杂的疾病；调查对象多，调查质量不易控制。

（2）抽样调查（sampling survey） 是指通过随机抽样的方法，对特定时点、特定范围内人群的一个代表性样本进行调查，以样本的统计量来对总体的情况进行推论。目的：以样本统计量估计总体参数的范围，描述三间（时间、地区、人群）分布及影响因素，评价人群的健康水平，考核防治效果。优点：节省人力、物力和时间；由于调查范围小使调查精确度较高。缺点：设计、实施和资料分析比普查复杂；不适用于变异较大的资料和需要普查普治的情况；不适用于患病率低的疾病。抽样方法主要包括单纯随机抽样、系统抽样、分层抽样、整群抽样和多阶段抽样。

4．抽样方法及实施要点

（1）单纯随机抽样（simple random sampling） 是最简单、最基本的抽样方法。此方法的实施首先是将总体（全部研究对象）进行统一的编号，然后通过抽签或者采用其他随机方法（如随机数字）抽取一部分个体组成一个样本，重点是保证每个个体被抽到的概率一致。在实际调查研究中，单纯随机抽样通常因为总体数量庞大，导致编号、抽样操作麻烦、个体过于分散而导致资料的回收困难，很少采用，但它又是其他抽样方法的基础。

（2）系统抽样（systematic sampling） 是指按照一定顺序机械地每隔一定单位抽取一个调查对象的抽样方法。具体的操作方法是从总体中确定所需的样本数，进而确定抽样间隔。例如，总体有1000个研究对象，所需的样本数为100，则每10个单位为一组，每隔10个抽取1个。首先使用单纯随机抽样方法在第一组中确定一个起始号，比如抽到3号，从3号开始每隔10个单位抽取一个研究对象。

（3）分层抽样（stratified sampling） 是指先将总体（全部研究对象）按某种特征分为若干层，然后再从各层中进行单纯随机抽样组成样本。分层抽样按从各层中抽取所需数量的方式有两种：①按比例分层抽样，即每层内抽取的比例相等；如每层均抽出20%的研究对象组成一个样本；②最优分配分层抽样，即按各层内部的变异大小确定不同的抽样比例，内部变异大的层抽取比例就大，内部变异小的层抽取比例就小，这样获得的样本能更好地代表总体变异情况。

（4）整群抽样（cluster sampling）　是指将要调查的总体分成若干个群体，从中抽取部分群体组合作为样本。如城市的某些街道、学校的某些班级，然后对这些群体中的每个个体进行调查。一次整群抽样获得的群体中的全部个体均作为研究对象时，又称为单纯整群抽样（simple cluster）；但实际工作中常由于样本量过大而进行再次抽样后调查部分个体，又称为二阶段抽样）（two stages sampling），有时还会进行更多阶段的抽样，故常与多阶段抽样相结合。

（5）多阶段抽样（multistage sampling）　是指将抽样过程分阶段进行，每个阶段可以应用不同的抽样方法，在大型队列研究中常使用。其实施过程为：先从总体中抽取一个范围较大的单元，成为一级抽样单位（如省、市等），再从每个一级抽样单元中抽取范围较小的二级单元（县、乡、村），然后以此类推，最后选择一个适宜的范围更少的单元作为调查样本。

5.样本量的估算

现况研究样本量大小的决定因素主要包括：①预期现患率（p）；②容许误差（d）；③显著性水平（a），容许误差越大需要的样本量越大，显著性水平越高，样本量也越大，具体样本量估算公式如下。

$$s_p = \sqrt{\frac{pq}{n}} \tag{4-1}$$

转换后如下：

$$n = \frac{pq}{s_p^2} \tag{4-2}$$

令：$s_{p=\frac{d}{Z_{1-\alpha/2}}}$ 则

$$n = \frac{pq}{\left(\frac{d}{Z_{1-\alpha/2}}\right)^2} = \frac{Z_{1-\alpha/2}^2 \times pq}{d^2} \tag{4-3}$$

式中，p为预期现患率；$q=1-p$，d为容许误差；$Z_{1-a/2}$为显著性检验的统计量；n为样本量。当$a=0.05$时，$Z_{1-a/2}=1.96$；当$a=0.01$时，$Z_{1-a/2}=2.58$。

设：d为p的一个分数。一般采用$d=0.1 \times p$；并且当$a=0.05$时，$Z_{1-a/2}=1.96 \approx 2$。

则式（4-3）可写成：

$$n = 400 \times \frac{q}{n} \tag{4-4}$$

若允许误差$d=0.15p$，则$n=178 \times \frac{q}{n}$；同理，$d=0.2p$时。$n=100 \times q/p$上述计算的显著性水平均a取0.05。

以上样本量估计公式仅适用于$n \times p > 2$的情况，如果$n \times p \le 5$则宜用Poisson分布的方法来估算样本量。

二、病例对照研究

病例对照研究（case-control study）是最常用的分析性研究方法，主要用于探索和检验病因假设。相比队列研究，此法更省时、省力和出结果快，尤其适用于罕见病的病因和其他健康相关事件的原因分析，因此在实际工作中应用广泛。

1. 定义和特点

病例对照研究是以目前确诊患有某疾病的一组患者（称为病例组），以未患该疾病但基础条件与患者基本相同的一组个体（称为对照组），通过询问、体格检查、生化检验或复查病史，搜集既往各种疑似致病因素的暴露史，测量并比较两组研究对象暴露于各种因素的比例，采用统计学检验的方法，如果各因素的暴露比例存在统计学意义，则可认为暴露与疾病之间存在着统计学联系。该方法是患者先有了疾病结局然后再回溯病因，因此暴露与结局之间的前因后果很难推断，只能在一定程度证实病因假说，判断暴露与疾病是否具有关联。基本原理如图4-2所示。

病例对照研究的特点：①暴露因素在研究对象中是不受人为的控制；②研究对象从研究开始就根据结局的有无分为病例组与对照组；③研究是由结局反推可能造成的原因；④由于研究是由"果"溯"因"，因此论证因果的能力不及队列研究。

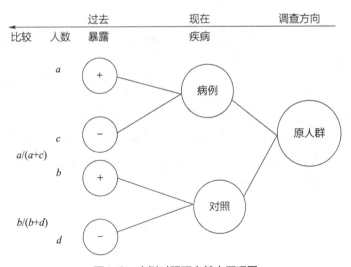

图4-2　病例对照研究基本原理图

2. 样本含量估算

(1)非匹配或成组对照研究

$$n = \frac{\left(Z_\alpha\sqrt{2\bar{p}\bar{q}}+Z_\beta\sqrt{p_0q_0+p_1q_1}\right)^2}{\left(p_1-p_0\right)^2}$$

（4-5）

式中，n为病例组或对照组人数；Z_α与Z_β分别为α与β对应的标准正态分布的分位数，可查标准正态分布表获得；p_0与p_1分别为对照组与病例组估计的某因素暴露率：$q=1-p_0$，$q_1=1-p_1$，$p=(p_0+p_1)/2$，$q=1-p$，$p_1=(OR \times p_0)/(1-p_0+OR \times p_0)$

（2）1:1配对病例对照研究　病例与对照暴露情况不一致的对子数（m）：

$$m = \left[Z_\alpha/2 + Z_\beta\sqrt{p(1-p)}\right]^2 \tag{4-6}$$
$$p = OR/(1-OR)$$

研究需要的总对子数M：

$$M \approx m/(p_0 q_1 + p_1 q_1)$$

3. 设计与实施要点

病例对照研究可分很多种类型，在实际调查研究中主要分非匹配病例对照研究与匹配病例对照研究两种。两者间的区别在于对照的选择是否有某种因素（如年龄、性别）的限制。随着流行病学理论的不断创新，又衍生了多种与上述两种病例对照研究不同的类型。

（1）非匹配病例对照研究　非匹配病例对照在设计时选择对照不设限制，一般是对照的人数要多于或等于病例人数，两者之间不需严格的控制比例。资料整理如表4-1所示。

表4-1　非匹配比例对照研究资料归纳表

暴露史	病例	对照	合计
有	a	b	$a+b=m_1$
无	c	d	$c+d=m_0$
合计	$a+c=n_1$	$b+d=n_0$	$N=a+b+c+d$

【例4-1】一项关于女性阴道腺癌与妊娠期服用己烯雌酚关系的病例对照资料见表4-2，以此介绍具体分析步骤。

表4-2　非匹配比例对照研究资料归纳表

己烯雌酚服用史	病例	对照	合计
有	41	22	63
无	121	173	294
合计	162	195	357

暴露与疾病关联性分析：检验病例组某因素的暴露比例$\left(\dfrac{a}{a+c}\right)$与对照组$\left(\dfrac{b}{b+d}\right)$之间差异有无统计学意义。如果差异有统计学意义，说明该暴露与疾病存在统计学上的

联系。可用四格表的检验进行统计学检验，如式（4-7）所示。

$$x^2 = \frac{(ad-bc)^2 N}{(a+b)(c+d)(a+c)(b+d)} \qquad (4-7)$$

当4个表中出现一个格子的理论频数≥1但<5，或者总数>40，则需要对x^2检验公式进行校正，如式（4-8）所示。

$$x^2_{校正} = \frac{(|ad-bc|-\frac{N}{2})^2 N}{(a+b)(c+d)(a+c)(b+d)} \qquad (4-8)$$

【例4-1】病例组已烯雌酚的暴露率：$\frac{41}{41+121} \times 100\% = 25.3\%$

对照组已烯雌酚的暴露率：$\frac{22}{22+173} \times 100\% = 11.3\%$

$$x^2 = \frac{(41\times173-22\times121)^2 \times 357}{(41+22)(121+173)(41+121)(22+173)} = 12.0$$

根据计算结果，x^2查界值表，可知当$v=1$时$x^2_{0.01}=6.63$，因为12.0>6.63，则$p<0.01$，差异具有统计学意义，提示女性阴道腺癌与妊娠期服用已烯雌酚有关联。

（2）匹配病例对照研究　匹配病例对照研究要求所选择的对照与病例在某些特征上保持一致，这样可以使匹配因素在两组间保持均衡，避免这些因素对结果造成干扰。这种方法能提高统计学的检验效能，提高研究效率，但往往很难选择到合适的对照，并且资料的整理工作与分析处理较麻烦。

1∶1配对资料可整理成表4-3的形式。注意表格内a、b、c、d是两组数据的对子数。

表4-3　配对病例对照研究资料归纳表

对照	病例		合计
	有暴露史	无暴露史	
有暴露史	a	b	$a+b$
无暴露史	c	d	$c+d$
合计	$a+c$	$b+d$	$N=a+b+c+d$

【例4-2】一项外源性雌性激素与子宫内膜癌关系的匹配病例对照研究资料见表4-4，以此作为例子。

表4-4　外源性雌激素与子宫内膜癌关系的配对病例对照研究

对照	病例		合计
	有暴露史	无暴露史	
有暴露史	26	4	30
无暴露史	31	7	38
合计	57	11	68

暴露与疾病关联分析：可用x^2检验，公式如式（4-9）所示。

$$x^2 = \frac{(b-c)^2}{(b=c)} \tag{4-9}$$

当（$b+c$）<40时，用公式（4-10）计算$x^2_{校正}$值。

$$x^2_{校正} = \frac{(|b-c|-1)^2}{b+c} \tag{4-10}$$

本例中31+4=35<40，计算得$x^2_{校正} = \frac{(|4-31|-1)^2}{4+31} = 19.31$

因为v=1时p<0.005，差异有统计学意义，提示外源性雌激素与子宫内膜癌之间有关联。

三、队列研究

队列研究（cohort study）与病例对照研究一样，作为分析流行病学的一类研究方法，可以直接观察某种因素在人群中的不同暴露情况及其结局，从而研究该因素与结局之间的关系。队列研究检验病因假设的能力较强，在药物流行病学研究中受到广泛应用。

1. 定义和特点

队列研究是将研究人群按是否暴露于某个可疑因素及其暴露程度分组，追踪各自的最终结局，比较不同分组之间结局频率的差异，从而判定暴露因素与结局之间有无因果联系及其联系程度大小的一种观察性研究方法。在药物流行病学研究中，可追踪观察服药组与未服药组某种疾病（即不良反应）的发生情况，以判断药物与不良反应之间的关联。在新药上市后评价中，除了Ⅳ期临床试验以外，队列研究也是经常使用的方法。

队列研究的基本原理见图4-3。在队列研究中，所选研究对象在研究开始时还没有出现所研究的结局，但在随访期间有可能出现目标结局的人群。暴露组与非暴露组必须具有可比性，非暴露组是除了未暴露于所研究因素之外，其余各方面均应尽可能与暴露组相同的一组人群。

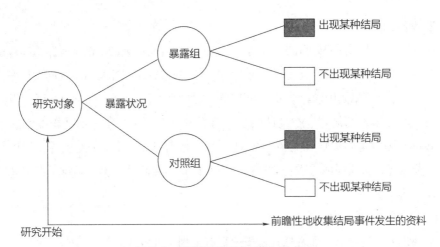

图4-3 前瞻性队列研究结构模式图

队列研究可以是前瞻性的（prospective），也可以是回顾性的（retrospective），或者二者相结合构成双向性（ambispective）队列。药物流行病学研究中，前瞻性队列通常是根据研究对象目前是否使用某种药分为两组，随访观察一段时间而获得两组研究对象某健康结局的发生情况并加以比较；例如对口服避孕药和使用其他避孕措施的两组育龄妇女进行随访，观察其静脉血栓的发病率。回顾性队列研究是根据已掌握的历史记录确定研究对象是否服药，并从历史资料中获得不良结局的发生情况：这样虽然服药与不良结局历经时期较长，但资料搜集与分析却可在较短时期内完成，因此比较适用于ADR研究，需要注意的是服药与不良结局的历史资料必须完整、可靠。随着药物上市后监测的完善和大型数据库链接的实现，"计算机化"的队列会在ADR研究日益被采用。但是许多研究仍然需要通过调查补充一些数据库中缺少的资料，并对于来自各种数据库信息的真实性加以评价。三种队列研究方法示意图见图4-4。

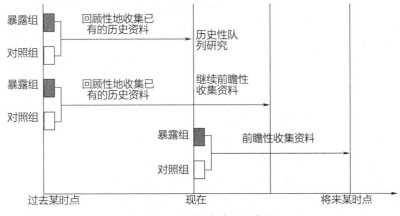

图4-4 队列研究类型示意图

2. 设计和实施

队列研究首先明确研究目的，根据研究目的，选择研究人群，确定暴露组和非暴露组；对各组进行随访观察，收集研究所需资料，比较暴露组与非暴露组之间发病率或死亡率的差异，计算暴露因素与结果的关联强度及其他分析指标，从而检验病因学假设。

（1）暴露因素的规定　在设计段就应对暴露做出明确规定，如暴露的性质、时间、频率、强度等。以服药为例，应对药物的品名（商品名、化学名）、剂型、剂量、给药途径、服用时间等进行详细的规定和记录，在此基础上，确定暴露组和对照组（非暴露组）。

（2）研究对象的选择

①暴露人群的选择　通常选择暴露人群有下列几种方式。

1）特殊暴露人群职业人群常为队列研究的首选对象，因为在某些职业中常存在特殊暴露因子，如放射科医生可作为研究放射线与白血病之间关系的暴露人群。

2）一般人群即某地区的全体人群，选择其中暴露于所研究因素的人作为暴露组，其余为对照组。例如著名的Framingham心脏病研究中，就是选择美国马萨诸塞州Framingham镇上30~59岁（1984年）人口的三分之二进行随机抽样而作为研究对象。

3）有组织的人群团体是研究有自己的组织系统，能够协助研究者开展工作，而且该组织内成员的职业与经历往往是相同的人群团体，可使对照组与暴露组增加可比性。如Dol和Hil两名研究者选择了所有登记注册的执业医生进行吸烟与肺癌的队列研究。

②对照组的选择

1）内对照：如果调查对象是一个整体人群，则人群内暴露于某因素者作为暴露组，非暴露或暴露最少者作为对照组。

2）外对照：另选择一组非暴露人群作为对照组。选择非暴露组的原则是需要与暴露组仅除研究因素不同之外，在其他方面均具有相似的可比性，诸如性别、年龄、民族、居住地等很多方面。

3）人群对照：有时研究不再另设对照，而是以人群整体作为对照，这在职业流行病学研究中常用。以某职业人群作为暴露组，与此地区整个人群的发病（或死亡）率进行比较。

4）多种对照：为了增强研究结论判断依据，可将上述方法综合起来，设立多种对照，通常，队列研究需要持续较长时间，所需样本量较大。所以，选择观察人群的时候特别需要考虑收集资料的可能性和完整性。除此以外还要考虑的因素包括：观察对象最好比较集中，所研究的疾病发病率不能很低，观察对象知情同意并配合调查，观察对象有可能、有能力提供可靠的资料，观察人群流动性较少，当地具有较高水平的医疗保健机构，当地具有较高效率的登记报告系统等。

3. 样本量估计

队列研究的样本量可由公式（4-11）进行计算。

$$n = \frac{Z_{1-\alpha/2}\sqrt{2\overline{pq}}^2 + Z_\beta\sqrt{p_0 q_0 + p_1 q_1}}{\left(p_{1-p_0}\right)^2} \qquad （4-11）$$

式中，n为暴露组或非暴露组所需调查人数；$\overline{p}=(p_0-p_1)/2$，$q=1-p$；p_0为暴露组发病率，$q_0=1-p_0$；p_1为非暴露组发病率，$q_1=1-p_1$；α为显著性水平；$\beta=1-$把握度；Z为α及β处的标准正态差。

应用上述公式时，首先由研究者确定显著性水平α和把握度（$1-\beta$），然后可以查表得到相应的标准正态差。

【例4-3】应用队列研究方法分析孕妇暴露于某种药物与婴儿先天性心脏病之间的联系，已知非暴露组的发病率$p_1=0.008$，估计$RR=2$，当$\alpha=0.05$（双侧），$\beta=0.10$时，求所需样本数。

解：$Z_{1-\alpha/2}=1.960$，$Z_\beta=1.282$ $p_1=0.008$，$RR=2$；　得$p_1=2\times0.008=0.016$，$p=$（0.008+0.016）/2=0.012，$q=1-0.012=0.988$，$q_0=1-0.016=0.984$，$q_1=1-0.008=0.992$；代入式（4-11），得：$n=3892$。

即暴露组和非暴露组各需样本3892人。实际研究往往还需考虑失访而考虑增加10%的研究对象。

4. 资料的收集

队列研究一般要求收集三类资料，即与暴露有关的资料，如药物使用情况；与结局有关的资料，如ADR；混杂因素的资料，如个体特征、基础疾病情况、吸烟、饮酒和生活习惯等，以备分析因果关系之用。

（1）基线调查　在现场调查实施开始之前，要进行一次基线调查，以获得各有关变量的本底数据，为今后的追踪随访及结局资料分析奠定基础。首先需要了解人群的暴露情况，据此将观察人群分为暴露组和非暴露组；其次需要了解人群的患病情况，已经罹患所研究疾病的人应当被排除。此外，还需要了解其他有关资料，如姓名、住址、电话、身份证明编号等，以备查询与联络；年龄、性别、生活习惯、职业及职业接触史等可能与结局有关的情况，以备结论分析。这些资料可以从调查对象中获得，也可以从有关记录或档案中获得；或者通过某种测量手段获得，如进行人体医学检查，测量血压、血清胆固醇等有关指标；还可以进行生活及工作环境中相关指标的检验，如空气中某种有毒物质的浓度等。

（2）随访   组织调查人员对研究对象进行定期随访、定期体检，例如定期测量血压等常规检查，检验心血管疾病和监测血液生化指标、记录生活饮食习惯等。此方法的优点是可以获得很多信息，如疾病的动态变化过程、观察人群数量的变化、暴露水平的改变等。还可以借助常规登记和报告系统，从而获得结局信息。

无论收集基础资料还是收集结局资料，都要求所获得的资料是客观的，尽量做到有据可查。资料应是明确的，暴露资料要求统一标准，并做到定量、分级；而结局资料要求诊断标准统一，诊断应明确、详细，如诊断癌症时，最好有资料说明是鳞状上皮癌还是腺癌以及癌症的部位、大小、转移情况等。同时，要做到对非暴露组资料的收集标准、方式、过程与暴露组一致。

5.资料收集中的偏倚和质量控制

（1）失访偏倚   由于研究对象移居外地、死亡于非研究结局的其他疾病、意外死亡、外出或不合作原因而使随访中断者，包括研究者因各种原因未能随访的案例，均列为失访。

失访偏倚影响研究的真实性。影响的程度取决于两个方面：一是失访人群的特征（质）。失访人群在所研究的主要方面如果与研究人群区别不大，无显著性差异，那么偏倚影响不大。二是失访人群的人数（量）。如果失访量小于观察人群总数的5%，可认为所产生的偏倚不大；若失访率大于5%，解释结果时宜慎重。

（2）选择性偏倚   对于暴露组和非暴露组的错误分类，即将暴露人群错划入非暴露组，或反之，均可造成选择性偏倚，这往往导致联系强度的高估或低估。

（3）测量偏倚   由于对疾病的诊断缺乏严格、客观的标准，或缺乏特异性诊断指标，或测量手段粗糙、测量仪器精确性差等均可导致漏诊及误诊，可导致测量的系统误差。

队列研究样本量大、时间长，容易出现质量问题，需要在设计阶段即给予足够的重视，并在整个研究实施过程中强调并采取措施以保证设计所要求的质量标准。具体质量控制措施如下。

①培训调查员   在实施开始前，要选择和培训调查员。调查员应具备一定的文化水平，有敬业精神，对工作认真负责，但不一定必须有医学背景。培训时，除应讲清研究的意义，强调减少失访量对于研究的重要性外，还应培训调查员掌握获得可靠资料的调查方法和技巧等。

②制定相应的规章制度   为了保证调查质量，要制定相应的工作制度，明确各

自的分工与职责。同时，应确定相应工作的实施程序，如调查员的调查流程，资料的审查、交接；回收资料的验收、交接、保存流程；有实验室检查时，实验室工作检验方法、标准及标本的保存等；定期检查、考核调查质量，如重复调查，考核其一致性。

应用制度以保证减少失访。如规定不能以其他人代替既定的观察对象；多次随访研究对象，不轻易宣布放弃；提出明确的合格随访率要求。

③盲法　为了避免和减少偏倚，特别是由于人们主观心理因素所导致的偏倚，最好采用盲法，即不使观察对象知道自己属于哪一组，或不使调查员知道观察对象属于哪一组，称为单盲法；如果双方互相不知道，则称为双盲法。这样，可以增强信息的真实性与准确性。

6.资料分析

队列研究的资料分析步骤：①计算各组的发病（或死亡）率；②对组间率的差异进行统计学显著性检验；③对差异具有统计学显著性意义者进一步计算其关联程度。

（1）计算率　如果研究人群比较稳定，发病率的计算以整个观察时期的新发病例作为分子，以观察开始时的人口数作为分母，称为累积发病率（cumulative incidence），如根据某地区5年癌症的监测资料可计算肝癌的累积发病率、女性乳腺癌的累积发病率等。

如果观察期间研究对象不稳定，有迁入、迁出、因非研究疾病死亡等原因导致各个研究对象的观察时间不同，此时以研究对象人数进行计算是不合理的，须以观察人时作为分母计算发病率，称为发病密度（incidence density），其反映疾病发生的强度或密度，是疾病发生的瞬时改变量。人时就是将人与时间因素结合起来作为率的分母，其常用单位是人年。一个观察对象被观察满一年计为1人年，被观察满十年计为10人年，十人被观察满一年也计为10人年。分子仍为观察期间发病或死亡的人数。

（2）组间率差异的统计学显著性检验　当观察样本量较大时，样本量的频数分布近似正态分布，可采用U检验来进行组间率差异的显著性检验。

如果观察样本量较小或率较低时，可能不符合正态分布，则可改用二项分布或泊松（Poisson）分布进行检验，具体的检验方法可查阅相关统计学书籍。

（3）暴露因素与结局事件的关联强度计算　队列研究资料的整理形式基本与病例对照研究一致，见表4-5。从中可以计算出两组的发病率a/n_1和c/n_0，这是关键性指标。

表4-5 队列研究资料整理归纳表

	病例	非病例	合计	发病率
暴露组	a	b	$n_1=a+b$	a/n_1
非暴露组	c	d	$n_0=c+d$	c/n_0
合计	$m_1=a+c$	$m_0=b+d$	$N=a+b+c+d$	

①相对危险度（relativerisk） 相对危险度又称危险比（riskratio）或率比（rateratio）。$RR=I_e/I_0$，式中：$I_e=a/n_1$暴露组发病（或死亡）率，$I_0=c/n_0$非暴露组发病（或死亡）率。相对危险度是暴露组发病（或死亡）率与非暴露组发病（或死亡）率的比值。它表明暴露组发病（或死亡）危险是非暴露组的多少倍。表4-6提供了相对危险度与关联强度之间的一种常用判断标准。

表4-6 相对危险度与关联强度

	RR	关联的强度
0.91.0	1.0	无
0.70.8	1.2	弱
0.40.6	1.5	中
0.1	3.0	强
<0.1	10	很强

②归因危险度（atributable risk，AR） 也称为特异危险度或率差（ratedifference，RD）。表示暴露组发病率与对照组发病率相差的绝对值，表示危险特异性地归因于暴露因素的程度。计算公式如下：

$$AR=I_e-I_0=\frac{a}{n_1}-\frac{c}{n_0}$$

由于

$$RR=\frac{I_e}{I_0}$$

所以

$$AR=I_0(RR-1) \tag{4-12}$$

相对危险度与归因危险度同为表示危险程度的指标，彼此密切相关，但二者所代表卫生学意义却不同，可以由表4-7资料为例加以说明。

表4-7 是否吸烟死于不同疾病的 RR 与 AR

疾病	吸烟者 (1/10万人年)	非吸烟者 (1/10万人年)	RR	AR (1/10万人年)
肺癌	50.12	4.69	10.7	45.43
心血管疾病	296.75	170.32	1.7	126.43

RR说明吸烟这一暴露因素对于每名吸烟者来说，患肺癌的危险性比患心血管疾

病的危险性大得多。但就整体人群来看，*AR*说明吸烟引起心血管疾病的死亡率却比肺癌者为高。前者具有病因学意义，后者则更具有疾病预防和公共卫生上的意义。

四、衍生设计

药物流行病学研究中传统的研究方法有时无法解决所面临的许多实际复杂问题，如数据的缺失或不完整，由此推动了药物流行病学研究方法的发展，开发了各种衍生设计。

巢式病例对照研究（nested case-control study）是一种建立在队列研究基础上的病例对照研究，是两者相结合的设计形式。其基本原理是在队列研究的基础上，在一定的观察期中，当所研究疾病的新发病例累积到一定数量，即将这些病例作为病例组，然后在同一队列中选择一个与病例同时发病的未发病个体作为对照，然后对病例与对照的资料统计分析。

病例-队列研究（case-cohort study）也是一种队列研究与病例对照相结合的形式。其设计形式是在队列研究开始时，即从队列中按研究所需选择一定数量的有代表性的样本作为对照组；但研究结束后，将队列中发生所研究疾病的病例作为比例组，对两组资料进行统计分析。

病例-病例对照（case-case study）比较的两组均为病例，是由于在病例对照研究中有时选择对照比较困难和受到限制，特别在分子流行病学领域，如果采用一种疾病的不同亚型进行研究就可以不需另设对照组。该方法也可用于研究遗传与环境之间的交互作用。

病例交叉研究（case crossover study）是以每个病例发病之前的一个或多个时间段作为对照，疾病发生时的这一时间段暴露因素情况与发病前的对照时间段进行比较分析，因此适用于一些急性事件，暴露在瞬时间发生。例如，研究某种药物可能引发猝死，对该药物进行研究，则应该观察到服用此药物后一段时间内猝死病例增多，或者说在猝死发生前几天或几周内应有服药增多的现象。这种对研究对象的自身暴露情况做出比较的自身对照方法，尤其适合估计与短暂药物效应相关的急性不良事件发生危险性。

病例-时间对照设计：病例交叉设计仅适用于效应短暂问题的研究，不适用于随时间推移暴露可能发生变化的情况。例如，随时间推移，药物使用可能会"自然增加"，药物使用的"自然增加"不仅与所研究的事件相关，而且与医疗措施的改变、对药物益处的认识加深、对使用该药物收益信心的增加、药物适应证的扩大、对药物依赖性的增加以及市场的推广扩展等均有关。这样一来，药物使用的自然变化趋势将会混杂到由病例交叉分析所获得的OR值中。而另设一组对照，对照组中每名研究对象同样被观测两次，则可以有效消除该影响。

第三节　药物流行病学在药物警戒中的应用

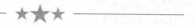

一、药物安全评估

在上市前，临床试验只能提供有限的有关药物目前存在和潜在的风险。所以临床试验往往具有一定的局限性。药物上市前的临床试验所研究的人群数量有限并具有高度的选择性，缺乏足够的样本量和代表性。通常患有慢性病的患者、孕妇和儿童都不被选入临床试验，由此导致许多药物上市前缺乏高风险人群药物使用的安全信息。此外，临床试验通常只对患者进行短时间的追踪观察。因此评估罕见的不良事件与药物使用之间的关系通常只有在药品上市后用于广泛的患者人群才能进行，一般还需要对患者采用长期随访研究的方法。

虽然临床试验并不能检验所有潜在的药物安全问题，但通过临床试验我们往往可以发现许多和药品相关的安全信号。上市前的开展流行病学研究可以与临床前期和临床试验的安全信息互补，进一步估计那些将使用新药患者的潜在风险，计算并发症的发病率与患病率，严重非致死事件和死亡的发生率。在药物临床研究计划实施前或实施期间进行的流行病学研究也有助于估计临床试验中不良事件的发生率。例如，通过流行病学研究估计癫痫患者中猝死的危险因素和死亡率可以帮助判断在临床研发过程中观察到的猝死率是否在预期的范围内。这类流行病学背景数据对于药物研发过程中的策略决定、临床试验监管委员会的决策，如是否停止临床试验或继续下一个阶段的研发、风险管理、风险最小化和监管部门的审批起着重要作用。

药品上市后安全的监测通常有赖于药物流行病学研究方法的应用。许多药品安全相关问题只能通过观察性流行病学研究方法来评价。只有流行病学方法可以有效估计大范围的药物暴露人群中罕发事件的发病因素和发生率，研究潜伏期长事件，或研究药物的跨代效应。尽管观察性流行病学研究优势有很多，但仍然需要将药品安全问题的流行病学研究与其他数据源所获得的信息密切联系起来进行综合分析。在涉及特定安全性问题时，应对临床试验、个人报告、流行病学研究以及相关的临床前实验数据予以综合考虑，特别要仔细分析这些研究设计和数据收集与分析方法的优缺点。

万艾可（Viagra，中文又名伟哥）上市后的药物流行病学研究是一个很好的例子，能充分说明流行病学研究能够提供关于新药上市后的安全性的科学证据。万艾可于1998年在美国和欧洲被批准上市用于治疗勃起功能障碍和早泄。有关厂家和药品监管部门关注到万艾可在上市后不久，陆续出现了一些心肌梗死和死亡的自发不良事件报告。万艾可上市前的一些流行病学研究发现在患有勃起功能障碍和早泄的患者中心血管病的危险因素比健康人群中更常见。当时尚欠缺在患有勃起功能障碍和早泄并使用万艾可患者中心血管病发病率的资料，研究者提出通过开展两项流行病学研究获取使用万艾可患者的心血管病发病率的资料。

第一个研究由英国的南安普敦药品安全研究中心 [Drug Safety Research Unit（DSRU）at Southampton University] 利用处方-事件监测系统（prescription event monitoring，PEM）进行。这在当时是唯一快速可行的方法，因为万艾可不能参加医疗报销，在医院电子医疗数据库中没有万艾可的处方记录。这项研究随访了大约28000名使用万艾可患者，平均随访了17.5个月。年龄标准化死亡率比提示，使用万艾可的患者的死亡率与1998年英国同龄男性死亡率没有区别。此外，这项针对这一事件的监测研究中没有发现使用万艾可的患者中有心血管病或脑血管病的安全信号。

另一个流行病学研究是一项前瞻性的观察研究，称为国际男性健康研究（The International Men's Health Study，IMHS）。此项研究从德国、法国、西班牙和瑞典征集3813名使用万艾可的男性患者，进行平均18个月的随访。最终结果表明，使用万艾可患者的心血管病发病率与之前发表的临床试验数据和一般人群的流行病学数据一致，进一步确证了万艾可心血管方面的安全性。

观察性药物流行病学研究并非在所有情况下都是最佳的评估安全信号的方法，特别是当有明显的适应证偏倚存在时。适应证偏倚（indication bias，channeling bias，contraindication bias，or confounding by indication）是一种选择性偏倚，医生给患者开处方时会根据病情的轻重或合并症来选择相对应的药物，患者的预后或某些不良事件的发生率有所不同。这种预后或某些不良事件发生率的不同由病情的轻重或合并症决定，不是由药物引起。从理论上讲，适应证偏倚或混杂可以通过统计学方法控制，但实际上却难以实现，主要原因是医生选择用药由多方面因素决定，很难使用几个变量简单概括。在这种情况下，大样本简单临床试验（large simple trial，LST）是最适宜的研究设计方法。

二、药害事件的病因探索

药害事件（medication misadventure）是泛指任何与药物有关的医源性灾害或事件。如药物不良事件（ADEs）、药物不良反应（ADRs）和用药差错（medication errors，ME）都属于药害事件。

药物警戒是"发现、评价、理解和预防不良反应或其他任何可能与医药产品有关问题的科学研究与活动"。对于发生在个体或群体中的药害事件，需要临床药师、药物监测部门能够快速、准确地发现相关药品，找出药害事件发生的原因，并及时采取有效措施，减少伤害，保护用药者安全。但是药害事件发生的原因非常复杂，经常需要借助临床药理学、流行病学、统计学等的原理和方法进行分析。探讨药害事件病因的常用流行病学方法有个案调查、现况调查、病例对照研究、队列研究和实验研究方法等，在实际应用还应根据药害事件发生的性质和特点，灵活选取研究方法。药害事件病因调查的主要目的是明确药害事件发生的药品及原因，采取相应防范措施，防止药害事件的发展与再次发生，达到减少或杜绝药害事件对人群健康危害的目的。

非甾体抗炎药（non-steroidal anti-inflammatory drugs，NSAIDs）上市后，出现了许多药物不良反应，许多针对其引起的药害事件原因的研究陆续开展。非甾体抗炎药作为一类具有抗炎、解热、镇痛作用的药物，在临床上广泛用于骨关节炎、类风湿性关节炎、多种发热和各种疼痛症状，是临床使用非常广泛的药品。2009年,我国卫生部公布的《国家基本药物目录基层医疗卫生机构配备使用部分》中，包含共5种非甾体抗炎药，分别为阿司匹林、对乙酰氨基酚、吲哚美辛、布洛芬、双氯芬酸。NSAIDs在全球范围内应用广泛，并取得可靠的临床效果，其不良反应也逐渐被发现。由于NSAIDs种类繁多，应用的疾病种类、患者特点等不同，引起的不良反应类型、严重程度等各不相同。NSAIDs的药物不良反应可累及全身多种脏器和系统，最常见的为胃肠道的副作用，主要表现为胃、十二指肠溃疡引起的上消化道出血等严重不良反应。为调查这类药物的不良反应，全球进行了大量的药物流行病学研究。

先是横断面研究，不同国家针对NSAIDs引起的不良反应开展了大量研究。英国药物安全委员会统计数据显示，在1964—1985年间，该机构共收到NSAIDs有关的严重药物不良反应6137例，其中胃肠道不良反应占56.1%，肝、肾、血液及皮肤占43.9%。美国学者的研究也发现，每个月NSAIDs处方使用者中发生严重胃肠道损害的比例是2/万。我国学者通过对国内医学期刊于1960—2002年发表的非甾体抗炎药不良反应的文献进行了文献计量学分析，结果表明NSAIDs的不良反应在不同性别和年龄组间无明显差别，且不良反应大多发生在用药3个月内，不良反应以胃肠道损害最多，占57.8%，其次为皮肤、呼吸系统、神经系统和肝脏的不良反应。此外，据在英国、西班牙、澳大利亚等学者的研究估计，所有的消化性溃疡并发症中有15%~35%是归因于NSAIDs的使用。

进一步采用病例对照方法探讨NSAIDs与上消化道出血的关联性。例如有学者进行一项大样本的病例对照研究，探讨了不明原因的上消化道出血与临床应用多种NSAIDs的联系。病例组选择为住院或专家推荐转诊的上消化道出血患者，对照组选择可以是住院患者也可以是社区登记患者；两组患者接受同样的调查：即病前1个月内可疑危险因素暴露史，包括服用NSAIDs的调查。在调整了年龄、性别、既往疾病史、用药史等混杂因素后，结果表明患者病前服用NSAIDs是上消化道出血患病的独立危险因素，而且不同药物的危险程度不同。其中吡罗昔康和酮洛酸引发消化道出血危险性最高，以全对照分析结果为例，分别增加了56.7（95% CI：7.2~444.0）倍和18.5（95% CI：9.2~36.9）倍。

此外，一些队列研究也证明了NSAIDs确实能引起上消化道出血风险增加。1987年美国学者在明尼苏达州和密歇根州进行了一项回顾性队列研究，共调查了47136例服用NSAIDs者，数据分析结果为：上消化道并发症累计发生率为32.9万，未服用者中的累计发生率为21.5/万，RR为1.5（95% CI：1.2~2.0），归因危险度百分比为（attributive risk percent，AR%）为34.7%。

三、药物流行病学在评价与减低风险策略中的作用

药物流行病学不仅在药物风险评估、探索药害事件病因方面起重要作用，而且在评价风险管理最小化措施的效果方面也起着至关重要的作用。FDA 2005年颁布的风险最小化行动计划概述了当传统的风险减低措施（如药用标签）有效性不足时，制药企业可以采用风险最小化措施减小已知的或理论上潜在的风险。根据2007年美国食品药品管理法修正案（FDAAA），FDA在保证药品和生物制品的效益大于风险的前提下，有权要求制药企业提供并且执行风险评估与减低策略（risk evaluation and mitigation strategies，REMS）。当FDA要求REMS时，制药企业必须提交计划方案，贯彻执行并对效果进行评估。在欧洲也有类似的法规要求。风险管理计划的内容之一是要制定风险管理最小化的措施并对其效果进行评估。

风险最小化措施的评估可以分为三类：步骤、行为和结果。第一类对风险最小化

措施的评估是评价其具体步骤是否得到贯彻执行。例如，如果风险最小化策略要求提供给患者如何采取措施来减小特定风险的信息，对其步骤的评价可以是调查患者收到相应信息的百分比。第二类是对行为的评价。针对上面的例子，我们可以调查患者是否阅读了提供给他们的信息、理解信息的内容并遵照执行。通过电子医疗记录数据库或医疗保健数据库可以评价医生是否按照用药指南开药，是否给有用药禁忌证的患者开药。第三类则是要观察不良反应的发生率在施行风险最小化措施之后，不良事件的发生率是否真正有所减少。这三类评价的设计方法、资料来源、分析方法各有不同。在有些情况下评价步骤或行为的资料比较容易获得。但是，最重要的是要减低风险发生的结果。因为施行风险最小化措施的步骤或行为的改变并不能保证减低风险。

（龚雅洁，陈青松）

第五章 药品上市前的药物警戒

在包括临床试验在内的研发阶段，药品安全信息快速涌现，随着各类研究的进行，快速评估药品的安全性并识别其风险，为临床试验提供参考，是上市前药物警戒工作的重点。监管科学对药品安全性监管的影响首先体现在上市前阶段，主要有三方面的原因：①监管科学形成和发展的背景是新兴科学技术爆发式增长对药品监管带来的巨大挑战，这种挑战首先出现在新药研发与注册环节，需要在药品上市前的药物警戒工作中引入更多监管科学的理念与成果；②药品不良反应监测与报告制度主要聚焦于上市后环节，上市前的安全性监管工作力度不足，对完善上市前药品安全性监管工作有迫切的需求；③上市前药品安全性监管有预防不良反应发生的性质，对后期安全用药有重要价值，同时有更大的不确定性，药物警戒工作具有更强的科学属性。从监管科学视角研究药物警戒问题对促进安全用药有重要意义。通过监管科学研究完善药物全生命周期监管体系建设，建立相对独立且充分考虑试验方案的药物警戒体系制度，综合临床和非临床的相关资料进行风险评估，并与各方充分沟通，使评估结果被充分考虑到后续的试验中，能够完善审评审批体系，提高注册成功率，还能为产品质量提供保障，增强各界对药物市场信心。

第一节　药品上市前药物警戒的必要性和重要性

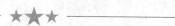

一、药品上市前药物警戒活动

（一）药品上市前药物警戒

国际医学科学组织委员会（Council for International Organizations of Medical Sciences，CIOMS）工作组明确药物警戒工作不仅包括上市后药品安全性监测与评价，也包括上市前药品临床试验期间的安全信息收集、监测和评估，并于2005年发布CIOMS Ⅵ《临床试验安全信息管理》（Management of Safety Information from Clinical Trials）。《临床试验安全信息管理》的主要内容为临床试验安全信息的监测和评估，将上市后安全性信号的药物警戒概念延展到药物研发阶段。临床试验期间受试者的安全性监测是药物研发阶段中的关键组成部分，需持续进行风险分析，保护受试者权益。加强新药临床试验中安全性监测，将上市前与上市后安全性信息有效衔接，建立覆盖药品全生命周期的药物警戒，是促进药品监管创新发展的重要工作。

药物研发工作开始时，药物警戒工作也随之开展，非临床的药理学、毒理学资料以及临床试验中的发现均可能成为药物安全风险的信息来源。随着研究工作不断开展，用药结果不断出现，对于药品的疗效与风险的评估工作也同步开启。在此期间，如果发现药品对患者的风险大于效益，则停止对此药品或产品的研发。与上市后的药物警戒工作相仿，上市前的药物警戒工作同样依靠健全的药物警戒体系，申办者作为药物安全的责任主体，应当建立一系列的体系和制度文件以及对应的工作流程和岗位，合规开展药物警戒相关工作。动物毒理、体外试验及临床试验等方式发现药物全性问题，是药品上市前药物警戒工作的主要手段，包括对临床前安全性试验结果的分析和再评价以及对新药临床试验期间不良反应的分析和评估。药品上市前药物警戒工作主要是结合安全性信号对早期临床研究、临床试验进行风险识别、控制，将药物警戒相关方法和手段用于上市前临床前研究试验和确证性临床试验阶段。

（二）药品上市前药物警戒法规

2018年前，《中华人民共和国药品注册管理办法》和《药物临床试验质量管理规范》（GCP）等相关法规是中国药品上市前阶段药物警戒法规要求的主要体现。加入人用药品注册技术国际协调会（ICH）以后，我国药品不良反应监测过渡转变为贯穿药物全生命周期的药物警戒，药品上市前阶段的药物警戒相关法律制度进一步完善，工作要求持续向国际标准靠拢。

2007年7月10日发布的《药品注册管理办法》中规定，研究者应在24小时内向有关药品监督管理部门报告临床试验期间发生的严重不良事件，及时通知申请人和伦理委员会，并明确规定在临床试验中出现大规模、意外不良反应或严重不良事件，或有证据表明临床试验中使用的药物存在严重质量问题时应采取的相关措施。2020年3月30日，国家市场监督管理总局发布了《药品注册管理办法》，明确规定了安全性风险信息的报告及相关措施要求，如临床试验期间非预期严重不良反应，并补充说明申请人应定期提交研发期间安全性更新报告（development safety update report，DSUR）：申办者必须在药品审评中心网站定期提交DSUR；DSUR应当在药物临床试验获准后每满一年后的两个月内提交，每年提交一次；药品审评中心可以根据评审情况，要求申办者调整申报周期；申办者应及时向药品审评中心报告药物临床试验期间出现的可疑且非预期严重不良反应和其他潜在严重情况。上述规定符合ICH E2F指导原则。与《药品注册管理办法》类似，国家食品药品监督管理局于2003年8月6日发布了《药物临床试验质量管理规范》（2003年第3号），明确规定申办者与研究者记录、报告、分析严重不良事件的职责以及在临床试验过程中严重不良事件观察、报告及受试者保护等相关内容。在我国药品监管部门加入人用药品注册技术国际协调会（ICH）并成为管委会成员后，该规范与ICH的药物临床试验质量管理规范的指导原则存在较大差异，且没有将电子数据和基于风险的质量管理纳入其中。2020年4月26日发布的最新版《药物临床试验质量管理规范》（2020年第57号）以风险/收益评估的理念贯穿全文，并对安全性信息报告要求以及安全性评价具体要求进行更新、细化。

2018年1月25日，国食药监总局发布《食品药品监管总局关于适用国际人用药品注册技术协调会二级指导原则的公告》（2018年第10号）明确规定：药物临床研究期间报告严重且非预期的药品不良反应适用ICH E2A、M1和E2B（R3）等药物警戒系列指导原则。2018年4月27日发布的《药物临床试验期间安全性数据快速报告标准和程序》，进一步明确了药物临床试验期间出现的可疑且非预期严重不良反应（suspected unexpected serious adverse reaction，SUSAR）快速报告的报告途径和具体要求。2018年9月13日，国家药品监督管理局（NMPA）药品审评中心（CDE）依据ICH E2E指导原则的要求以电子刊物的形式发布了《抗肿瘤药物上市申请时的风险管理计划撰写的格式与内容要求》（RMP），该文件主要针对抗肿瘤药品的风险管理计划，作为我国境内首份风险管理计划的参考性文件，对已上市但尚未制定风险管理计划的产品或其他适应证创新药也可参考此模板。

2019年发布的新修订版《药品管理法》（2019年第31号）第十二条第二款首次明确提出建立药物警戒制度，对药品不良反应及其他与用药有关的有害反应进行监测、识别、评估和控制，且在第二十二条中规定在药物临床试验期间，发现存在安全性问题或者其他风险的情况，申办者应向国务院药品监督管理部门报告，及时调整临床试验方案、暂停或者终止临床试验。国务院药品监督管理部门可以根据实际情况责令申办者调整临床试验方案、暂停或者终止临床试验。这里的药物警戒不仅是指药品上市后的不良反应报告和监测，而是覆盖药品全生命周期，包括上市前临床试验期间的药物警戒。

2021年5月13日，中国第一版《药物警戒质量管理规范》（GVP）正式发布，并于2021年12月1日起正式施行，GVP明确了获准开展临床试验的药品注册申办者药物警戒的主体责任，系统地规范和指导临床试验申请人开展药物警戒活动进行，并明确规定临床试验期间的风险监控、SUSAR提交和DSUR提交等内容。

二、药品上市前药物警戒活动的必要性

1937年，美国制药企业麦森吉尔公司的主任药师哈罗德·瓦特金斯（Harold Wotkins）为方便儿童服用药物，未进行新药上市前的任何动物安全试验，用二甘醇代替乙醇做溶剂，配制成具有草莓香味的磺胺酏剂。当时的美国法律允许新药未经临床试验进入市场，这种磺胺酏剂于当年9月被推向市场，这一年的9~10月期间，美国南方一些地方共发现358名肾功能衰竭患者，包括儿童在内的107人死亡，并呈持续增加趋势，成为20世纪影响最大的药害事件之一。磺胺酏剂事件促使美国国会通过了《联邦食品、药品和化妆品法》（1938年），在法规中要求药品生产企业必须在药品上市前进行安全性试验，只有通过上市前药品安全性试验，保证药品的安全性才能投放市场。20世纪60年代初期发生全世界为之震惊的反应停事件，使海豹婴儿大量降生，1962年美国颁布了《科夫沃–哈里斯修正案》（Kefauver-Harris Amendments），明确规定所有上市药品必须提供药品安全性和有效性证据，且必须提供更多的药物研究资料。20世纪60年代末70年代初，日本发现的氯碘羟喹引起亚急性骨髓视神经炎（SMON病）事件，患者服用氯碘羟喹后出现麻木、刺痛、瘫痪和失明等症状。以上这些事件都充分说明了新药临床研究阶段药物警戒的重要性和必要性。药品在上市前进行动物和人体安全性测试，在此期间实施严格的药物警戒活动，可以及时发现药品潜在不良反应。试验研究者、政策制定者、医疗专业人士、药品生产企业均可通过上市前的药物警戒工作来识别潜在的不良事件的种种端倪，降低药品上市后的安全性风险。

我国目前的药物警戒工作主要是针对药品上市后的不良反应监测与评估，对于药品上市前研发阶段和临床试验阶段的风险监测与评估均不够重视。在临床前研究的动物实验和临床人体试验中不断收集、分析药物安全性信息，评估在临床前和临床试验期间已确定的和潜在的风险，最终确定药品的安全特征和风险/收益平衡，在此期间对已识别的风险采取风险最小化措施，包括参考安全性信息的修改、研究的暂停甚至终止。在药物非临床或临床研究期间发生的药品安全性信息，可对其他研究产生影响，可以为上市后的风险监测评估提供支持。若药物本身存在缺陷且在上市前研究中未能发现并加以控制，安全问题很可能带到上市后，一旦批准上市，造成的后果是严重的。药物警戒关注药品上市后监测发现的药品不良反应事件信号，也应注重在研发及临床使用过程中可能发生的任何与用药风险相关的损害，一切与药物相关的研发、

预防和治疗相关联的工作都应该纳入药物警戒。药品上市前进行药物警戒工作，能让药品研发工作更加科学缜密，切实有效地保护好临床试验受试者的安全，同时能够提升研发企业和监管机构的安全管理意识和能力。

三、药品上市前药物警戒活动的重要性

开展药品上市前药物警戒活动，可以预防或减少药品上市后不良事件的发生。通过上市前药物警戒，可以更加系统全面地关注药品的安全风险，科学地研究各种引发不良反应的因素，汇总分析与之相关的风险信号，并采取相应措施，减少上市后意外不良反应的发生，避免严重药品不良事件的发生。

开展药品上市前药物警戒活动，可以更有效地监控药品不良反应，有利于促进临床合理用药，整体提高临床医疗质量。药品上市前药物警戒分析出现在药理学和药动学研究或临床试验中的安全问题，为药品的安全使用提供丰富的科学证据，优化患者和护理人员使用该药品的行为，同时加强医护人员和患者对药品风险管理的认知，有助于深入评价药物治疗方法的风险和效益，更有效地监控药品不良反应。

开展药品上市前药物警戒活动，可以进一步帮助药品上市后药物警戒的进行，以便预测先后出现、与新药相关的不良反应。药品上市前的药物安全性评价为循证医学研究积累了大量的临床试验数据，提供有可能自然发生但未能事先预料到的新药某种不良作用可能导致的严重不良事件的频率和模式，通过反复发现和分析临床试验过程中潜在的不良反应影响因素，有助于优化药品上市后药物警戒的过程。

开展药品上市前药物警戒活动，可以为具有临床应用价值的药物上市后的正确使用提供重要依据。通过临床试验检验药品的安全性及有效性，可明确最有可能从该药物治疗中获益的患者人群，并且在此阶段的药物警戒充分考虑潜在的用药错误和管理方面的指导材料，即双倍剂量、过量服用、过量逆转或没服药等情况，明确特殊人群用药的风险/收益特征。

开展药品上市前药物警戒活动，可以节省研发和试验经费。药品上市前药物警戒活动，可及时监测到不良反应的信号，使研究者达到获得一个具有良好的风险/收益平衡点的药品的目的。在研发过程实验设计方案中，基于上市前药物警戒活动发现不良反应的因素，可以在研究开始前就识别该药品是否会有不良反应，避免在浪费大量人力物力等资源后，发现该药品对公众健康有不良影响，甚至导致药品召回或者停产。

开展药品上市前药物警戒活动，可以发现产品的新用途和新的适应证，如对其进行对应的修改，也许可以得到意想不到的产品。如果早期的药理学测试发现一种化学

成分的基本性能有可能被应用于多种方面，然后从早期就开始考虑拓展对这种有效成分安全性的认识，探索该成分在临床试验环境中的轨迹，全面监测药品不良反应或非预期的功效，预测它在没有任何端倪显露之前，将会出现轻微或严重的并发症，或者发现新的修改或者发现它更多的新用途。

第二节　临床前研究阶段的药物警戒

★★★

一、临床前研究的目的

临床前研究是药物研发的基础性工作，为申请药品上市注册提交前期有关药物安全性和有效性的资料。临床前研究也称为非临床研究，也可称为动物实验。新药在进入临床试验之前，非临床研究过程是一个药品安全信息快速涌现的过程，快速评估药品的安全性信息并识别其风险，即动物实验中所反映出的药物安全性问题，往往能够折射或者预示受试者可能发生类似的不良事件，这可视为新药进入临床试验阶段人体安全性试验的第一手资料，为临床试验提供参考，有助于优化临床试验过程。

体外试验（in vitro）和体内试验（in vivo）是临床前研究的两种方式。体外试验是测试药物在动物的细胞、受体、器官上所进行的体外系统中的突变性和致癌性试验；体内试验是指药物在动物活体身上进行的试验。动物实验是研发新药用于哺乳类动物的第一步，主要目的是了解产品的安全概况，也是检验药物是否安全有效的必经之路。临床前研究的核心内容为毒理学评价，体现为临床前安全性评价（drug safety evaluation，DSE），药物的安全性评价研究必须严格执行《药物非临床研究质量管理规范》（GLP），保障药物非临床安全研究数据的客观性和科学性。GLP是对实验室的研究质量体系及组织管理的规范，也是药品临床前研究阶段进行药物警戒活动的重要参考文件。它要求要确保仪器的良好运转，保证仪器和药品的均匀性、一致性、可靠性、重现性以及化学品（包括药品）的安全性及有效性的测试。GLP的实施是为了建立基本的动物安全测试标准以及如何做好安全测试结果报告，对实验室的组织管理结构、仪器设备运行、测试药品存储、实验动物管理、实验数据处理、实验结果的总结和汇报都有详细规定，是保证产品安全、实验数据可靠的重要的一步。

二、药物首次用于人体前的动物实验

一般来说，药物首次用于人体是要研究人体对它的耐受性并提供基本的药物动力学方面的资料和评估，给受试者使用单一剂量的研发药物。首次用于人类的药物试验，必须有严格的动物实验的结果作为依据，通过动物实验预测药物对人体的潜在毒性和安全范围，确定安全的人体临床试验起始剂量，为新药申报临床试验提供理论依据。在动物实验设计过程的每个阶段实行药物警戒，可以及时监测不良反应的信号，通过信号分析，为后续工作提供科学证据。

动物实验包括多种动物物种（如大鼠、小鼠、犬、兔和猴），主要有药理学实验和毒理学实验两种，用于确定某种药物是否有致癌或者致畸作用。在药理学方面，主要研究药物在体内的药效学和药动学，目的是充分发挥药物的治疗效果，提高临床用药的安全性和合理用药的科学性，尽可能减少不良反应的发生，为临床合理用药提供科学依据。临床前药理学的药效学研究应在体内、外两种以上实验模型获得证明，必须建立整体的正常或病理动物疾病模型；如果对有可能影响到人体用药安全的动物实验产生怀疑，应进一步增加药物对心血管系统、神经系统、呼吸系统等系统影响的安全药理学研究。临床前药理学研究是为检验、鉴别和评估药效的特性，以便发现可能会对人体安全造成的不良影响，对已观察到的不良反应的原因和疑似不良反应进行调查。药代动力学主要研究药物在动物体内的吸收、分布、代谢和排泄随时间变化的规律，并根据数学模型得到药代动力学参数。毒理学方面，研究内容主要包括急性毒性试验和长期毒性试验。通过观察在一次性给药或24小时内多次给药后出现毒性反应的动物急性毒性试验，可以为Ⅰ期临床试验剂量设计提供参考信息。急性毒性试验为毒理研究的早期阶段，它主要关注在以近似致死剂量下观察到的毒性以及剂量之间的量效关系，所有供人类使用的药物通常需要进行动物急性毒性试验。通过毒理学研究进行安全性评价，了解药物引起毒性反应的特点，及时发现毒性靶器官、毒性表现的可恢复性和防治措施，测出药物的最大耐受剂量，为临床试验确定推荐剂量以及描述患者可能产生的潜在毒性提供参考依据。

三、与Ⅱ、Ⅲ期临床试验相关的动物实验

长期毒理实验是通过对实验动物反复多次连续用药，观察动物出现的毒性反应，

预测药物可能对人体产生的不良反应，推测临床试验中的起始剂量和重复用药的安全剂量范围，提供临床试验中解毒或解救参考剂量。长期毒理试验不仅是药物非临床安全性评价的重要内容，也是决定药物能否过渡到临床使用的实验证据。拟定的临床疗程、临床适应证和适应证人群是影响长期毒理试验给药期限相关因素。给药期限为两周的长期毒性试验可以支持临床单次用药的药物进行临床试验和生产；对于临床疗程不超过两周的药物，可以在临床前一次性进行支持其进入Ⅲ期临床试验的长期毒理试验。一般情况下，在人体临床试验中不会再次出现动物长期毒理试验的结果。但如果没有相关文献来源或实验证明在人体临床试验中出现的反应与受试物对动物的毒性反应无关。在进行药物评价时，临床试验中也应以人体最为敏感的假设前提下进行长期毒理试验中的动物毒性反应测试。

生殖毒性试验是通过动物实验反映受试物对哺乳动物生殖功能和发育过程的影响，预测其可能产生影响生殖细胞、受孕、妊娠、分娩、哺乳等亲代生殖机能以及子代胚胎胎儿发育、出生后发育的相关因素。根据受试物、拟定适应证以及临床适应证人群的特点，可分阶段提供生殖毒性研究资料支持不同阶段的临床试验：在临床研究开始前提供完整的早期胚胎发育的毒性试验以及胚胎胎儿发育毒性试验资料，在药品上市申请时提供围产期毒性试验资料。关于受试药物对生育繁殖影响的研究主要分为三阶段：第一阶段是评估研发药物对受孕、胚胎植入及形成的影响；第二阶段为进行致畸方面的研究，主要观察研发药物对胚胎发育的影响；第三阶段主要研究对妊娠、分娩和哺乳期妇女的影响。致癌性毒性试验：研发药物对啮齿动物致癌性的研究，需要18个月到2年的时间。动物致癌性研究的结果不一定总是适用于人体临床试验，如在动物实验中得到阳性结果，仍需做进一步研究。

四、动物实验中非预期严重不良反应的上报

药物在首次用于人体临床试验之前，对研发药物在动物体内各系统的功效及药物安全要作全面的、详细的总结。通过完成安全药理学试验、急性毒性试验、长期毒理试验、生殖毒理试验、致癌性试验、免疫毒理试验、毒理动力学等各种实验是临床前研究（动物实验）的主要安全检测方式。所有非临床研究结果的信息都应包括在供临床人员使用的研究者手册中，其中包括已完成的用于提示药效的非临床试验药理作用结果、药物非临床药代动力学研究结果以及急性毒性试验、长期毒理试验、生殖毒理试验、致癌性试验等一系列的毒性研究结果。动物实验中非预期的严重不良反应也应写入研究者手册中，对动物实验中非预期的严重不良反应进行全面分析讨论，帮助研

究者预测、理解临床试验中可能出现的严重不良反应和相关风险以及可能需要的观察项目、特殊检查和防范措施。这也是监管机构和伦理委员会决定是否批准药物首次用于人体进行临床试验的重要依据。

第三节 临床试验阶段的药物警戒

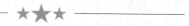

进行一系列不同阶段的临床试验是新药申请产品上市的必经之路,开展临床试验的前提条件是要有必要的动物药理学和毒理学试验作为基础。临床试验必须受到严格监管,监管的部门包括制药企业本身、企业内部或外部的安全监督委员会、社会上的伦理委员会及政府监管部门。受试者本身对试验的风险有知情权,在签署知情同意书时,受试者有权了解药物在动物身上的不良反应、药物是否用于其他受试者及其反应、同类上市药品的不良反应等。我国首版GVP也明确提出了药物临床试验期间药物警戒相关要求,GCP是药品临床研究阶段进行药物警戒活动的重要参考文件,建设临床研究阶段的药物警戒体系是药品上市前药物警戒工作的重点。

与药品上市后阶段相比,临床试验阶段的药物警戒工作内容有较大差异,但其核心原则仍然一致,即发现、描述、评价与控制药物安全风险,与监管部门或研究机构的沟通可能作为临床试验方案的一部分进行,对于安全性数据部分,应当将其操作和管理规程与临床试验方案等工作统筹考虑。临床试验期间的药物警戒工作应结合安全性信号进行临床试验风险控制,将药物警戒相关方法和手段用于上市前早期临床试验和确证性临床试验阶段。学术界普遍认为药物警戒不仅包括上市后,也包括上市前的临床试验期间,即药物警戒工作应贯穿于药品全生命周期。

欧盟和美国等监管机构对临床试验期间药物警戒制度与技术体系的建设起步较早,经过多年发展,已经基本建成较为完整和成熟的法律法规和技术体系。2017年以来,我国相继发布新版《中华人民共和国药品管理法》《药品注册管理办法》《药物临床试验质量管理规范》和首版GVP以及相关法规文件等,逐渐完善了药物临床试验期间开展药物警戒工作的法律法规和制度,ICH E2A成为首批需遵循实施的ICH指南要求之一,为后续开展药物临床试验期间药物警戒相关工作提供了法规依据和制度基础,加强了临床试验期间的风险监管工作。

一、研究者和申办者的有关义务

药品上市前开展临床试验的目的之一是评估药物的安全性，该问题贯穿临床试验全过程。根据2020年版《药物临床试验质量管理规范》《药品注册管理办法》及2018年颁布的《关于调整药物临床试验审评审批程序的公告》等有关规定，研究者实施临床试验并对受试者权益和安全负责，是临床试验质量的试验现场负责人，临床试验的申办者是药物试验期间试验用药品安全性评估的主要责任人，以上法律法规关于上市前药物警戒的内容主要体现在研究者和申办者的有关义务中。

（一）研究者的义务

临床试验的研究者是指在试验所在地负责实施临床试验的人员，不仅要承担完成临床试验的任务，而且要确保受试者在临床试验中的安全，临床试验的研究者是决定临床试验是否顺利且高质量完成的重要因素。

（1）研究者在临床试验期间药物警戒报告义务主要分为安全性报告和试验进展报告两种，主要内容体现在表5-1中。若研究者与申办者无法在药物因果关系与药物不良事件的评估问题上达成一致，其中一方无法判断排除与试验药物相关的，研究者也应进行快速报告；严重不良事件发生在临床试验结束或随访结束至获得审评审批结论之前，研究者应当对非预期严重不良反应进行快速报告；研究者也应当对从其他来源获得的与试验药物相关的非预期严重不良反应进行快速报告。

表5-1　临床试验期间研究者药物警戒报告义务

报告范围	接收报告主体
A.安全性报告	
·所有严重不良事件	申办者
·试验方案中规定的、对安全性评价重要的不良事件和实验室异常值	申办者
·所有可疑且非预期严重不良反应	伦理委员会
B.试验进展报告	
·临床试验年度报告	伦理委员会
·伦理委员会要求的进展报告	伦理委员会
·可能显著影响临床试验的实施或者增加受试者风险的情况	申办者、伦理委员会
·临床试验完成后的报告	申办者、伦理委员会

（2）研究者在临床试验期间，应寻求所在医疗或主管单位同意，确保有足够的时间在方案规定的时间内完成临床试验；研究者需要详细说明临床试验的资料和要求以及临床试验参与者的相应责任，确保有足够数量的人员符合试验方案纳入标准；研究者向受试者解释说明经过经伦理委员会同意的有关试验详细情况，并取得所有受试者的知情同意书。

（3）研究者应严格遵守受试者保护原则，有义务在临床试验期间采取必要的治疗措施，确保受试者的安全，在发生严重不良事件时，保证受试者在临床试验期间得到充分、适当的治疗。

（4）研究者应向受试者、申办者、伦理委员会和药品监督管理部门解释临床试验提前终止或暂停的原因。

（5）研究者不得向受试者收取试验药品的费用，也不应该向任何非临床试验受试者转交试验用药品。研究者确保数据准确、完整、及时、合法地载入病例报告表，这也是临床研究者的职责。

（6）研究者应接受申办者派遣的监查员或稽查员的监查和稽查以及药品监督管理部门的稽查，确保临床试验的质量。

（7）研究者在双盲试验中，若意外破盲或紧急揭盲，应当将揭盲情况告诉受试者。

（8）研究者应及时、有序地处理所有不良事件，及时以书面形式向申办者报告所有严重不良事件，并及时提供记录详细的书面跟踪报告；研究者对临床试验相关安全信息的审阅负责，应及时签收阅读安全性信息，权衡受试者的治疗情况，并向伦理委员会报告由申办者提供的可疑的非预期且严重不良反应（SUSAR）。

（二）申办者的义务

申办者作为药物临床试验的发起组织者、经费提供者和试验检查者，是临床试验数据质量和可靠性的主体负责人，是临床试验期间药物警戒的责任主体。《药物临床试验质量管理规范》（2020年第57号）规定获准药物临床试验的药品注册申办者必须履行的相关药物警戒义务，主要包括非预期严重不良反应（SUSAR）的上报和研发期间安全性更新报告（DSUR）的递交。2020年7月1日，国家药品审评中心连续发布了《药物临床试验期间安全信息评估与管理规范（试行）》和《研发期间安全性更新报告管理规范（试行）》两个试行规范文件，对这两个药物警戒义务作了进一步的规定和延伸，强调申办者作为临床试验期间的药物警戒责任主体；另外，我国首版GVP也明确提出了药品注册申请人应按要求规范开展药品全生命周期药物警戒活动，初步形成了申办者上市前药物警戒工作的全貌。根据《药物警戒质量管理规范》（2021年），申办者的药物警戒义务主要包括以下内容。

（1）在与注册相关的药物临床试验期间，申办者应当严格履行安全风险管理的责任，并与临床试验机构和其他相关方积极合作。

（2）申办者需要承担在委托第三方开展药物警戒活动时的相应法律责任。

（3）申办者应当及时将临床试验期间出现的相关风险及风险控制措施报告给CDE，申办者应当与CDE积极沟通交流。申办者应当掌握临床试验过程中最新安全性信息，及时进行安全风险评估，向试验相关方通报有关信息。

（4）申办者应当建立药物警戒体系，在临床试验过程中对药物安全风险进行监测、识别、评估和控制，及时发现临床试验过程中存在的安全性问题，主动采取必要的风险控制措施，并评估风险控制措施的有效性，确保风险最小化。

（5）申办者应当指定专职人员负责临床试验期间的安全信息监测和严重不良事件报告管理；应当制订临床试验安全信息监测与严重不良事件报告操作规程，并对所有相关人员进行培训。

（6）申办者可以建立数据和安全监查委员会，定期总结、分析和评估临床试验的安全性数据，并向申办者建议是否继续、调整或者终止研究。数据和安全监查委员会应当有书面工作流程。

（7）申办者在药物临床试验期间，需要把药品获得审评审批前所有与试验药物肯定相关或可疑的非预期且严重不良反应（SUSAR）以及其他潜在的严重安全性风险信息等情况，上报给药品监督管理部门药品审评中心、参加临床试验的研究者及临床机构、伦理委员会和卫生健康主管部门，主要内容体现在表5-2中。申办者应在规定时限内采用电子传输方式及时提交个例安全性报告。申办者应收集正在进行的临床试验的安全性信息和与试验药物安全性相关的其他所有信息，与试验药物安全性相关的信息包括任何来自动物或体外研究、流行病学研究、科学文献和未发表的科学论文以及来自国外监管机构的报告和国外已上市药品营销报告等。

表5-2　药物临床试验期间申办者安全性数据快速报告义务

快速报告范围	·药品获得审评审批前所有与试验药物肯定相关或可疑的非预期且严重不良反应（SUSAR） ·其他潜在的严重安全性风险信息
接收报告主体	·药品监督管理部门（包括药品审评中心）和卫生健康主管部门 ·参加临床试验的研究者及临床试验机构 ·伦理委员会
跟踪义务	申办者在首次报告后，应继续跟踪严重不良反应，以随访报告的形式及时报送有关新信息或对前次报告的更改信息等，报告时限为获得信息起15天内

（8）申办者在临床试验期间，应对报告周期内收集到的全球研发和上市状况、正在进行中和已完成的临床试验、新增的安全性结果、重大生产变更、整体安全性评估、重要风险总结等与药物相关的安全性信息进行全面深入的年度回顾、汇总和评估，按时向CDE提交研发期间安全性更新报告（DSUR），且应当严格按照《研发期间安全性更新报告管理规范》，向所有参加临床试验的研究者及临床试验机构、伦理委员会通报有关临床试验风险与收益的评估信息。

药物临床试验期间，发生药物临床试验方案变更、非临床或者药学的变化或者有新发现的，申办者应当按照图5-1流程处理。

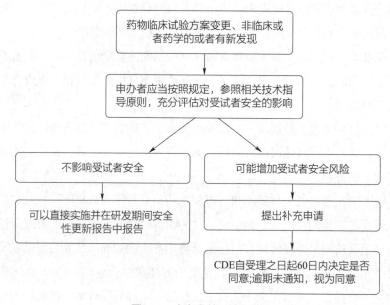

图5-1　申办者处理流程图

二、知情同意书

（一）知情同意书保证患者安全的典型案例

历史上的杰西·基辛格之死，证明知情同意书是保证患者安全的重要文件。出生于美国亚利桑那州的杰西是一名刚满18岁的大一新生，2岁时被确诊患有鸟氨酸转氨甲酰酶（ornithine transcarbamylase，OTC）缺乏症。这是一种肝脏X-连锁遗传性疾病，其症状包括无法代谢氨——这种蛋白质分解的产物。新生儿出生时患有这种疾病，大多数患者会在儿童时期死亡，杰西体内引发OTC缺陷的基因突变比较轻微，只是一个症状并不严重的基因突变的携带者，限制饮食和特殊药物的帮助使他生存到18岁并能够像正常人一样生活。

1999年9月13日，杰西·基辛格选择参加宾夕法尼亚大学医院主办的基因疗法的临床试验，当时宾夕法尼亚大学正在研发一种治疗婴儿出生时患有的严重疾病的基因疗法。试验当天下午，杰西接受了携带纠正基因的腺病毒载体注射（an adenoviral vector carrying a corrected gene），试验的目的在于评估试验的程序是否安全，杰西情况平稳，但到晚上他回到病房后，却突然发起了40°的高烧。4天之后，杰西·基辛格被宣布脑死亡。美国FDA介入调查发现该项目并不具备开展临床试验的条件，同时在开展临床试验的过程中屡屡出现各种失误和怠慢，包括首席研究员在内的科研人员违反了进行临床试验的若干规则，其中之一便是在知情同意书中没有关于在给猴子进行类似的基因疗法治疗时，导致猴子死亡的陈述。研究人员也没有告诉杰西·基辛格曾有人参加过此类试验，但因肝功能受到损害而退出试验的事件。

（二）知情同意书的设计依据

国家药品监督管理局根据《赫尔辛基宣言》《人体生物医学研究国际伦理指南》《药物临床试验质量管理规范》（2020年）以及临床试验方案对知情同意书进行设计，知情同意书以保护受试者的利益为目的。

（三）知情同意书的设计原则

知情同意书要求符合"完全告知"的原则。采用受试者能够理解的文字和语言，使受试者对知情同意书能够充分理解、自主选择。知情同意书不应包含必须举证研究者的疏忽或技术缺陷才能获取免费医疗或赔偿的说明，或要求、暗示受试者放弃他们获得赔偿权利的文字。

（四）知情同意书的告知内容

（1）告知受试者试验的研究背景、研究目的、研究性质以及研究程序。

（2）告知受试者可以在试验任何阶段退出或拒绝参加试验而不会遭到歧视、报复，告知受试者是自主自愿参加临床试验的，且受试者的医疗待遇与权益不会因退出试验受影响。

（3）告知受试者预期的受益与风险（包括动物实验出现的严重不良反应）以及给参加者带来的不适。告知受试者预测参加试验对缓解或治愈原有疾病的可能性、可能出现的不良反应及不良反应程度，使受试者事先权衡参加试验的利弊，如果试验不存在对受试者预期的受益时，也应当告知受试者。

（4）告知受试者的义务和不便。告知受试者参加试验时需做的相关饮食配合、合理用药限制、用药禁忌（高强度工作、开车、节育、抽烟、高空作业）等工作，以便受试者给予配合。

（5）告知受试者对此疾病的标准疗法、其他替代疗法以及每种方法可能的受益和风险，让患者自行决定是否参加此项研究。告知受试者参加试验后若受到伤害情况下的应得到的补偿方法。

（6）告知受试者在随机对照试验时可能会出现被分配到对照组的情况，需要告知受试者对照组潜在的受益和风险。

（7）在研究过程中，如果出现可能影响受试者参加试验意愿的信息，受试者及其法定代表人会及时得到通知，并告知受试者进一步了解有关试验和受试者权益的信息以及试验相关伤害时指定的医务人员的姓名和电话号码等，以便在有问题或遇到困难时及时联络。

（8）告知受试者在何种情况下申办者、研究者可能请受试者退出试验。

（9）告知受试者此次参加试验的人数以及过去有多少人服用过此药。

三、临床试验分期

（一）Ⅰ期临床试验

Ⅰ期临床试验目的：观察人体对新药的耐受程度，并通过药物代谢动力学研究了解药物在人体内的吸收、分布、代谢和排泄情况，为制定安全有效的给药方案提供依据，以便进一步进行治疗试验。Ⅰ期临床试验是进行初步的临床药理学及人体安全性评价试验，是药物首次用于人体的早期人体试验。一般选择病例数为20~80例，受试对象为健康志愿者。

Ⅰ期临床试验是将新药首次用于人体的试验，主要研究此药用于人体是否安全，也是开展药物的效益与风险评估的第一步。为了密切观察受试者对研发药物的反应，保证他们的安全，Ⅰ期临床试验一般都在指定医院的一个研究中心进行。申办者一般要求受试者统一住院，以便研究人员可在24小时内全天候密切监测受试者对药物的反应。

在Ⅰ期临床试验开始前，临床研究团队要预测受试者可能出现的不良反应，预测来源于同类的上市药品，也源于此种研发药物在动物身上试验的结果。用于人体的临床试验的药物剂量一般从最低的单一剂量开始，如果单一剂量对受试者是安全的，随着对新药安全性了解的增加，给药剂量可以逐渐提高，考虑多种剂量和重复剂量。Ⅰ

期临床试验是风险性极高的试验，尽管科研人员对同类上市药品的不良反应了如指掌，但由于作用机制不同、化学结构各异，人体对同类药物和此研发药物的吸收、分布、代谢和排泄途径不同，对各器官的作用也不一样。虽然此药已在不同动物种属身上进行了实验，但动物实验的结果只能给人类用药提供借鉴，动物与人类的各个系统对药物的反应并不完全相同。

在临床试验的历史上，应引起科学家们警戒的例子很多。2006年3月，8名健康志愿者在伦敦参加了一项用于抗炎的单克隆抗体TGN1412的Ⅰ期临床试验。接受药物注射的6名志愿者在注射药物后90分钟内出现恶心、呕吐、水肿等严重的非预期不良反应。受试者们马上被送入监护病房，其中两人进入昏迷状态。经调查，整个试验程序并无重大违法、违规现象，在兔子、猕猴身上所进行的动物实验未发现非预期的不良反应，药品本身的制造完全符合要求，用于受试者身上的剂量低于用于动物实验安全剂量的五百分之一。这个事件向人们提示了Ⅰ期临床试验所蕴藏的巨大风险，动物实验和临床试验会经常出现相左的结果。在Ⅰ期临床试验期间，实施药物警戒可以帮助鉴别禁忌证、药品吸收方面的问题以及是否应该与食物同时服用等其他因素。

（二）Ⅱ期临床试验

Ⅱ期临床试验目的是初步评价新药的有效性及安全性。选择试验组和对照组的例数不得低于100例。受试对象为患者。

Ⅱ期临床试验通常基于Ⅰ期试验的结果制定患者的药物使用剂量和疗程。由于Ⅱ期临床试验是首次将此研发药物用于患者，为了给Ⅲ期临床试验提供可以比较疗效和安全性方面的数据，一般选择2～3个剂量进行不同组的试验。Ⅱ期临床试验一般以随机双盲对照试验中的平行对照为主，根据客观性、可靠性、灵敏度、特异性、相关性和可操作性选择观测指标，对药物的安全性和有效性等特征进行描述。Ⅱ期临床试验在制定药物的剂量研究方案时，应参照临床前研究和Ⅰ期临床试验的实际情况，应含有符合伦理学要求的中止试验的标准和个别受试对象退出试验的标准。Ⅱ期临床试验结束后，由有关人员针对数据统计分析情况，作出对药物的安全性、有效性、使用剂量等初步评价和结论。

（三）Ⅲ期临床试验

Ⅲ期临床试验目的是基于Ⅰ、Ⅱ期临床试验基础，对目标适应证患者的治疗作用和安全性作进一步验证，评价收益与风险关系，最终为药物注册申请提供充分的依据。一般选择病例数为不少于300例，受试对象为患者。

Ⅲ期临床试验遵循随机对照原则，将试验药物用于更大范围的患者志愿者身上，进行扩大的多中心临床试验，进一步评价药物的有效性和安全性。除了对成年患者研究外，Ⅲ期临床试验还要特别研究药物对老年患者，有时还要包括对儿童患者的安全性。一般来讲，老年患者和危重患者所要求的剂量要低一些，儿童参加的临床试验一般放在成人试验的Ⅲ期临床后开始。如果新药对应的适应证主要发生于儿童群体，属于严重疾病，且没有替代的治疗方案，允许Ⅰ期临床试验以儿童为受试对象，在没有成人数据参照的情况下，直接以儿童受试者进行药理评价。

Ⅲ期临床试验阶段是临床研究项目最繁忙、任务最集中的部分。由于受试者人数增加，不良事件及各种安全信号均可出现，风险管理委员会需要花更多的时间来研究不良事件，确认和评估风险，商讨降低风险的对策和措施。

（四）Ⅳ期临床试验

Ⅳ临床试验目的是在广泛使用条件下考察其疗效和不良反应，一般选择病例数为不少于2000例，受试对象为患者。

Ⅰ、Ⅱ、Ⅲ期临床试验的受试者经过严格筛选和控制，药品评价针对的范围小，未纳入例外情形的受试者。药品上市后，更大范围、不同类型的患者将接受该药品的治疗，重新评价药品对大多数患者的疗效和耐受性很有必要。在上市后的Ⅳ期临床试验中，大量研究数据被收集并进行分析，可能会发现上市前的临床研究中因发生率太低而没有被发现的不良反应。临床试验中已得到的数据在这些数据的支持下，可以让医生能够更可靠、更好地认识到该药品对普通患者的治疗效益和风险。

药物临床试验期间，申办者需要收集不良事件，分析不良事件与研究用药的因果关系，这决定了药物能否从Ⅰ期临床走向Ⅱ、Ⅲ期，早期出现的不良反应，可能会导致药物研发过程中止甚至取消。通过分析研究用药与药物不良事件之间的关系，深入了解风险产生的原因，申办者才可能在Ⅲ期临床试验中对药物进行风险控制，或排除面临风险的患者。NMPA在2020年1月发布了《真实世界证据支持药物研发与审评的指导原则（试行）》，提出对已有人用经验药物的临床研发可尝试将真实世界证据（real world evidence，RWS）与临床随机对照试验（randomized controlled trial，RCT）相结合，探索临床试验设计的新方法，旨在形成RWS支持监管决策的评价新工具、新标准、新方法。

四、药物临床试验数据监查委员会

在临床试验过程中，申办者、研究者、监管部门、伦理委员会以及独立的数据监测委员会等临床试验的利益相关方必须及时交流药品安全信息。我国首版GVP中明确规定申办者可以设立独立的数据和安全监查委员会，定期对临床试验安全性数据进行评估，向申办者提出是否继续、调整或者停止试验的建议。对药物警戒工作来说，临床试验期间的一个重要内容就是建立数据和安全监查委员会，在进行药物评价时应充分利用临床试验数据，做好基于真实世界的循证研究。

数据监查委员会（Data Monitoring Committee，DMC），有时也称为独立的数据监查委员会（Independent Data and Safety Monitoring Committee，IDMC），或数据和安全监查委员会（Data and Safety Monitoring Board，DSMB），是由申办者设立的独立的数据监查委员会，一般由相关领域的专家及统计师组成。CDE关于发布《药物临床试验数据监查委员会指导原则（试行）》的通告（2020年第27号）中规定DMC职责包括：审阅数据、执行评估、提供建议；安全性监查；有效性监查；保证试验操作质量；对试验设计进行调整；在开放试验（如单臂试验）中评估汇总数据等。根据评估临床试验药物安全性数据向申办者提供相关建议是DMC的主要作用，由申办者决定其建议是否被接受。

DMC通常用于以延长生命或减少重大健康结局风险为目的的大规模多中心临床试验，多数临床试验不要求或无需使用DMC。可以考虑聘用DMC的情况包括（但不局限于）下列一种或多种：①对安全性或有效性的累积数据进行期中分析，以决定是否提前终止试验；②存在治疗方式有明显侵害性等特殊安全问题的试验；③试验药物可能存在严重毒性；④纳入儿童、孕妇、高龄者、疾病终末期患者或智障患者等潜在的弱势人群进行研究；⑤受试者有死亡风险或其他严重结局风险的研究；⑥大规模、长期、多中心临床研究。

DMC的作用和工作内容要根据不同的目的有所侧重，如果是以安全性监查为主，临床专家要起到主导作用。如果是有效性目的为主，统计专家要在前期制定好统计分析计划，特别是提前终止临床试验的条件。方法学上常用到条件把握度、预测概率、alpha消耗、样本量再估计等，有时会涉及一些统计学的模拟研究。DMC提供的建议包括但不限于：按既定的研究方案继续试验，无需修订方案；进行调整样本量修订方案后继续试验；暂停入组直至解决潜在严重安全性问题等不确定性问题；基于已观测到的有效、无效或严重安全性问题终止试验。申办者不受DMC约束，DMC对因安全性问题向申办者终止试验的建议，若申办者不接受建议，申办者应以书面形式回复

DMC，并将不采纳建议的理由告知伦理委员会。不需要设立专门的DMC的情况主要是早期探索性试验和无重大安全问题的短期研究。对于大样本、安全性风险高、包含适应性特征的复杂设计或观察周期较长的确证性临床试验，即使是包括单臂试验在内的开放试验，申办者需要考虑设立专门的DMC。DMC的基本职责是确保临床试验的完整性、可靠性，保证受试者安全和权益，DMC委员会发现任何重大安全信号或认为试验对患者的风险大于效益则有权叫停该试验。

五、研究者手册

（一）研究者手册

研究者手册是一份全面总结该药物研发过程中所有重要信息的文件。我国GCP（2020年）中描述申办者提供的研究者手册汇编了试验药物的药学、毒理学、药理学、临床资料和数据等内容。研发过程中要根据新的研究信息定期、及时地更新研究者手册。研究者手册的目的是为参与临床试验的研究人员提供最新信息及研究成果，帮助他们更好地进行临床试验、及时处理临床试验中受试者出现的各种不良反应，帮助研究者理解试验方案中的给药剂量、给药次数、给药间隔时间和给药方式等诸多关键要素。研究者手册为每一个参与治疗和给药方案研究的医生提供已知的药品不良反应信息，一般由以下基本内容组成。

（1）新药名称、物理特性、化学结构、药理特性、制剂种类、根据已有的稳定性数据拟定的临时效期、使用注意事项和保存条件等。

（2）非临床试验的研究结果，包括在动物身上已完成的用于提示药效的药理学、药代动力学以及毒理学方面的试验结果。

（3）药物在人体的药物动力学以及药物代谢方面的临床试验效果，临床试验所用的药物剂量、时间、频率、给药途径，药物在临床试验中所显示的有关安全有效的数据，与药物有关的不良反应、不良事件以及药物安全监测的具体措施。

（4）国内、外已有或现有的有关人体药代动力学、药物有效性、临床试验安全性信息、药物上市情况及临床研究文献资料。

（5）数据概要和临床研究人员指南，对非临床和临床数据进行全面讨论分析，就各种来源的有关试验药物不同方面的信息进行概述。对于药物研发者来说，研究者手册所提供的信息必须清楚、准确、及时、易懂。研究者手册至少每年更新一次以加入新的研究资料，并发放到所有参加临床试验的研究者手中。

（6）中药民族药研究者手册的内容除参考以上要求制定外，还应注明组方理论依据、筛选信息、配伍、功能、主治、已有的人用药经验和药材产地等。

　　申办者对试验药物已知安全性特点的总结体现在研究者手册中的安全性参考信息（reference safety information，RSI），RSI主要用于评估临床试验期间严重不良反应的预期性，以决定是否按照SUSAR进行报告。

六、研发期间安全性更新报告与可疑且非预期严重不良反应个例报告

　　自2018年我国药品监督管理部门加入ICH后，E2A、E2B（R3）、E2C（R2）、E2D、E2E和E2F等6个E2系列药物警戒指导原则也已开始逐步转化实施。药品监管部门通过要求药品注册申请人/持有人及时报告可疑且非预期严重不良反应SUSAR（ICH指导原则E2A、E2B）、定期报告仍处于临床开发中药品的安全性的DSUR（ICH指导原则E2F）、对产品的总体风险/收益特征进行评估，在上市申请提交的ICH指导原则E2E的安全性规范章节，以规划药物警戒活动。

（一）研发期间安全性更新报告

　　临床试验是药物上市前研究中最后也是最重要的阶段，进行临床试验质量控制以及研究过程中的监管，尤其是开展临床试验药物研发期间安全性更新报告，对于及时采取风险控制措施、切实保护临床试验受试者安全以及加强临床试验期间药物警戒活动具有积极意义。

　　一份研发期间安全性更新报告（DSUR）针对全球所有的药监部门，同时提交伦理委员会、安全性数据监测委员会（DMC），临床研究年度安全性报告对所有与药物安全性相关的新发现进行简明分析和风险/收益评价，并抽提研发中新药重要的安全性信息。DSUR的安全性信息主要来源于相关的非临床研究发现、申请人已完成或正在进行的临床干预性研究和从该产品临床研究所有参与者（如研发伙伴）收到的信息等。DSUR的主要目标有：①检查研究期间所报告的安全性信息是否与先前已知的信息相吻合；②描述可能影响临床研究或项目进展的新的安全性问题；③总结对已知的和潜在的风险管理措施。

　　1. 报告范围

　　DSUR的目标是在报告周期内通过提供下列资料以呈现一个综合性的、周密细致的研发期间药物安全性更新报告。其报告范围有以下几项。

　　（1）申办者获准开展中药、化学药及生物制品等药物临床试验后，均应向CDE提交DSUR。DSUR资料中应包含研发药物全球上市批准情况、描述可能对保护临床试验

受试者产生影响的新的安全问题。

（2）DSUR中应包含报告周期内收集到的与药物（无论上市与否）相关的安全性信息全面深入的年度回顾和评估，总结目前对已确认的和潜在的风险的认识和管理，讨论报告周期内发现的所有安全性问题。

（3）DSUR侧重研究药物，对对照药物研究的针对性不高，在对照药物与临床试验受试者的安全相关的情况下，需要提供对照药物的信息。

（4）DSUR应包含与所有剂型和规格、所有适应证以及研究中接受研究药物的患者人群相关的数据（化学药和生物制品应按照相同活性成分，中药按照相同处方进行准备）。如果相关信息无法获得（如申请人尚未获得数据），申请人应在DSUR的前言部分予以解释说明。

（5）DSUR的内容报告应提供所有正在进行的和已经完成的临床试验的安全信息，包括研发药物的各期临床试验、上市后药物的Ⅳ期临床试验、长期随访、研发药物的其他治疗性应用、支持医疗产品生产工艺流程改变的临床试验、与联合治疗相关的新的安全性数据。

（6）DSUR还应包括涉及研发药物安全的其他重要发现，如观察性研究或流行病学方面的研究、动物毒理学试验和体外试验的研究（包括相关的与研发药物有关的报告）、制造工艺或微生物学方面的改变、最近发表的文章（根据研究成果）、临床试验结果未证实其有效性，并且可能对患者的安全有影响（如使原有疾病恶化等）、其他有关同类产品涉及安全方面的新发现、与合作伙伴共同开展的临床试验等。

2. 报告方式

DSUR可以通过CDE官网的"申请人之窗""研发期间安全性相关报告递交"栏目递交。2019年4月26日，CDE官网上"申请人之窗"开通了"研发期间安全性相关报告递交"栏目，"研发期间安全性更新报告""非个例的潜在严重安全性风险信息报告"以及"其他研发期间安全性相关报告"等相关安全性报告均可以电子递交形式提交。《药物临床试验期间安全性数据快速报告标准和程序》中要求的其他非个例的潜在严重安全性风险信息的快速报告不再通过邮件递交。

3. 报告时限

（1）原则上应将药物临床试验在境内或者全球首次获得临床试验许可日期（即"国际研发诞生日"，以下简称DIBD）的月和日，作为年度报告周期的起始日期。首次提交应在境内临床试验获准开展后第一个DIBD后两个月内完成，后续提交也应以DIBD为基准。

（2）应持续提交至该药物境内最后一个上市许可申请提交，或者在境内不再继续进行研发时为止。最后一次提交时应附说明文件，说明该次提交为在境内的最后一份DSUR，并说明申请人是否还在其他国家或者地区继续进行临床试验。

4.DSUR 与 PSUR 的关系

目前，有些国家和地区接受DSUR作为上市药物的周期性安全报告。从内容上看，DSUR相对于上市后的定期安全性更新报告（periodic safety update report，PSUR）的内容很可能会有交叉和重叠。例如，上市后药物在临床试验中安全方面的发现应出现在DSUR中报告，DSUR中可能会包含上市后药物在临床试验中获得的安全性信息，而PSUR中也会出现药品上市后安全性信息。因此，《研发期间安全性更新报告管理规范》第八条规定，当药物在境内外获得了上市许可，如申请人需要，可以在DIBD的基础上准备和提交DSUR。调整后的首次提交，报告周期不应超过一年。从报告范围看，DSUR关注药物在研发阶段的新的安全性信息发现，包括非临床的和临床的新发现，PSUR关注已获批上市药物的安全性信息发现。两种报告专注于不同的对象，所以又是各自独立的。从接收部门看，药品审评中心接收申办者提交的DSUR，药品评价中心接收持有人提交的PSUR。

DSUR周期为1年，以初次在国内或世界范围内取得临床试验许可的日期DIBD为起点，持续到药品取得上市许可或研发终止。DSUR的结构与PSUR有部分类似，药物基本信息、全球上市批准状态、报告期内因安全性原因采取的措施、参考安全性信息的更改等部分基本与PSUR对应，后续的部分则用于介绍临床试验中的安全性数据和新发现，包括以表单形式呈现的受试者暴露量、SAE更新及汇总信息以及临床试验中的安全性发现，还包括其他各类临床或非临床研究、非干预性研究、文献研究、相关DSUR等能够提供的安全性发现。最终形成关于试验药物的总体安全性评估和风险收益评估结论。

（二）可疑且非预期严重不良反应报告

开展药物临床试验期间可疑且非预期严重不良反应（SUSAR）快速报告是加强临床试验期间药物警戒工作的重要内容之一。SUSAR快速报告需同时满足可疑不良反应、非预期、严重三个标准。可疑不良反应，即申办者或研究者任一方判断不能排除与试验药物相关。非预期，即不良反应的性质、严重程度、后果或频率不同于试验药物当前相关资料（如研究者手册等文件）所描述的预期风险。严重性，指导致以下情形之一：①导致死亡；②危及生命，指病情严重患者即刻存在死亡的风险，并非是指假设将来发展严重时可能出现死亡；③导致住院或住院时间延长；④永久或显著的功能丧失；⑤致畸、致出生缺陷；⑥其他重要医学事件，如可能不会立即危及生命、死亡或住院，以上任一情形发生均需要采取医学措施来预防。

申办者是SUSAR快速报告以及临床试验安全性风险管理的责任主体。申办者收到任何来源的安全性相关信息后，应当立即对不良反应严重性、与试验药物的相关性以及是否为预期不良事件等进行分析评估。申办者应当将SUSAR向药品监督管理部门、伦理委员会报告以及所有参加临床试验的研究者及临床试验机构。

1. 报告范围

（1）申请人获准开展化药、中药及生物制品等药物临床试验后，对于在我国境内和境外临床试验期间发生的所有与试验药物肯定相关或可疑的非预期且严重的不良反应以及《药物临床试验期间安全性数据快速报告标准和程序》规定的其他情形，都应按时向国家药品审评机构进行快速报告。

此外，临床试验包含与新药注册申请有关的Ⅰ、Ⅱ、Ⅲ期临床试验，批件中有特别要求的Ⅳ期临床试验，承诺性临床试验，需要开展临床试验的已上市产品申请增加新的人群或新的适应证以及需要开展临床试验的已上市产品的重大改变（如新剂型、新给药途径、新生产工艺）等，以上临床试验期间发生SUSAR时，均需要快速报告。以上临床试验期间，申请人从其他来源获得的与试验药物相关的非预期严重不良反应及其他潜在严重安全性风险的信息也应当向药审中心进行快速报告。

（2）以下两种情况，也应该进行SUSAR快速报告：①申请人和研究者在药物因果关系与不良事件判断中双方不能达成一致时，其中任一方判断不能排除与试验药物相关的情形；②临床试验结束或随访结束后到获得审评审批结论前期间所发生的严重不良事件属于非预期严重不良反应的情形。

2. 报告方式

GATEWAY方式和XML文件方式是SUSAR个例报告两种主要的电子传输方式，两种方式任选其一，但无论选择哪种方式，在正式报告之前，申请人均需要提前与CDE的药物警戒系统进行对接测试，否则系统将无法接收报告。同时，建议申请人可以2种方式均完成测试，当以GATEWAY方式提交个例报告出现故障时，依然能通过申请人之窗上传XML文件提交，从而保证在规定的时限范围内进行快速报告。对于个例报告首次报告后的随访报告，申请人应保证每次提交的随访报告编号与初始报告相同，即全球唯一病例识别码C.1.8.1（worldwide unique case identification number）需保持一致。若后续随访过程中，发现其严重性标准降级或已上报信息的更正，建议在上报随访报告的同时，在H.1病例叙述（case narrative including clinical course, therapeutic measures, outcome and additional relevant information）中更新相关表述。

申办者除了要进行SUSAR个例报告，还需对非个例的、其他潜在的严重安全性风险信息做出科学的判断并及时报告。非个例的、其他潜在严重安全性风险信息的快速报告可在国家药品监督管理局药品审评中心网站通过申请人之窗的"研发期间安全性相关报告"栏目进行电子递交。

3. 报告时限

（1）临床试验批准日期/国家药品审评机构默示许可开始日期为快速报告的开始时间，国内最后一例受试者随访结束日期为快速报告的结束时间。国际多中心临床研究临床试验期间SUSAR快速报告的开始日期和结束日期与我国SUSAR快速报告类似。

（2）根据严重不良事件的性质（类别）按以下时限向国家药品审评机构快速报告：①对于致死或危及生命的非预期严重不良反应，申请人应在首次获知后尽快报告，但不得超过7天，并在随后的8天内报告、完善随访信息（申请人首次获知当天为第0天）；②对于非致死或危及生命的非预期严重不良反应，申请人应在首次获知后尽快报告，但不得超过15天；③申请人在首次报告后，应继续跟踪严重不良反应，以随访报告的形式及时报送有关新信息或对前次报告更改信息等，报告时限为获得新信息起15天内。

SUSAR处理临床试验中的严重不良事件（serious adverse events，SAE）和SUSAR的收集、处理和递交是此阶段药物警戒工作的重要基础，其报告内容除增加了研究相关信息以外，与上市后的个例安全性报告ICSR并没有太大差别，仍然需符合ICH E2B标准，适用MEDDRA术语。在格式方面需要注意患者/受试者、药品/试验药物、持有人/申办者等差别。有所不同的是，临床阶段的ICSR仅需收集严重不良事件（SAE），递交非预期严重不良反应（SUSAR）。而信息的最终接收方，也不仅限于监管机构（药品审评中心），还包括了所有的临床研究机构和伦理委员会，以便于后者能及时了解药物风险/收益平衡趋势。对于死亡病例和致命威胁病例的上报，采纳了ICH E2A的建议，需要在7日内上报。临床阶段的SAE，其相关资料如医学诊断信息、病历资料、检查结果、尸检报告等相对而言更容易取得，这不仅是递交SUSAR所需的必要资料，也是开展药物警戒活动的重要依据。

七、临床试验期间安全性风险评估与管理

上市前的风险管理需要对各个渠道的安全性信息进行科学的评价。药理学结论是否能支持药物安全性评价结论，临床SAE和SUSAR是否揭示了药物新的安全性特征，同类药物的安全性结论是否适用于本药物，都需要认真进行科学评价，并进一步对临床试验产生指导作用。上市前的风险管理也应当对临床试验产生类似的作用，新的风

险、新的安全性发现应当考虑到临床试验方案中，包括必要的参考安全性信息和试验方案中相关内容的修改、在发现重大安全风险时试验暂停甚至终止，都是通过风险管理控制试验风险、保护受试者权益的手段。

2021年5月13日，NMPA发布的首版GVP根据《药物临床试验期间安全信息评估与管理规范（试行）》《药品管理法》《药品注册管理办法》和《药物临床试验质量管理规范》（GCP）等法规，落实了申请人在临床试验期间药物警戒的义务，要求申办者建立药物警戒体系，在开展药物安全风险监测、识别、评估和控制中发现存在安全性问题时，主动采取必要的风险控制措施，并对药物安全风险控制措施进行有效性评估，确保受试者风险最小化。对申请人在履行临床试验期间药物警戒主体责任时，应根据安全风险等级及时采取风险控制及风险最小化措施。

安全风险分为一定的安全性风险、较大的安全性风险和重大的安全性风险三个等级。划分为较大的安全性风险有以下几种情形：①受试者正在或将会面临与试验相关的，风险/收益不合理的、较大的身体伤害风险；②未按照相关要求在规定时限内及时向监管机构提交SUSAR、DSUR或者其他潜在的严重安全性风险信息报告等；③临床试验用药品出现影响受试者安全的质量问题；④其他可导致受试者面临较大安全性问题或者风险隐患的情况。划分为重大的安全性风险有以下几种情形：①药物临床试验出现大范围、非预期严重不良反应；②临床试验用药品存在严重质量问题，药品监督管理部门认为继续临床试验可能对受试者健康造成重大危害或者不符合公众利益。

申请人经过评估认为临床试验存在一定的安全性风险，则应采取修改临床试验方案、修改研究者手册、修改知情同意书等一般风险管理措施；CDE根据申请人提交的安全信息及其风险管理评估信息，将药物临床试验原审评审批具体情况与之结合，经评估认为临床试验存在一定的安全性风险，除可要求申请人采取一般风险管理措施外，还可调整研发期间安全性更新报告周期等，发送《药物临床试验期风险控制通知书》，申请人收到该通知书后应及时采取相关措施并在20个工作日内通过CDE网站将相关措施的完成或进展情况进行书面回复。申请人经过评估认为临床试验存在较大的安全性风险时，应主动暂停临床试验；申请人未主动暂停临床试验的，CDE可要求暂停临床试验，并将《暂停临床试验通知书》发送给申请人，申请人应及时查询和下载。申请人经过评估认为临床试验存在重大的安全性风险，应主动终止临床试验；申请人未主动终止临床试验的并在收到《暂停临床试验通知书》后20个工作日仍未按照要求进行落实，CDE可要求终止临床试验，发送《终止临床试验通知书》。申请人应对安全性风险采取风险管理措施并对措施实施的有效性进行评估，确保受试者安全。申办者在修改临床试验方案、主动暂停或终止临床试验相关信息应及时在药物临床试验登记与信息公示平台进行更新。现将药物临床试验期间风险控制措施总结如图5-2所示。

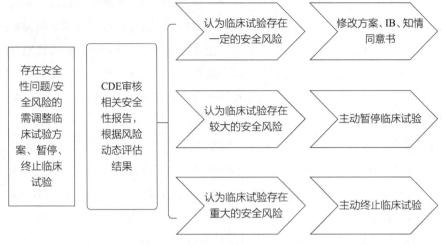

图5-2　药物临床试验期间风险控制措施

第四节　药品上市前药物警戒实践

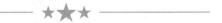

一、药品上市前药物警戒具体实践

（一）临床试验药物警戒实践

步长制药公司的BC0335颗粒新药，是一款拟用于儿童呼吸道合胞病毒（RSV）感染的儿科治疗药物，在临床试验中健康成年受试者出现大范围、非预期严重不良反应。CDE在2020年7月发布的《药物临床试验期间安全信息评估与管理规范（试行）》提出，若受试者正在或者将会面临与试验相关的、风险/收益不合理的、较大的身体伤害的风险等情形，监管机构需实施责令暂停全部临床试验。步长制药BC0335颗粒在进行临床试验期间存在较大的安全性风险，需暂停临床试验。仙牛健骨颗粒由于其在Ⅲ期临床试验过程中连续发生严重不良事件，国家食品药品监督管理局（SFDA）于2008年5月9日及时发文暂停了该临床试验，随后组织人员对该事件进行全面调查处理，调查发现该严重不良事件与药物自身含有关木通有明显相关性，并发现药物的临床试验设计存在以下问题：①在Ⅱ期临床试验中已有1例发生严重肝功能损害的情况下，Ⅲ期临床试验方案在安全性检查方面未作任何修改；②Ⅲ期临床试验的知情同意书未告知该试验药物的任何不良反应，包括Ⅱ期临床试验中出现严重肝功能损害的情况；③在发生严重不良事件之后，伦理委员会未要求申办者和研究者修改Ⅲ期临床试验方案，在Ⅲ期临床试验发生多起严重肝功能损害的严重不良事件后，也未采取有力的干预措施，包括召回受试者进行安全性检查和及时暂停临床试验。药监部门最终责令停止仙牛健骨颗粒的临床试验。

根据美国FDA对一项7年的随机双盲临床试验研究——额外降低胆固醇和同型半胱氨酸的有效性研究（SEARCH），以及2010年3月关于高剂量辛伐他汀和肌损害风险升高有关数据的分析显示，80mg剂量辛伐他汀导致致命横纹肌溶解症的报告高于低剂量辛伐他汀或低剂量其他多数他汀类的报告水平。SEARCH的研究发现支持了该结果。其他临床试验、观察性研究、不良事件报告数据也有类似结论。FDA于2010年3月发布关于辛伐他汀的严重肌肉损害风险的警示，紧接着于2011年6月FDA建议限制使用最高核准剂量的降胆固醇药物辛伐他汀。FDA规定辛伐他汀80mg不能用于新发患者（包括已经采取低剂量药物的患者），辛伐他汀80mg应仅用于已采取此剂量治疗12个月或以上且没有肌肉损伤证据的患者。FDA还要求修改辛伐他汀说明书，增加新的禁忌证、合并使用某些药物时对辛伐他汀的新剂量建议。

在这几起事件中，可以看到临床试验期间药物警戒工作对于加强临床研究过程监管、提高临床研究质量发挥着重要作用。2018年6月我国成为ICH管理委员会成员后，NMPA全面开启了药物临床试验期间药物警戒制度与体系建设工作，加强了临床试验期间安全风险监管工作，推动我国药品安全监管与国际药品监管快速接轨。2019年11月，NMPA发布的《个例安全性报告E2B（R3）区域实施指南》，促进了我国药品上市前与上市后药物警戒个例安全性数据及时有效传输；2020年7月，NMPA发布的《药物临床试验期间安全信息评估与管理规范》（试行）落实了药物临床试验期间申办者在安全信息报告及风险管理中的主体责任，且在《研发期间安全性更新报告管理规范》（试行）规范了药物研发期间安全性更新报告的撰写与管理。

（二）新冠肺炎药物/疫苗临床试验药物警戒实践

在开展新冠肺炎药物/疫苗临床试验的药物警戒工作方面，采用强化的药物警戒工作方法对新冠肺炎应急审批药物/疫苗临床试验进展及安全性监管实施应急处理，强化安全监管工作内容和要求，将获准开展临床试验的所有新冠肺炎药物纳入重点药物警戒监测品种。采取了建议申办者主动采取暂停临床试验，发出临床试验风险控制通知书等风险控制措施。对新冠肺炎疫苗临床试验进展及安全性进行阶段性的汇总分析，及时为国家药品监督管理局、国务院联防联控机制对于新冠肺炎疫情防控及科技攻关提供决策依据。

瑞德西韦在美国的临床研究中用于新冠病毒的治疗试验（ACTT研究），即在接受感染了新冠病毒住院治疗且有下呼吸道感染迹象的成年人中，进行了双盲、随机Ⅲ期试验，试验主要终点为在第28天之前恢复的时间，并在试验中期分析其安全性、确定试验是否因无效或特别有效而终止。2020年4月27日，DMC根据最初的中期分析审查了研究结果，发现瑞德西韦的中位康复时间（11天）比安慰剂（15天）快，瑞德西韦的死亡率（7.1%）比安慰剂（11.9%）低，但改善的程度不具有统计学意义。DMC向美国过敏和传染病研究所（NIAID）的试验小组成员提供了包括初步的主要疗效报告和死亡率报告的封闭安全性报告。5月1日，FDA颁发了紧急使用权（emergency use authorization，EUA），允许使用瑞德西韦治疗患者。10月7日，该药在美国被批准上市。在该案例中，DMC对瑞德西韦临床试验期间数据进行审查，向申请人提出建议。临床试验期间的DMC在瑞德西韦研究中看到该该药的疗效，及时采取药物警戒相关措施中止试验，由此让药品监管部门在第一时间批准上市，在新冠疫情全球大流行的当下发挥了重要的作用。

二、药品上市前药物警戒工作成效

在药品上市前，临床试验会提供有关药物已确定的和潜在的风险。药品上市前的临床试验包括几千名患者，能够提供产品临床效益的数据并发现常见和急性的不良反应。虽然临床试验不能检验出所有潜在的药物安全问题，但通过临床试验可以发现和药品有关的安全信号。在药品上市前药物警戒领域，利用大数据技术挖掘上市前的各种数据源来汇总分析安全信号，确定药品不良反应的内在联系。药品上市前进行药物警戒可以降低临床试验中不良事件的发生率，对是否停止临床试验或继续下一个阶段的研发过程、风险管理、风险最小化和监管部门的审批有重要作用。

近年来，药物临床试验安全性报告数量大幅增加。2018年以来，CDE接收来自国内外的SUSAR个例报告410942份，涉及病例152656例。其中，我国SUSAR个例报告37956份，涉及病例10550例；接收DSUR共计4275份；完成包括新冠肺炎治疗药物和新冠肺炎疫苗的临床试验登记达7387项。2021年收到国内SUSAR首次报告7197份，较去年同期增加54.51%；接收DSUR个例报告2568份，较去年同期增加42.82%。临床试验登记平台登记信息15075条，包括首次登记和信息更新登记，较去年同期增加22.95%。重要安全信息经审评部门审核评估后，及时采取风险控制措施，包括建议申办者主动暂停临床试验，责令暂停临床试验通知书等，对默示许可临床试验的安全信号及风险管理实施了有效风险管控。

（孟光兴，李缘）

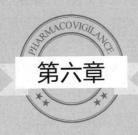

第六章　药品上市后的药物警戒

药品获得批准上市是药品充分发挥防病治病作用的重要里程碑，敲响了上市后药品安全性问题的警钟，上市药品面临庞大的使用人群基数、更复杂的用药环境，各种潜在的安全问题逐渐显现。不良反应监测与报告是药品上市后药物警戒工作的主体，制度本身相对比较成熟。除此之外，药物警戒工作还包括如何在生产和流通环节中避免不合格药品的产生，在使用过程中如何避免不合理用药、错误用药、滥用药物等。药物警戒制度将药品上市后可能导致安全问题的各种因素整合在一起，突出并强化了药品安全监管的重要性，也体现了以人为本的监管理念，与监管科学发展的方向一致。监管科学的发展为药品上市后的药物警戒工作提供了新工具、方法和标准，药物流行病学的广泛介入就是典型的例子。

第一节　药品上市后药物警戒的必要性和重要性

一、药品上市后药物警戒活动

（一）药品上市后药物警戒

药品上市后是药物警戒工作的重点阶段，在这一阶段中，药品在人群中广泛使用，面对不同人种、地区、生活习惯、疾病基础的患者，药品在上市前阶段隐藏的潜在风险会逐渐显现。在药物警戒制度出现以前，这些潜在风险容易被忽视，直到爆发严重的药物安全事件后才引起人们的注意并进行补救，这往往需要患者付出极高的、甚至是生命的代价。

人们对于药物风险的关注始于早期对药品安全性的认知，美国是世界上第一个要求药品在上市前提交安全证明文件的国家，避免了沙利度胺事件带来的风险。随后美国食品药品监管局（Food and Drug Administration，FDA）于1963年开始了针对药品上市后不良反应的监管。世界卫生组织（World Health Organization，WHO）于1968年制定了国际药物监测合作试验计划，并在1970年将"世界卫生组织药物监测中心"更名为"乌普萨拉监测中心"（Uppsala Monitoring Centre，UMC），定期向成员国反馈药物安全性信号。1974年，法国首先将药物警戒监测扩展至包括药品研制和上市审批的全过程。1987年开始，国际医学组织委员会（The Council for International Organizations of Medical Sciences，CIOMS）建立了依靠制药企业进行报告的另一套药品不良反应报告体系。以上这些药物安全和风险监测监管实践的演进逐渐构成了人用药品注册技术国际协调会（The International Council for Harmonisation of Technical Requirements for Pharmaceuticals for Huaman Use，ICH）制定药物警戒指南计划的渊源。

2004年11月，ICH的《药物警戒计划指南（Pharmacovigilance Planning）》（简称ICH E2E）建议对上市后药品开展药物警戒工作，以药品不良反应监测为主，强调药品上市后持续监测是对药品安全性监管的补充。对用药人群的安全性监测是药品上市后持续监测的重要组成部分，收集、分析上市药品的安全信息，及时发现新的安全信号、新的药品不良反应、预期药品不良反应的增长趋势以及影响药品不良反应的风险因素等，对已上市药品的风险和效益进行评估，根据评估结果制定相应的药品风险管理计划（risk management plan，RMP），如及时调整药品说明书、更新药品安全信息、必要时将药品从市场上撤回等。药物警戒控制药品使用风险，充分发挥药品疗效，达到风险最小化、收益最大化的目的。

药物警戒是在药品不良反应监测的基础上演进而来，相比被动地进行药品不良反应监测，药物警戒工作多了一重主动的意义，即通过对药品上市前、上市后全方位的信息收集和数据综合分析，及早发现药物可能存在的风险。药物警戒工作内容不仅是药品不良反应，还包括上市前研究风险、上市后的生产制造风险、药物使用风险等。药物警戒监测方法包括主动监测、被动监测、比较观察性研究、临床试验和其他研究等。上市后阶段的药物警戒主要关注以下内容。

（1）新药临床监测期不良反应监测评估；

（2）不合格药品；

（3）医疗错误；

（4）对无充分科学依据且未被认可的适应证的用药；

（5）急慢性中毒的病例报告；

（6）与药品相关的病死率评价；

（7）药品的滥用和误用；

（8）药品与其他药品和食品的相互作用；

（9）药物流行病学。

（二）药品上市后药物警戒制度与法规

加入ICH前，我国药品上市后的药物警戒工作主要是药品不良反应监测，制度与法规主要体现为《药品不良反应报告和监测管理办法》。1999年我国开始推行药品不良反应的报告与监测管理，随后2004年3月正式实施《药品不良反应报告和监测管理办法》，主要针对药品在使用过程中出现的不良反应，要求相关的各个主体（药品生产企业、药经营企业、医疗机构等）按程序逐级上报，逐渐建立了我国药物警戒系统的前身——药品不良反应监测体系。2011年7月《药品不良反应报告和监测管理办法》修订后，在原有基础上对个例不良反应的报告和处置、评价和控制作出更详细的说明，同时新增了群体不良事件的报告和处置、境外发生的严重药品不良反应的报告和处置、定期安全性更新报告（development safety update report，DSUR）及药品重点监测等内容，进一步落实了对上市后药品安全的持续监测。

2018年6月我国加入ICH，根据ICH的指导原则在药物全生命周期实施药物警戒制度，我国的药品不良反应监测开始对标国际，向药物警戒过渡。2018～2019年间，国家药监局先后发布《国家药品监督管理局关于药品上市许可持有人直接报告不良反应事宜的公告》《个例药品不良反应收集和报告指导原则》《上市药品临床安全性文献评价指导原则（试行）》，落实了药品上市许可持有人（marketing authorization holder，MAH，以下简称持有人或MAH）作为主要主体，对上市后药品不良反应的风险控制、监测、上报、评价、预警承担主要责任，同时将不良反应的含义扩大，使不良反应监测的范围逐渐向药物警戒靠拢。

2019年新修订的《药品管理法》中明确国家建立药物警戒制度，标志着药物警戒工作新时代里程开启。随后，2021年12月实施的《药物警戒质量管理规范》（Good Vigilance Practice，GVP）明确MAH和批准开展药物临床试验的药品注册申请人应当建立药物警戒体系，并协同医疗结构、药品生产企业、药品经营企业、药物临床试验机构等开展药物警戒活动。GVP中明确了持有人建立药物警戒体系的主体责任，持有人应当根据药品特征开展药物警戒活动，GVP对持有人开展上市药品的药物警戒活动进行系统的规范和指导，对上市药品不良反应的收集、报告的评价与处置以及报告的提交等内容进行了明确规定。

二、药品上市后药物警戒活动的必要性

自药品问世以来，不断有因药品不良反应而造成的药害事件。氨基比林具有解热镇痛作用，1893年以后大量生产和应用，1922年后美国、德国、英国等国发现患者

使用氨基比林后导致粒细胞缺乏症，表现为发热、咽喉痛、口腔炎等症状。1960年至1966年期间，异丙肾上腺素喷剂因使用方便，广泛受哮喘患者的青睐，澳大利亚、美国用肾上腺素气雾剂治疗哮喘，随后发现异丙肾上腺素喷剂可引起心动过速和心律失常，超过3500人因此死亡。1933年开始用于抗阿米巴虫的药物氯碘羟喹被发现对旅行者腹泻表现出优异的防治作用，迅速在日本等多个国家获得广泛应用，20世纪50年代以后越来越多的亚急性脊髓视神经病被报道，日本成立专门委员会花费4年时间查明亚急性脊髓视神经病与使用氯碘羟喹有关，此事件受害人达11000多人。1966年至1969年期间美国波士顿市妇科医院接诊了8名十几岁患阴道癌的患者，后调查发现这与患者的母亲在孕期服用己烯雌酚保胎有密切联系，这种现象有较长的潜伏期，要在几年、十几年甚至二十几年后在下一代身上才表现出来。1961年，美国默利尔公司生产的降胆固醇药物三苯乙醇被发现可引起皮肤干燥、头发脱落、白内障等症状，部分患者停药一年后还会发病，潜伏期较长，据估计约有1000多人因此患上白内障。2008年10月5日，红河州第四人民医院6名患者使用标有"黑龙江省完达山制药厂"生产的刺五加注射液后，发生严重不良反应，造成3名患者死亡。2008年美国百特公司生产的"肝素钠"在美引起药品不良事件，造成4位患者死亡，另有300多人出现了过敏反应和其他副作用。

以上例子说明了药品风险的不可控性，即使在上市前经过充分的研究和严格的审核，上市后也有可能出现不测风险，特别是一些发生率低于1%的不良反应、迟发的不良反应以及潜伏期较长的不良反应，更是难以通过上市前临床研究发现。为此各国逐渐建立起对上市后药品开展持续监测的药物警戒体系，包括上市后的IV期临床试验、药品不良反应的监测和报告、对上市药品开展药物警戒活动等，这些手段成为保障公众用药安全的重要环节。

此外，即使药品本身的风险不存在问题，在上市后的生产制造和销售环节也有可能会产生人为风险。2006年，齐齐哈尔第二制药有限公司擅自用工业用二甘醇代替药用辅料丙二醇进行亮菌甲素注射液的生产，导致多名患者使用后出现急性肾衰竭，13人死亡。2006年安徽华源生物药业有限公司在生产克林霉素磷酸酯葡萄糖注射液过程中擅自修改灭菌工艺，导致无菌和热源检查不符合标准，患者使用后出现胸闷、过敏性休克等症状，致11名患者死亡。2008年完达山制药厂将被雨水浸泡的刺五加注射液的标签更换后继续销售，导致患者使用了被细菌污染的药品。2015年5月，国家食品药品监督管理局发现桂林兴达药业有限公司擅自改变银杏叶提取工艺，私自将稀乙醇改为3%盐酸提取，并向下游制剂生产企业销售不合格原料药，导致多家药品生产企业出现不合格产品。2017年莎普爱思因涉嫌虚假宣传被药品监督管理部门要求启动临床有效性试验。此外还有2017年网售假药狮马龙血脉康胶囊、"活血丹"系列假药案、哈市家族制售假药案等。以上层出不穷的安全事件表明,药品安全风险不仅来自于自身理化特性,生产、运输、储存、宣传等环节都可能是风险的累积因素。

虽然我国早在2003年启用了药品不良反应监测系统,但仅仅依靠不良反应监测无法识别药品在上市后各个环节累积的风险因素,更无法消除它们。药品生产过程中由于原料药、药用辅料质量问题导致生产企业生产的产品出现质量缺陷;药品生产企业在药品的外包装上印刷夸大宣传药品适应证的广告、经营企业的销售人员对消费者进行超说明书适应证的夸大宣传,误导、欺骗消费者,耽误疾病最佳治疗时间;运输及贮存过程中由于保存不当等原因导致药品被污染,影响药品质量和疗效;生产销售假、劣药,使非法药品流入市场导致不良后果;以及临床不合理用药、配伍禁忌及药物相互作用等,均可对公众用药安全产生严重影响。近几年发生的药害事件说明,保证药品安全不应局限于药品不良反应监测与报告,避免上述情况最有效、最恰当的做法就是对上市药品开展药物警戒活动。

药物警戒是"与发现、评价、理解和预防不良反应或其他任何可能与药物有关问题的科学研究与活动",覆盖药品安全问题的方方面面,通过建立全方位的药品监测、采取严格的风险管理措施,切实保障用药群众的身体健康和生命安全。药物警戒更符合时代发展要求,从单纯的不良反应监测到药物警戒是科学发展的必然,也是公众对药品安全需求的必然。

三、药品上市后药物警戒活动的重要性

开展药品上市后药物警戒活动可以全面加强药品上市后各环节的质量监管和药品安全风险控制,与上市前药物警戒活动相衔接,实现对药品全生命周期进行监管。通过科学的监管使各环节风险最小化,最终保障临床用药收益大于风险。药品被批准上市后要经历批量生产、贮存、运输,再到药品经营企业和医疗机构,经过层层流转最终才被患者使用,期间药品安全受多种因素影响。上市后药物警戒落实、强化了药品生产、经营企业、医疗机构、药品监督管理部门等单位和机构的职责,各环节单位主动收集影响药品安全的因素,进行风险评估与质量管控,使药品在上市后各环节均有对应的风险管控措施,形成相互联系、协调的药品上市后药物警戒体系,保障药品在上市后各个环节的质量与安全。药品上市后药物警戒有效衔接了药品上市前的药物警戒,是对药品安全的持续补充,弥补了临床前研究、临床研究及被动不良反应监测和

报告的局限性和弊端，是实现药品全生命周期监管极其重要的环节之一。

开展药品上市后药物警戒活动，有助于及时发现上市药品特定的安全性问题，避免发展成严重的药害事件。药品上市前的受试人群样本量小、试验时间短，药品使用受到严格规范与管控，加上缺乏老人、儿童、妇女等特殊人群的用药资料，某些特异性、罕见、潜伏期较长的药品不良反应在上市前的研究中很难被发现，上市前研究掌握的安全资料十分有限。上市后药品使用人群样本量迅速增大，一些上市前研究存在的小问题，甚至是一些没有被发现的安全性问题在上市后迅速被放大，可形成新的风险信号，若不及时发现与管控可能会造成严重后果。通过上市后药物警戒活动可以及时发现药品上市前研究难以发现的安全性问题，对上市药品存在的风险进行分析、评估，采取积极主动的风险管控措施，避免风险进一步发展和蔓延，使风险处在可控范围之内，保证上市药品使用安全。

开展上市后药物警戒活动，有助于发现新的药品不良反应或新的适应证，尽早确定药品不良反应干预措施和救治方案，降低药品不良反应对患者的影响。上市后药物警戒通过收集上市药品不良反应信息，分析各不良反应的风险因素，挖掘同类不良反应相关联的风险信号，形成药品安全预警，有利于临床根据安全预警权衡风险和收益，制定药品不良反应干预措施和救治方案，降低临床药品不良反应对患者的影响，避免因药品不良反应严重影响患者生活质量。

开展上市后药物警戒活动可以为药品长期上市、撤市和淘汰提供决策依据。药品上市后药物警戒可以及时对收集到的风险信息进行风险/收益评估，若药品在大基数人群中使用时药品不良反应发生率高或产生的药品不良反应多，临床治疗价值低，药品使用的风险大于收益，须及时撤回或淘汰。

开展药品上市后药物警戒活动，可以通过上市后药品安全数据的收集，促进临床合理用药，提升公众用药质量。药品上市后药物警戒通过收集个例药品不良反应，对上市药品的临床使用安全数据进行整理、归纳和分析，通过个例不良反应报告数据的积累，发现、识别难以发现的药品潜在风险信号，并进行风险/收益评估，根据评估结果作出上市药品安全预警并向临床反馈药品安全信息，使医护人员充分认识和重视药品安全信号，以便医护人员和患者权衡风险和收益，及时调整临床用药方案，加强临床合理用药，提升公众用药质量。

第二节　药品生产流通阶段的药物警戒

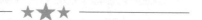

一、生产流通阶段的药物警戒体系

（一）参与主体

　　上市后药物先经由上市许可持有人指定生产企业完成生产，再由符合资质的药品批发商采购销往各个零售终端，再经由零售终端销售至消费者手中完成使用。整个上市后环节中，生产、流通、使用涉及到生产企业、批发企业、零售药店、医疗机构、消费者等主体（图6-1），影响因素复杂，因此构建的上市后药物警戒体系覆盖面也广泛而繁复，为此这一阶段的工作内容也成为整个药物警戒工作关注的重点。

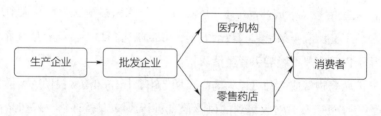

图6-1　上市后药物所涉及的各个主体

　　在药物警戒工作中，上市许可持有人是最主要的责任主体，不仅担负着挑选生产企业、批发企业的工作，还要监控药品上市后所有主体反馈的安全质量信息。《药物警戒质量管理规范》（2021版）明确要求上市许可持有人应当建立药物警戒体系，通过体系的有效运行和维护，监测、识别、评估和控制药品不良反应及其他与用药有关的有害反应。

　　此外，作为药品生产、经营、使用的主体，生产企业、经营企业、医疗机构各自扮演着重要的角色。2019年版《药品管理法》第八十一条规定："药品上市许可持有人、药品生产企业、药品经营企业和医疗机构应当经常考察本单位所生产、经营、使用的药品质量、疗效和不良反应。发现疑似不良反应的，应当及时向药品监督管理部门和卫生健康主管部门报告。"从法律上对参与药品上市后工作的主体责任进行了规范。

（二）药物警戒风险因素来源

药物警戒工作主要关注的是药物的安全问题，及时发现、评估、控制药品生产流通阶段影响药物安全的风险因素，一直是药物警戒的工作重心。在上市后阶段，药物安全风险因素主要分为来自药品质量的因素、药品不良反应和其他药品安全风险因素。

1. 药品质量风险因素

指因在生产、运输、仓储、使用过程中，因生产环境设置不当、操作失误、检验环节出错、运输仓储环境不当、使用方法不当等原因，导致药品可能出现成分含量与标准不符、被污染、变质等情况。药品质量风险因素大多由人为原因造成，在生产、流通环节中广泛存在，虽然可通过标准操作规程等方式避免、减少风险发生的可能性，但完全消除仍然存在较大的困难。

2. 药品不良反应

消除了生产质量风险的合格药品，即使在医生指导的正规用法用量下也有可能因为药物本身设计的问题引发不良反应。药品不良反应根源于药品的设计原理，大部分与药品的理化特性高度相关，几乎不可避免，药物警戒通过收集药品安全性数据，对可能发生的不良反应进行预警，监控不良反应发生的情况，避免出现严重的、难以控制的不良反应后果。

3. 药品使用安全风险

药品在使用环节可能因药物误用、药物滥用、用量不当（过多或过少）、药物不良的相互作用、药物的用法错误等原因，引起使用上的安全风险。此类药品安全风险并非与药品质量相关，多因使用环节信息沟通不足造成，药物警戒主要通过数据收集分析，加强风险沟通、提前预警减少风险发生的可能性。

（三）ICH药物警戒体系

ICH建议构建的药物警戒体系由指南（法规）、药物安全性数据库、安全报告文件、风险监控、风险交流组成，其整体结构如图6-2所示。

ICH E2指南的药物警戒体系包含质量、安全性、有效性、多学科性四大指导原则，涵盖了上市前、上市后的全阶段，其中涉及上市后阶段的指南有：要求药品持有人建立药物警戒工作计划及安全监测计划，及时报告可疑且非预期严重不良反应SUSAR（suspected unexpected serious adverse reaction）；定期报告已批准药品的安全性的PSUR（periodic safety Update reports for marketed drugs）；提交定期风险/收益评估报告PBRER（periodic benefit-risk evaluation report）。

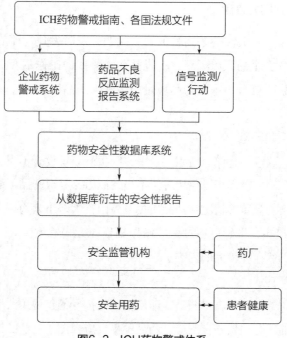

图6-2　ICH药物警戒体系

（四）我国药物警戒体系中的制度

我国目前已根据药物风险管理原则和ICH E2系列指南制定、修订了包括《药物警戒质量管理规范》在内的系列制度规范，以确保充分发现、识别、评估、控制生产、经营环节中存在的风险因素。现将这些规章制度介绍如下。

1.药物警戒质量管理规范

根据《药物警戒质量管理规范》（GVP）要求，由获准开展药物临床试验的药品注册申请人承担上市前药物警戒工作，药品上市许可持有人负责上市后药物警戒工作。企业需建立起由药物警戒活动相关的机构、人员、制度、资源等组成的药物警戒体系，以此开展药物警戒活动。

2.药品质量管理制度

为降低药品质量风险，提高药品质量的可控性，药品完成上市注册程序后，上市持有人和生产企业需依照《药品管理法》第三章、第四章、第七章及《药品生产质量管理规范》《药品生产监督管理办法》、药品标准、标准操作规程等实施生产质量管理，主要从环境搭建、组织结构、操作程序等方面减少生产质量风险发生的可能性。

药品经检验合格后，可销售至符合资质的药品批发企业。此阶段主要经历贮藏、运输环节，由药品上市许可持有人、经营企业依照《药品管理法》第五章、第七章、

第八章、《药品经营质量管理规范》《药品流通监督管理办法》实施药品流通阶段的质量管理，以降低这些环节对药品质量可能带来的风险影响。

销售至医疗机构的药品，由上市许可持有人、医疗机构按照《药品管理法》第六章、《医疗机构药品监督管理办法（试行）》（2011版）进行药品使用质量控制。

3. 不良反应控制制度

药品不良反应主要由上市许可持有人根据《药品不良反应报告和监测管理办法》建立监控机构，安排专人持续关注、收集医疗机构、经营企业上报的各类疑似不良反应信息，定期开展不良反应的综合分析、评估，对评估后续风险较大的药物进行警示、限制使用范围或撤市。

4. 其他安全风险有关制度

除药品质量风险、不良反应外，药品宣传、使用环节中可能造成的误用、滥用、过量使用、药物相互作用、缺乏疗效等情形，《药品广告审查办法》主要针对药品宣传的形式、内容进行了规范，《医疗机构药品监督管理办法（试行）》则对医疗机构用药的规范性做出了要求。

二、上市许可持有人药物警戒

药品上市许可持有人（以下简称"持有人"）是全生命周期的药品质量风险承担者，持有人的主要负责人或法定代表人对药物警戒活动全面负责。按照《药物警戒质量管理规范》（GVP）的要求，持有人首先应当建立药物警戒体系，并对其维护，监测、识别、评估和控制药品不良反应及其他与用药有关的有害反应。主要工作内容包括了解药物警戒工作内容，配备负责药物警戒工作的组织机构和人员，建立药物警戒主文件及相关的标准操作规程等，保障上市后药物警戒工作的顺利开展，降低药品安全风险，保护和促进公众健康。

（一）持有人药物警戒体系

持有人负责设置与持有药品品种规模相适应的药物警戒体系，包括组织机构、人员、制度与文件系统。持有人根据药品特点设立药物警戒目标，建立质量保证系统，将药物警戒关键活动纳入质量保障系统中，以有效防控风险。

1. 药物警戒计划

药物警戒计划是描述上市后药品安全特性以及如何管理药品安全风险的书面文件，包括药品安全性概述、药物警戒活动，并对拟采取的风险控制措施、实施时间周期等进行描述。

药物警戒计划是药品上市后风险管理计划的一部分，也是持有人开展药物警戒工作的重要内容之一，持有人应当收集和识别药品风险信息，对重要的已确认风险、重要的潜在风险以及重要的缺失信息进行描述，并根据风险描述内容提出与之相匹配的药物警戒活动计划，采取措施使上市药品风险处于最小化状态，确保药品上市后用药人群获得的收益大于风险。持有人应当持续收集药品风险信息，定期评估收集到的风险，根据药品风险认识的变化及时更新药物警戒计划。

2. 组织机构

包括药品安全委员会、专门的药物警戒部门，并建立合理的部门沟通和协调机制。

药品安全委员会由持有人的法定代表人、药物警戒负责人、药物警戒部门及相关部门负责人组成，负责重大风险研判、重大或紧急药品事件处置、风险控制决策以及其他与药物警戒有关的重大事项。

药物警戒部门负责：疑似药品不良反应信息的收集、处置与报告；识别和评估药品风险，提出风险管理建议，组织或参与开展风险控制、风险沟通等活动；组织撰写药物警戒体系主文件、定期安全性更新报告、药物警戒计划等；组织或参与开展药品上市后安全性研究；组织或协助开展药物警戒相关的交流、教育和培训；其他与药物警戒相关的工作。

3. 人员、设备和资源

药物警戒负责人应设置为：具备一定职务的管理人员；具有医学、药学、流行病学或相关专业背景；本科及以上学历或中级及以上专业技术职称；有三年以上从事药物警戒相关工作经历。药物警戒负责人负责药物警戒体系的运行和持续改进。

药物警戒部门应当配备足够数量并具备适当资质的专职人员。专职人员应当具有医学、药学、流行病学或相关专业知识，接受过与药物警戒相关的培训，熟悉我国药物警戒相关法律法规和技术指导原则，具备开展药物警戒活动所需知识和技能。

持有人应当开展药物警戒培训，根据岗位需求与人员能力制定适宜的药物警戒培训计划，按计划开展培训并评估培训效果。

持有人应当配备满足药物警戒活动所需的设备与资源，包括办公区域和设施、安全稳定的网络环境、纸质和电子资料存储空间和设备、文献资源、医学词典、信息化工具或系统等。

4. 管理制度

持有人应当建立药品安全委员会，制定药物警戒部门的具体职责、流程、与其他部门的职责分工、合作规则等，明确药物警戒负责人与药物警戒部门其他人员的岗位职责。建立清晰的数据记录和文件管理信息系统，明确各人员的记录权限和职责，确保药物警戒相关文件和记录可获取、可查阅、可追溯。

5. 操作规程

持有人应就药品不良反应信息收集、药物警戒报告与处置、风险信号识别和评估、风险控制、记录与文件保管等工作制定全面、清晰、可操作的标准操作规程，提升工作精准度和有效性。

（二）信息监测与报告

持有人的药物警戒系统负责药品安全信息收集。建立并不断完善药品安全信息收集途径和渠道，主动、全面、有效地收集上市药品在使用过程中出现的所有与药品安全相关的信息是药物警戒系统的重要工作。

1. 信息收集

（1）被动的信息收集渠道　通过药品说明书、包装、标签、门户网站公布的联系电话或邮箱等多种途径收集用药群众自发报告的药品不良反应信息。

（2）主动的信息收集渠道　通过电话、传真、电子邮件等方式与医疗机构、药品生产企业、药品经营企业建立信息联系渠道，收集其他单位报告的药品不良反应信息。

定期对学术文献进行检索，制定合理的检索策略，根据品种安全性特征等确定检索频率，收集研究信息。

由持有人发起或资助的上市后相关研究或其他有组织的数据收集项目，持有人应当确保相关合作方知晓并履行药品不良反应报告责任。

对于境内外均上市的药品，持有人应当收集在境外发生的疑似药品不良反应信息。

对于创新药、改良型新药、省级及以上药品监督管理部门或药品不良反应监测机构要求关注的品种，持有人应当根据品种安全性特征加强药品上市后监测，在上市早期通过在药品说明书、包装、标签中进行标识等药物警戒活动，强化医疗机构、药品生产企业、药品经营企业和患者对疑似药品不良反应信息的报告意识。

药品上市许可持有人在收集药品安全信息的过程中应强化药品生产企业、药品经营企业、医疗机构、公众对疑似药品不良反应信息的报告意识，充分发挥单位和个人在药品安全信息收集工作中的作用，积极拓展药品安全信息来源，鼓励报告、积极报告，提升疑似药品不良反应信息的报告率和质量。

2. 评估报告

持有人应当对收集到的药品安全信息进行整理、分析和评估，并按规定向药品监督管理部门报告。

（1）个例药品不良反应报告　个例药品不良反应是指单个患者使用药品后发生的不良反应。个例药品不良反应的收集和报告是持有人应当履行的法律责任，持有人应保留从医疗机构、药品生产、经营企业、学术文献、电话投诉、互联网等多种途径收集到的个例药品不良反应信息的原始记录，同时注意记录除报告者以外的提供病例报告信息的其他相关人员情况，记录应真实、准确、客观，并应妥善保存。原始记录应在规定时限范围内由第一接收人传递至药物警戒部门，期间应尽可能保证原始记录真实、完整，若对原始数据进行修改应给予充分的补充和说明。持有人应对个例不良反应信息的真实性和准确性进行评估，持有人应核实报告者的真实性和报告信息的准确性，对提交给监管部门的报告负责。

报告范围包括药品不良反应和超说明书用药、药物相互作用、药品质量问题等与药品有关的有害反应以及境外发生的严重药品不良反应，在无法排除有害反应是否与药品相关的情况下应按照"可疑即报"的原则报告。境内严重不良反应在15个自然日内报告，其中死亡病例应立即报告；其他不良反应在30个自然日内报告。境外严重不良反应在15个自然日内报告。为避免重复报告，持有人应对收集到的报告进行查重和剔除后再进行上报，对于不能确定是否重复的报告应及时上报。

（2）聚集性事件监测与报告　药品风险分为固有风险和人为风险，固有风险由药品固有属性决定，而人为风险包括药品质量问题、超说明书用药、用药错误等。药品不良事件聚集性信号是指特征表现为同一药品上市许可持有人、同一批号或相邻批号的同一药品在短期内集中出现多例临床表现相似的药品不良事件，呈现聚集性特点。聚集性事件可能与药品质量或者临床使用相关，需要紧急处置。

《药物警戒质量管理规范》第六十一条规定："持有人获知或发现同一批号（或相邻批号）的同一药品在短期内集中出现多例临床表现相似的疑似不良反应，呈现聚集性特点的，应当及时开展病例分析和情况调查。"聚集性事件可以是同一持有人、同一批号（或相邻批号）的同一药品在短期内集中出现多例临床表现相似的药品不良反应/事件，也可以是短期内同一品种相关不良事件异常增多而呈现异常聚集性趋势的事件。对于概率小、难预测的事件我们只能在事后采取解决方案，但对于概率大、可预测的事件，若不及时采取风险控制手段，则可能会发展成严重后果。各单位和部门加强聚集性信号监测和药品风险管理，对及时发现药品风险、保障公众用药安全、有效，降低企业损失具有重要意义。

持有人可通过结合国家药品不良反应监测中心的反馈数据和主动监测收集的药品不良反应数据形成的药物警戒数据库来开展聚集性风险信号的监测和识别，数据量小的可根据经验进行人工识别聚集性，数据量大的可利用信息化系统平台进行智能识别聚集性，对收集到的异常信号予以重点关注，必要时进行深入的现场调查了解情况、掌握一线信息，并进行风险/收益评价，若风险大于收益可能造成群体不良事件的，则应及时采取风险控制措施，联合药品监督管理部门、药品生产企业、药品经营企业开展暂停药品生产、销售和使用，召回涉及批次药品或者召回全部批次药品、修订药品说明书等相应的风险管控行动，避免药品群体不良事件进一步扩大。

持有人应将获知的已发生的药品群体不良事件按《药品不良反应报告和监测管理办法》（卫生部令第81号）的规定，及时报告省药品监督管理部门；委托生产的，持有人应当同时向生产企业所在地省级药品监督管理部门报告。持有人应当联合其他单位和部门对药品生产环节、药品流通和贮存情况、患者及药品使用情况进行调查，及时查明原因，采取有效措施，有重要进展的应当跟踪报告。除上述风险管理行动之外，还应联合医疗机构开展救治措施，积极挽救患者，降低药品不良事件对患者的伤害。

我国开展药品聚集性信号监测以来，成功发现多个异常的聚集性信号，及时提出预警并采取有效的药品风险管控措施，为加强药品安全监管发挥了积极作用。持有人开展药品聚集性信号监测工作对完善药品安全信息、规范药品临床使用，保障患者用药安全，强化持有人对药品质量与安全的主体责任具有十分重要的意义。

（3）定期安全性更新报告　药品定期安全性更新报告（PSUR）是药品上市许可持有人开展药物警戒工作的重要内容之一，PSUR也是药品监督管理部门对持有人开展药物警戒工作考察的重要项目之一，持有人开展定期安全性更新报告对回顾药品安全信息、挖掘药品潜在风险信号具有十分重要的意义，有助于落实和强化持有人药品安全主体责任，使公众用药安全得到进一步保障。

PSUR要求药品生产企业收集某种药品上市后某一段时间内全球性安全信息，进行整理、汇总，定期向药品监督管理部门报告。

药品生产企业可以遵循化学药和生物制品按照相同活性成分、中成药按照相同处方组成报告《定期安全性更新报告》。在一份《定期安全性更新报告》内，可以根据药物的不同给药途径、适应证（功能主治）或目标用药人群进行分层。《定期安全性更新报告》的数据汇总时间以取得药品批准证明文件的日期为起点计，上报日期应当在数据截止日后60日内。

其中，创新药和改良型新药应当自取得批准证明文件之日起每满1年提交一次定期安全性更新报告，直至首次再注册，之后每5年报告一次。其他类别的药品，一般应当自取得批准证明文件之日起每5年报告一次。药品监督管理部门或药品不良反应监测机构另有要求的，应当按照要求提交。定期安全性更新报告应当由药物警戒负责人批准同意后，通过国家药品不良反应监测系统提交。

《定期安全性更新报告》的主要内容包括以下几项。

①药品基本信息：药品的名称（通用名称、商品名称）、剂型、规格、批准文号、活性成分（处方组成）、适应证（功能主治）和用法用量。

②国内外上市情况：获得上市许可的国家和时间、当前注册状态、首次上市销售时间、商品名等；药品批准上市时提出的有关要求，特别是与安全性有关的要求；批准的适应证（功能主治）和特殊人群；注册申请未获管理部门批准的原因；药品生产企业因药品安全性或疗效原因而撤回的注册申请。如果药品在我国的适应证（功能主治）、治疗人群、剂型和剂量与其他国家存在差异，应予以说明。

③因药品安全信息而采取措施的情况：阐明因药品安全性问题而采取的措施以及原因，措施包括但不限于暂停生产、销售、使用，撤销药品批准证明文件；再注册申请未获批准；限制销售；暂停临床研究；剂量调整；改变用药人群或适应证（功能主治）；改变剂型或处方；改变或限制给药途径；其他措施。

④药品安全性信息的变更情况：本期报告所依据的药品说明书核准日期（修订日期），以及上期报告所依据的药品说明书核准日期（修订日期）；药品生产企业若在报告期内修改了药品说明书中的安全性相关内容，包括适应证（功能主治）、用法用量、禁忌证、注意事项、药品不良反应或药物相互作用等，应详细描述相关修改内容，明确列出修改前后的内容；如果我国与其他国家药品说明书中的安全性信息有差别，药品生产企业应说明理由，说明地区差异及其对总体安全性评价的影响，说明药品生产企业将采取或已采取的措施及其影响；其他国家采取某种安全性措施，而药品生产企业并未因此修改我国药品说明书中的相关安全性资料，应说明

理由。

⑤用药人数估算资料：应尽可能准确地提供报告期内的用药人数信息，提供相应的估算方法。当无法估算用药人数或估算无意义时，应说明理由。

⑥药品不良反应报告信息：药品生产企业应报告在报告期内获知的所有个例药品不良反应和药品群体不良事件。

⑦安全性相关的研究信息：与药品安全相关的研究信息，包括非临床研究信息、临床研究信息和流行病学研究信息。

⑧其他信息：与疗效有关的信息、数据截止日后的新信息、风险管理计划及专题分析报告等。

⑨药品安全性分析评价结果：已知药品不良反应的特点和报告频率是否改变；新的且严重的不良反应和新的非严重的不良反应对总体安全性评估的影响；其他新的安全信息。

⑩结论：指出与既往的累积数据以及药品说明书不一致的安全性资料；明确所建议的措施或已采取的措施，并说明这些措施的必要性。

（4）年度报告　年度报告是指持有人按自然年度收集所持有药品的生产销售、上市后研究、风险管理等方面的信息，进行汇总和统计形成的报告。

持有人应当建立和实施年度报告制度，指定专门机构和人员负责年度报告工作。年度报告信息应当包括：基本信息（包括持有人信息、生产许可信息、生产地址信息）和品种信息（包括药品生产销售、上市后研究、风险管理等），药品年度报告的信息应当真实、准确、完整和可追溯，符合药品法律法规的要求。年度报告应当经企业法定代表人或者企业负责人审核批准。

持有人应当收集汇总上一个自然年度的药品年度报告信息，于每年3月31日前通过年度报告信息系统进行报告。3月31日前可以对已经提交的报告自行更正，超过时限后不得修改，发现不符合要求的，持有人应当承担相应责任。当年获批上市的药品，持有人自下一年度起实施报告。

（三）信号分析与评估

除不良反应数据监测与报告功能外，持有人建立的药物警戒系统还应具备风险识别与评估功能。药物风险可能来自于生产、流通过程中的任何一个环节，识别风险可能出现的信号，对其进行监测和评估，可最大限度地降低或消除药物风险造成的后果。

1. 风险信号监测与识别

持有人选择人工或计算机辅助监测方法，定期对收集的疑似药品不良反应信息开展信号监测和分析。对于新上市的创新药、改良型新药、省级及以上药品监督管理部门或药品不良反应监测机构要求关注的其他品种等，应当增加信号监测频率。

2. 风险评估

持有人汇总所有药品相关信息，综合分析是否已经形成新的安全风险，及时对新的药品安全风险开展评估，分析影响因素，描述风险特征，判定风险类型，评估是否需要采取风险控制措施等。

详细分析可能引起药品安全风险、增加风险发生频率或者严重程度的原因或影响因素，为后续药物警戒计划制定和更新提供科学依据。对风险从发生机制、频率、严重程度、可预防性、可控性、对患者或公众健康的影响范围、风险证据的强度和局限性等方面进行科学描述，同时详细记录风险概述、原因、过程、结果、风险管理建议等内容，保证记录或者报告完整。对可能会影响产品的风险/收益平衡，或对公众健康产生不利影响的风险，应作为重要风险予以优先评估。

3. 药品上市后安全性研究

药品上市后开展的以识别、定性或定量描述药品安全风险，研究药品安全性特征，以及评估风险控制措施实施效果为目的的研究均属于药品上市后安全性研究。

（1）研究目的和研究方法　持有人应根据药品风险情况主动开展药品上市后安全性研究，主要用于量化分析潜在的或已识别的风险及其影响因素、评估药物在部分特定人群中的安全性、评估长期用药的安全性、评估风险控制措施的有效性、提供药品不存在相关风险的证据、评估药物使用模式（例如超适应证使用、超剂量使用、合并用药或用药错误）及评估可能与药品使用有关的其他安全性问题。

持有人可自行设计符合研究目的、药品风险特征、临床使用情况的药品上市后安全性研究方法。研究既可以基于本次研究中从医务人员或患者处直接收集的原始数据，也可以基于本次研究前已经发生并且收集的用于其他研究目的的二手数据。

（2）研究方案　持有人开展药品上市后安全性研究应当制定书面的研究方案。研究方案应当由具有适当学科背景和实践经验的人员制定，并经药物警戒负责人审核或批准。研究方案中应当规定研究开展期间疑似药品不良反应信息的收集、评估和报告程序，并在研究报告中进行总结。研究过程中可根据需要修订或更新研究方案，对研究方案的任何实质性修订（如研究终点和研究人群变更）应当以可追溯和可审查的方式记录在方案中，包括变更原因、变更内容及日期。

（3）研究报告与提交 持有人应当监测研究期间的安全性信息，发现任何可能影响药品风险/收益平衡的新信息，应当及时开展评估。研究中发现可能严重危害患者的生命安全或公众健康的药品安全问题时，持有人应当立即采取暂停生产、销售及召回产品等风险控制措施，并向所在地省级药品监督管理部门报告。

4. 定期安全性更新报告

持有人以报告期内开展的安全性工作为基础，对收集到的安全性信息进行全面深入的回顾、汇总和分析形成定期安全性更新报告。

（1）安全性更新报告周期 创新药和改良型新药应当自取得批准证明文件之日起每满1年提交一次定期安全性更新报告，直至首次再注册，之后每5年报告一次。其他类别的药品，一般应当自取得批准证明文件之日起每5年报告一次。药品监督管理部门或药品不良反应监测机构另有要求的，应当按照要求提交。

（2）报告提交 持有人按照安全性更新报告格式和内容提交报告。持有人可以提交定期风险/收益评估报告代替定期安全性更新报告，其撰写格式和递交要求适用国际人用药品注册技术协调会相关指导原则，其他要求同定期安全性更新报告。

定期安全性更新报告中对于风险的评估应当基于药品的所有用途。开展风险/收益评估时，对于有效性的评估应当包括临床试验的数据以及按照批准的适应证在实际使用中获得的数据。风险/收益的综合评估应当以批准的适应证为基础，结合药品实际使用中的风险开展。

除药品监督管理部门另有要求外，以下药品或按药品管理的产品不需要提交定期安全性更新报告：原料药、体外诊断试剂、中药材、中药饮片。

（四）风险控制

1. 风险控制措施

上市许可持有人根据药品风险评估对药品风险等级按常规风险、特殊风险、紧急风险来进行控制。常规风险是指经过药品风险/收益评价，仅使用警示方式就可以降低安全性风险，对使用环节影响较小的情况；特殊风险是指药品经风险/收益评估存在特定人群或特殊用药情况风险，需要通过在临床使用环节进行干涉的情况；紧急风险则是指药品处于风险扩大阶段，必须紧急暂停所有流通使用行为方可降低安全性风险的情况。

　　常规风险控制措施：修订药品说明书、标签、包装，改变药品包装规格，改变药品管理状态等；特殊风险控制措施：开展医务人员和患者的沟通和教育、药品使用环节的限制、患者登记等；紧急风险控制措施：暂停药品生产、销售及召回产品、主动申请注销药品注册证书等。

　　持有人采取药品使用环节的限制措施，以及暂停药品生产、销售，召回产品等风险控制措施的，应当向所在地省级药品监督管理部门报告，并告知相关药品经营企业和医疗机构停止销售和使用相关药品。控制措施实施后，持有人应当对风险控制措施的执行情况和实施效果进行评估，并根据评估结论决定是否采取进一步行动。

　　2. 风险沟通

　　持有人应该根据药品安全信息的变更情况和风险沟通目的制定有针对性的沟通内容，采取不同沟通渠道及时向医护人员、患者以及公众传递药品安全信息，使药品安全信息及时、准确、有效地传递至临床和社会，规范医务人员的临床用药和大众的自我用药，提高社会用药质量水平。

　　针对不同的人群可采取不同的药品安全信息传递渠道。医务人员：致医务人员的函（直接发送或可通过相关医疗机构、药品生产企业、药品经营企业、行业协会发送）、患者安全用药提示、期刊、报纸、医药服务网站以及发布公告、召开发布会等；患者：随药品的发放通知患者；公众：大众媒体。

　　出现下列情况的，持有人应当紧急开展沟通工作：药品存在需要紧急告知医务人员和患者的安全风险，但正在流通的产品不能及时更新说明书的；存在无法通过修订说明书纠正的不合理用药行为，且可能导致严重后果的；其他可能对患者或公众健康造成重大影响的情况。

三、药品生产企业药物警戒

　　药品生产企业是药品质量的主要缔造者，在上市持有人的监督下开展药物警戒工作是监测质量风险、消除安全隐患的重要工作内容，药品生产企业需要在充分认识和理解药物警戒基础上，主动参与收集药品生产过程中的风险信息，制定风险管理计划，保障药品生产全过程的药品质量。

（一）GMP与药物警戒

　　《药品生产质量管理规范》（Good Manufacturing Practice of Medical Products, GMP）是药品生产和质量管理的基本准则，适用于药品制剂生产的全过程和原料药生产中影响成品质量的关键工序。我国早在2007年就强制要求所有制剂药厂的制剂生产车间和原料药厂的关键工序车间按照规范要求通过GMP认证。药品生产企业遵循GMP可以最大限度地避免药品生产过程中的污染和交叉污染，降低各种差错的发生，最大限度提高药品生产质量。GMP便于生产企业对人员、设施设备、原料、生产过程、包装运输、质量控制等方面按国家有关法规进行卫生管理和约束，通过保障生产全过程达到卫生质量要求进而保障药品质量。GMP全方位地将影响生产企业药品质量的风险因素概括起来，与药物警戒对生产企业的内在风险控制要求一致。

为强化药品生产企业的质量管理能力，GMP明确引入风险管理的理念，GMP（2010版）第二条规定："企业应当建立药品质量管理体系。该体系应当涵盖影响药品质量的所有因素，包括确保药品质量符合预定用途的有组织、有计划的全部活动。"GMP要求药品生产企业应具备良好的生产设备、合理的生产过程、完善的质量管理和严格的检测系统，确保最终产品质量符合法规要求。此外，GMP要求生产企业着重从"人、机、料、法、环"各个环节进行风险防控，这对于生产企业及时发现药品质量风险、有效采取风险控制措施和手段有重要的意义。

在药品生产企业中开展药物警戒工作，就是将药物警戒的关键性指标与GMP要求相结合，在符合GMP规范的基础上，加强风险防控意识，融合建立药物警戒系统，提前收集生产全过程中的操作数据，识别、分析和评估药品生产全过程中可能影响药品质量和药品使用安全的风险因素，及时发现药品潜在风险要素并进行一系列有计划、有组织的风险收益评估，作出药物安全预警，综合考虑多方因素采取适宜的风险管理措施，为保障药品生产质量提供充分可靠的依据。

药品生产企业可以按照风险识别、风险评估、风险控制、风险交流这四个步骤来建立药物警戒体系，有助于企业第一时间掌握药品在研发、生产及上市后的安全信息，并采取适当的干预措施来降低产品的风险，确保用药安全。

（二）药品生产企业的风险识别

药品生产过程是一个复杂系统，物料历经采购、入库、生产、包装等多个环节，有设备、供水、空气过滤、人员等多重系统共同参与，其风险来源具有复杂、多样性的特点，这决定了生产过程药品风险控制的复杂性。正确识别生产过程药品风险的来源对后续药品风险识别、评估和控制，规避或降低药品生产风险带来的损失，保障民众安全具有重要意义。

生产过程药品的风险来源可能涉及以下几个方面。

1. 物料与药品生产

（1）物料　药品生产过程中所用的物料是对药品生产质量影响最大的因素。为降低不合格物料给后续生产带来的风险，药品生产企业首先限定了采购对象，采购的原材料、辅料、包装材料等都需要来自符合资质的生产企业。其中，原料药、辅料必须来自于经注册的原料药生产企业或辅料生产企业，达到药用级别标准（辅料需达到《中国药典》或他国药典标准），并附有产品合格证明；直接接触药品的包装材料需具有相应的企业资质，产品附合格证。为进一步降低物料带来的风险，生产企业所有经采原料药、辅料等还须经入厂检验确认后，方可入库。

由于药品特性及生产方式的不同，在物料方面，化学药品物料一般具有较好的控制性，品质较为稳定。中药药品的原药材、生产用辅料受自然条件及采收加工条件影响，质量相对难以控制，容易造成质量的不稳定。生物药品原料中杂质含量较高，需要经过复杂的提取和纯化工艺，加之自身稳定性差、易腐败，在采购和入库检验环节需要着重把握。

（2）生产工艺设计　生产过程中的生产工艺及参数控制，是造成生产质量风险的第二大因素。药品的质量风险一大部分来自于设计缺陷，造成设计缺陷的主要原因在于药物处方和生产工艺。在药物处方确认的基础上，减少生产工艺的变形可以提高质量可控性。

目前药品上市前研究与注册较多关注的是药品的处方与生产标准，对药物工艺标准关注度较低，另外在生产过程中工艺变更审批和监管相对较松，也容易导致生产过程产生风险隐患，影响药品质量。药物警戒系统在药品的工艺选择、实际生产工艺方面，也需要更多的采样和分析，开展系统性评估和研究，应对工艺可能带来的生产质量风险。

2. 厂房与设施

厂房与设施为药品生产过程提供符合GMP要求的卫生环境，是进行药品生产的硬件，在一定程度上影响药品的生产水平。厂房的选址、设计、布局、建造、改造和维护等均能影响药品的生产过程，形成风险隐患。药品生产厂房与设施应当能够最大限度地避免污染、交叉污染、混淆和差错，便于清洁、操作和维护，最大程度保障药品质量。

厂房与设施常见的风险因素主要有：①厂房采取的生产防护措施以及厂房所处地址的周围环境对物料和产品质量的影响；②厂区的地面、路面及运输线布局的合理性对物料和产品交叉污染的影响；③厂房的洁净程度、生产环境的整洁程度、厂房清洁和消毒的频率和操作规范对整个生产线的影响；④厂房的照明、温度、湿度和通风等生产条件对产品的生产、贮存及设备性能的影响；⑤昆虫和其他动物进入厂房的影响等。

药物警戒系统需要在厂房设施中增加风险-验证状态设置和维护，以减少厂房与设施在建造、安装及生产进行过程中可能带来的风险隐患。

3. 设备

药品生产设备是药品生产过程中必不可少的生产要素之一，设备的运行状态影响着生产线的产品质量。生产设备管理体系与企业的质量管理体系动态结合，是药品质量管理体系的一部分。设备的设计、选型、安装、改造和维护等工作影响药品生产和加工过程，相当一部分的药品生产差错都与设备使用或维护不当有直接关系。对药品生产设备进行系统化管理，可更方便记录设备进行消毒和灭菌等清洁和维护工作的情况，确保设备处于良好的状态，有利于降低药品产生污染、交叉污染、混淆和差错的风险。

与设备相关的常见风险因素主要有：①设备表面的平整、光滑程度影响设备清洁和消毒的难易程度；②设备清洗时清洗方法、清洗工具、清洗剂等的选择和清洗频率对设备洁净度的影响；③设备的耐腐蚀性决定设备是否会与药品发生化学反应、吸附药品或向药品中释放杂质物质；④设备的量程和精度影响药品质量的均一性；⑤设备运行和养护所使用的冷却剂和润滑剂对药品质量的影响；⑥设备改造或经重大维修后再使用对药品质量的影响；⑦设备校准操作的规范性及设备校准周期的合理制定对药品质量的影响等。

药物警戒系统需要在质量管理系统对设备监管的基础上，确认设备的风险状态，定期进行设备系统的风险性评估，将设备器具可能带来的风险控制在最低状态。

4. 人员

人员是将物料、厂房设施、生产设备进行有机集合的主动性因素，也是药厂生产过程中最容易造成不可控结果的主要因素。在药厂污染源排序中，人是最大的污染源或者污染传播媒介。药厂生产中最担心的药物污染情况主要源于各种各样的人为因素。

常见的与药品生产人员有关的风险因素主要有以下几项。

（1）个人卫生习惯的养成　人体表面的分泌物，如皮肤分泌的汗液、耳朵分泌的分泌物、眼睛的分泌物、头皮产生的皮屑等均可能被药品生产人员带入生产线污染药品。如果不养成良好的卫生习惯，即使进行再严格的消毒和清洁工作也很难保障生产药品的质量。

（2）个人身体健康状况的控制　直接接触药品的生产人员的健康状况可能对药品质量产生影响，如药品生产人员体表带有伤口、患有传染病、皮肤病或者其他可能污染药品的疾病等。

（3）个人服饰　药品生产人员工作服的质量或材质不符合标准、没有规范穿戴工作服或者违规化妆、佩戴饰品和手表等。

（4）清洁和消毒　生产过程中个人清洁和消毒工作不到位、不彻底，或在每次生产结束后未对所负责的设备和设施进行充分的清洁和消毒。

（5）违规物品　将与生产无关的物品如香烟、食品、饮料等违规带入工作场所。

（6）其他违规操作等。

由于以上原因，人员在药品生产中需要经过充分的知识传递和培训考核，每年定期体检，严格管理和控制人员卫生条件，并切实执行操作规程，才可以最大限度地降低污染风险，保障药品质量安全。药物警戒系统同样需要在人员系统运作过程中进行风险评估和确认，以降低人员因素的风险。

5. 生产过程

为减少生产过程中可能引起的各类产品质量风险，生产过程需要重点控制以下环节。

（1）生产前准备　操作人员应在生产前完成生产环境的清洁和消毒，对生产环境进行通风系统检查和环境无菌检查；物料堆放至指定地点并做好标识；生产工具和操作文件、记录单等准备到位；人员做好自身清洁、消毒工作。

（2）关键性工序　关键性工序是指对产品质量起决定性作用、需要严格控制的工序，通常加工难度大、质量不稳定、报废率高。操作人员应严格按照标准操作规程执行各个生产步骤，中间产品及时抽样、送检，并做好生产记录。

（3）产品标识和可追溯性管理　产品标识和可追溯性管理主要起着防止产品混淆、确保产品可追溯的作用，管理内容包括药品批号、产品标识粘贴、生产记录填写等。

（4）污染控制管理　用于防止产品、物料污染和交叉污染的管理手段。包括物理隔离、压差及排风控制、区域标识管理、生产场所清洁效果控制、人员清洁控制等。

6. 其他风险因素

除上述由物料、工艺、厂房设施、设备、人员、生产过程风险因素外，还有可能的风险情况包括以下两种。

（1）企业管理制度风险　企业管理制度长久不更新，管理制度和规定存在漏洞，或质量文件标准落后、操作规程错漏等情况，都有可能引起较严重的生产质量风险。

（2）数据分析与管理风险　企业对收集的质量风险数据管理不规范，如数据收集不够及时、准确，数据分析方法不够科学，对数据分析的结果未能及时反馈到生产过程等，可能造成风险隐患，以及虽然被发现却未能及时排除的情况。

（三）药品生产企业的风险评估

基于药品生产过程中风险因素的复杂性，生产企业需要根据药物警戒体系和GMP质量管理体系要求，建立风险评估操作规程，加强主动报告的意识，建立主动报告的内部管理流程，定期对全企业进行以下风险管理工作。

1. 风险评估

（1）风险评估计划 确定药物警戒的目标和方针，建立药物警戒评估组织，制定评估程序、评估标准和评估依据，制定年度药物警戒风险识别与评估计划，严格监督执行。

（2）风险评估组织 建立企业风险评估组织，组织风险关键责任人员与评估人员参与培训和风险评估，做好日常自我评估和企业定期内部评估，对企业管理、生产、检验、仓储等工作做好风险管控。

（3）建立风险档案 按照不同的工作、工段，分类制定风险的文件化管理程序，对其进行电子化管理，方便后续开展风险数据分析。

（4）关键事件记录与评估 对企业发生的任何风险事件要进行溯源调查和单独分析，纳入到偏差调查程序，对其进行风险回顾，追踪前期发生的可能风险操作，进行风险筛查和分析。

2. 风险分析方法

生产企业应采用失效模式及后果分析（failure mode and effects analysis，FMEA）、危害分析及关键控制点（hazard analysis critical control point，HACCP）、统计学、鱼骨图分析等方法，对生产工序、工段进行拆解，寻找其可能存在的风险因素，并结合过往的风险事故和操作经验，建立风险评级表和优先级分类，通过定性和定量方法对潜在风险进行风险分析和评估。

（四）药品生产企业的风险控制

生产企业根据已识别的风险，制定风险控制实施计划并实施，对企业内部管理系统进行整改和控制，确保风险消除或降低至安全范围。常见药品生产企业对生产环节的风险控制方法包括以下几种。

（1）修订管理文件或操作规程 根据风险评估提示，完善管理文件、岗位操作规程、清洁操作规程、人员卫生操作规程等，针对关键风险行为可增加岗位考核的指标、适当的奖惩措施以加强工作人员对这些行为的关注，降低风险。

（2）厂房设施改造 定期对空气、水、电等供应系统进行更新和维护，严格按照指标要求进行系统调整，确保生产环境可以做到最大程度避免混淆、污染。如存在设计过时，设施不能满足目前生产的情况，应及时更新或升级改造。

（3）设备更新或维护 对设备进行维护或更新老化零件，保持设备的最佳运行状态，并安排专人负责设备的日常状态检查可有效降低设备的运行风险。

（4）加强人员培训　配合风险评估报告和改进方案，强化易错关键步骤的人员培训，加强人员生活习惯和卫生意识培训，对易错步骤增加考核指标。

对已发生风险事件，或在定期风险评估报告中处于风险较高的药品，生产企业应及时联系药品上市许可持有人，根据风险评估级别采取常规、特殊、紧急风险控制措施。

四、药品经营企业药物警戒

（一）GSP与药物警戒

药品流通和经营环节是药品生命周期中重要阶段之一，药品需经运输、贮藏，几经流转进入零售终端，过程中的保管条件、运输条件、信息记录等可能成为质量风险的来源。在经营环节中需要强化药品质量管理，确保药物警戒体系稳定、统一。我国在经营环节中，《药品经营质量管理规范》（Good Supply Practice，GSP）对药品风险管理的概念和要求作出明确规定。GSP意为良好供应规范，是控制药品流通环节可能引起质量事故的因素、防止质量事故发生的一整套管理程序。我国GSP规范自2000年颁布实施，经2012、2015年两次修订，要求经营企业对药品流通过程中的质量风险进行识别、评估、控制、沟通和审核，加强和规范企业内部控制，提高企业经营管理水平和风险防范能力。

GSP是着眼于药品全生命周期质量制定的规范，在各类影响药品质量的风险要素控制上与药物警戒系统完全一致，药品经营企业需要严格遵循GSP，满足药物质量风险控制的一般要求。在此基础上，将药物警戒工作与质量风险控制相结合，主动识别在经营企业管理、人员、设备、购进、入库、储存、出库、销售等环节中可能影响药品质量和药品使用安全的风险因素，主动监测药品流通和经营过程中存在的潜在风险并进行风险评估，落实风险控制措施，即可建立健全经营企业药物警戒体系，对流通和经营过程中的药品质量和药品使用安全进行风险防控。

（二）药品经营企业的风险识别

经营过程中药品不良事件的风险主要来自于三个方面：一是资质审核不严格或人为故意导致经营假、劣药的风险；二是在交易、储运过程中发生药品被污染、变质等产品质量恶化风险；三是在交易、储运过程药物购销记录、药物批次等重要信息错填、错录等风险。药品流通过程中的采购、验收、储存和销售等环节均可能存在这些影响药品安全的风险，正确认识这些风险的来源对及时采取有效的风险控制措施，保障流通过程中的药品质量安全有重要意义。

1. 采购环节

药品采购环节是药品流通过程历经的第一个环节，采购环节的药品质量监控最为关键。与药品采购环节相关的、常见的风险因素有以下几种。

（1）供货单位资质合法性　如供货单位是否为注册药企，是否证照齐全，销售产品是否与药品生产、经营许可证所载一致等。

（2）购入药品的质量合规性　所购药品是否为合格批次，质量标注是否执行国家标准或其他许可的药品标准，是否具有相应的证明材料等。

（3）药品采购渠道与销售人员的正规性　采购渠道是否通过正规渠道，其销售人员或渠道是否已获得厂家正式授权，销售人员是否为企业合法销售人员等。

（4）药品采购人员的专业能力和安全意识　药品采购人员是否具有较高的职业道德与鉴别能力，是否切实执行采购的资格审查环节等。

2. 收货与验收环节

药品验收环节是保障药品质量的重要环节，同时也是风险较高的环节之一。药品采购后经运输达到药品经营企业，在药品运输过程中天气、温度、湿度、光照等可能会影响药品质量，储存和运输不当等导致药品作用失效或者被污染、变质等，影响药品质量和使用安全，药品收货后若不按照规范的流程对药品进行验收，可能会引发药品质量风险，给药品质量安全带来危害，影响药品安全性和有效性。此环节常见的风险因素有以下几种。

（1）验收环境适宜性　药品验收是否在药品适宜的储藏环境中完成。

（2）药品检验的科学性　是否根据GSP对药品质量进行了检验，检验过程是否符合操作规范，检验人员是否具有相应的检验资质。

（3）验收核查的严谨性　验收人员是否重视验收过程中的资料审核比对，验收人员是否具备相应的专业素质与能力等。

3. 储存、养护与陈列、摆放环节

药品的储存环境如温度、湿度、通风及卫生情况等是影响药品质量的重要因素。药品储存过程中可能影响药品质量的风险因素可能有以下几种。

（1）药品储存环境　仓储的温度、湿度、通风、卫生等条件是否能满足药品储存要求，是否分区储存，特殊储存要求药品是否能妥善储存（如温度、密闭条件等），场地是否进行过防虫、鼠处理，是否具有防盗、防混淆措施等。

（2）陈列与摆放规则　药品陈列的密集性和摆放方式是否会干扰正常储存环境，中药材、中药饮片是否不串味，是否严格按照GSP要求进行了分类、分区摆放等。

（3）数据记录与管理　是否对仓储和陈列区进行监控，是否具有电子计算机系统记录仓储变化情况等。

（4）人员业务能力　药品仓库管理人员、养护人员是否能严格按照储存和养护的条件完成相应的工作，切实做好各类记录和管理等。

4. 销售环节

药品批发或零售销售环节中引发的药品质量风险主要在于以下几个方面。

（1）经营资质合法性　是否在经营许可证核准范围内进行销售，批发企业是否对销售对象企业的合法购买资质进行核查等。

（2）药品信息清晰程度　批发企业药品外包装信息是否清晰，零售企业是否清晰展示了药品信息说明、提供了药品说明书、处方药销售是否进行了药证核对等。

（3）销售记录完备性　是否注重销售记录和登记信息的完整性，信息是否录入数据库便于进行追溯管理等。

（4）零售合规程度　是否执行了处方药与非处方药分类管理制度，是否执行了处方药销售制度和特殊药品登记制度，货品陈列是否符合药品零售要求，执业药师是否履行了相应的职责，药品宣传是否符合规定等。

5. 出库、运输与配送

批发企业购入药品销售后需经出库环节认真核验方可正式放行，并按药品的理化特性安排运输工具。在这一过程中可能产生风险的因素包括以下几种。

（1）出库复核有效程度　复核人员是否具有相应的业务能力和职业素养，出库复核流程是否合理无漏洞，是否完整记录了出库数据并录入数据库等。

（2）出库包装与装箱　是否根据药品特性选择了合适的运输工具和运输加固工具，运输包装是否标识清晰准确，是否按照要求进行装箱，有无违规拼箱情况，是否在适宜的条件下安排装箱等。

（3）运输工具及运输线路　是否根据药品特性（温、湿度）设计适宜的运输线路，是否采用了合适的运输工具，是否根据季节和可能的天气变化情况对运输条件进行了加强，是否考虑到颠簸情况对药品进行了固定和防护。

6. 人员

人是开展药品采购、验收、养护、销售等工作的主体，各环节的规章制度、质量规范等最终由人保障实施，各环节的质量管理工作最终均落实到人身上，进行必要的人员管理是保障药品质量的重要手段之一。从事药品采购、验收、养护、销售等工作的人员应当具备相应的学历、资格和专业能力，具有良好的职业道德素养、较强的责任心和质量安全意识，企业应当按规定定期进行人员管理和培训，确保各环节工作有效开展。

7. 设施与设备

企业营业场所、货架和柜台、检验仪器、温度监控和调控设备、冷藏设备等设施与设备是药品质量的影响因素之一，经营企业需要定期对仓储和零售设施设备进行维护以达到药品质量管理要求，切实保障药品质量。

（三）药品经营企业的风险评估

药品经营企业虽然在药品质量风险控制方面的任务相对生产企业较轻，但由于接触到的下游企业较多，与药品使用环节联系紧密，在药物警戒体系中处于重要环节，需要在自身经营过程中建立药物警戒系统，对经手药品的信息进行收集和评估，及时发现各影响因素之间的共性和风险发展趋势，采取针对性措施，对可能存在的药物风险及时反馈至药品的上下游企业，以提升药品质量管理工作，建立健全的流通经营阶段药品质量管理体系，有效控制潜在风险，保证药品的安全性、有效性、稳定性，避免假药、劣药以及一切不合格、不合法的药品进入流通领域到达患者手中，达到药品安全使用的目的。

经营企业应根据GSP规范和GVP的要求，加强主动报告参与的意识，建立自身的药物警戒管理系统，具体包括以下几项。

（1）建立药物警戒管理制度；

（2）指定药物警戒管理责任组织或负责人员；

（3）制定药物警戒目标、工作计划；

（4）建立风险评估工作流程和评估标准，完成定期风险评估报告；

（5）建立药品不良事件监测报告流程、标准；

（6）建立药物警戒风险控制预案。

在风险评估过程中，可以参考药品持有人、生产企业的风险评估方法，收集经手药品发生的疑似不良事件，综合分析是否已经形成新的安全风险，评估是否需要采取风险控制措施等，及时联系持有人进行后续的风险控制处理。

（四）药品经营企业的风险控制

企业在药物经营过程中可能出现假劣药、药物污染变质、药品信息记录错漏等风险隐患或风险事件。经营企业需要加强自身的系统性风险控制，从组织机构、人员素质和培训、设施设备、管理制度等各个方面强化风险意识，发挥药物警戒系统的主动性作用，早发现早防御，将风险隐患消除在萌芽阶段。

1. 完善组织机构

药品经营企业根据风险评估报告，指定药物警戒负责人和质量管理负责人完善自身的药物警戒体系和质量管理体系，内容包括以下几项。

（1）完善企业内部质量管理组织和药物警戒组织职责；

（2）增加岗位或修订岗位职责；

（3）完善组织在审核供销商、销售人员资质的工作流程；

（4）完善疑似假劣药、药品质量投诉、质量事故的调查、处理及报告程序；

（5）完善药品不良反应事件报告程序；

（6）完善对不合格药品的确认和处理程序；

（7）开展药品质量管理教育和培训等。

2. 加强人员管理

药品经营企业应当聘用符合资质要求的人员，并对药物警戒和质量管理知识制定培训计划，按照企业内部培训制度定期或专题性开展培训，增加适当的奖惩措施，确保工作人员能准确理解岗位工作的意义并正确履行职责。培训内容可包括以下几项。

（1）岗位工作职责及操作规程培训；

（2）药品风险安全意识及职业素养培训；

（3）特殊管理药品、国家有专门管理要求的药品、冷藏药品相关知识培训；

（4）药品安全事件、药品不良反应监测及报告培训；

（5）人员卫生习惯培训；

（6）药品经营相关法律法规培训。

3. 更新设施设备

药品经营企业应配备与经营范围和规模相适应的经营条件，制定设施、设备维护和检查制度，使用药品质量管理计算机系统，完善计算机信息管理权限，实现药品电子监管。如存在设施或设备老化、过时，不能满足目前经营的情况，应及时更新或升级改造。

4. 完善管理制度和文件

药品经营企业应制定与企业实际相匹配的药物警戒管理文件、质量管理文件，文件包括药物警戒管理制度、药品不良反应报告制度、药品安全风险评估和报告制度、质量管理制度、岗位职责、操作规程、档案、记录和凭证等，并对文件定期审核、及时修订，确保管理文件的有效性，保障药物警戒体系正常运行，实时监测、控制各环节的质量风险。

药品风险评估评级超出经营企业处理范围的，应及时联系报告持有人；符合药品不良反应报告要求的应按报告程序上报至国家药品不良反应监测系统；持有人为处理药品安全风险或药品不良反应需要经营企业配合的，应做好购销、仓储、运输记录上传、移交及销售下游的风险沟通工作。

第三节 临床实践中的药物警戒

一、药物临床实践与药物警戒

（一）药品临床实践机构

具有药物临床使用资格的药物临床实践机构主要为医疗机构，根据《医疗机构管理条例》（2020版），医疗机构指从事疾病诊断、治疗活动并依法取得《医疗机构执业许可证》的医院、卫生院、疗养院、门诊部、诊所、卫生所（室）以及急救站等机构。

《药物临床试验机构资格认定服务指南》（2016）中说明，药物临床试验机构申请人须满足已取得医疗机构执业许可这一条件。这说明，在我国只有具有医疗机构执业许可的机构可完成临床用药实践，虽然并非所有具有《医疗机构执业许可证》的机构都可接收临床患者，但在本章中临床实践机构这一概念基本与医疗机构重叠。

（二）临床实践中的药物警戒

随着药品上市数量不断增加，以药品不良反应（adverse drug reaction，ADR）为主要表现的临床用药风险日益凸显，严重ADR甚至可导致患者致残、休克、死亡。《国家药品不良反应监测年度报告（2021年）》显示，全年收到的196.2万份ADR/ADE自发报告中，新的和严重ADR/ADE占比30.4%，严重ADR/ADE占比11.0%，用药风险成为影响临床治疗安全性的重要因素之一。近十几年来，随着药品不良反应工作持续深入和药物警戒工作的开展，对临床用药风险的监测已经不仅局限于药品的不良反应，药品不良事件（adverse drug event，ADE）成为临床用药监控的主要对象。ADE指因药物干预造成的与预期相反的不良事件，它的形成原因可能来自药物误用、药物滥用、超适应证用药、无依据用药、药物剂量错误、假劣药所致临床伤害、药物与其他物质的不良相互作用、无效用药及药品不良反应等情况，这些用药风险严重影响药物临床使用安全。作为药品全生命周期风险管理的"最后一公里"，对药物临床使用的警戒监测任务也绝对不能放松。

临床安全性事件主要包括以下几类。

（1）不良事件（adverse event，AE）　患者或临床试验受试者接受一种药品后出现的不良医学事件，但并不一定与治疗有因果关系。

（2）严重不良事件（serious Adverse event，SAE）　临床试验过程中发生需要住院治疗、延长住院时间、伤残、影响工作能力、危及生命或死亡、导致先天畸形等事件。

（3）药品不良反应（adverse drug reaction，ADR）　指正常剂量的药物用于预防、诊断、治疗疾病或调节生理机能时出现的有害的和与用药目的无关的反应。该定义排除有意的或意外的过量用药及用药不当引起的反应。

（4）严重药品不良反应（serious adverse drug reaction，SADR）　指有以下情形之一的药品不良反应：导致死亡；危及生命；致癌、致畸、致出生缺陷；导致伤残或器官功能损伤、影响工作能力；导致住院或延长住院时间等。

（5）非预期药品不良反应（unexpected adverse drug reaction，UADR）　非预期药品不良反应是性质或严重程度与相应的试验药物资料不一致的药品不良反应。

（6）可疑非预期严重不良反应（suspected unexpected serious adver reation，SUSADR）　指符合以下三个要点的不良反应：①可疑不良反应指受试者在任何剂量下出现的与用药目的无关的有害反应，经分析认为与药物的关系是至少可能相关；②非预期不良反应指在性质、程度、后果或频率方面，与先前方案或其他相关资料（如研究者手册等文件）所描述的预期风险不一致的不良反应；③严重不良反应指以下情形之一的反应：导致死亡；危及生命；致癌、致畸、致出生缺陷；导致伤残或器官功能损伤、影响工作能力；导致住院或延长住院时间；导致其他重要医学事件。

以上临床安全性事件之间的关系如图6-3所示。

临床不良事件中除药品不良反应事件外，还有由于使用或沟通不当造成药物安全事故的情况，且药物临床实际过程是监测药物作用和人体反应最直接的环境，为此这一阶段的药物警戒工作也成为关联主体最多、监测信息最多、监测关注最多的"三多"阶段。

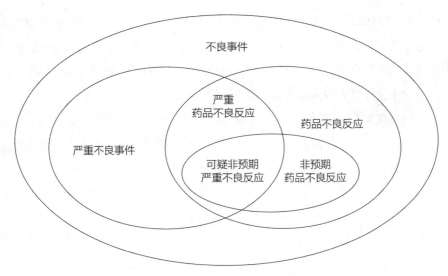

图6-3 临床安全事件关系示意图

二、药物临床实践机构的药物风险

医疗机构临床用药风险主要来源于三个方面：一是医疗机构药品采购、验收、储存、领用等流通环节管理不当导致的风险；二是临床不合理用药；三是药品不良反应。

（一）临床药品流通风险

1. 采购阶段

（1）采购制度不健全　采购没有经过适当的审批或者审批过程中越权，可能会出现重大差错、舞弊、欺诈等行为。

（2）采购计划编制不合理、不完善　医疗机构采购药品没有充分考虑药品需求和患者经济负担，导致由于药品采购过多或者购入的药品价格过高，患者无法承担，药品性价比不高，导致药品搁置或过期；采购过少没有相应的药品库存量满足临床用药需求，导致临床用药短缺，耽误疾病治疗。

（3）采购人员职责疏忽　采购人员没有对供货单位和销售人员的合法资质和相关证件进行审核，药品采购缺乏安全性保障。

（4）其他　采购程序管理不到位、采购渠道不合规导致药品质量差、价格高等。

2. 验收阶段

我国《药品管理法》规定医疗机构进行药品采购必须建立、执行药品验收制度。

药品验收环节是医疗机构药品质量把关的关键节点，也是供货商和医疗机构药品质量责任的分界线，验收工作规范、有序开展是医疗机构防范伪劣药品流入医疗机构，保障患者用药安全的有效途径。目前医疗机构药品入库验收工作仍存在诸多弊端。常见的与药品入库验收有关的风险因素有以下几种。

（1）药品验收的相关制度和流程不健全，药品验收工作流于形式；

（2）药品验收的机构和主要责任人设置不明确，验收工作存在较大的随意性，缺乏相关机构的监管导致验收工作散漫，对于验收工作产生了很大的阻碍；

（3）验收制度的程序不完善，部分医疗机构没有结合自身建设情况及药品特性制定切实可行的验收程序，导致验收过程存在不合理风险；

（4）验收记录不规范、不完整，没有记录产品的批次信息等阻碍药品追溯工作的开展；

（5）验收相关人员责任意识不强，专业素质低，缺乏相关工作经验。

3. 储存阶段

医疗机构药品储存和管理是十分重要的工作，药品储存管理工作是否得当关乎临床用药的安全性和及时性。医疗机构药品储存和管理工作中常见的风险有以下几种。

（1）药品储存与管理制度不完善，药品储存缺乏系统的管理，药品摆放凌乱、无规律，延长取药时间，降低工作效率，甚至耽误疾病治疗、威胁患者生命安全；

（2）温度、湿度、光照等储存环境因素可对药品质量和有效期等造成很大的影响，储存环境关乎药品的安全性和有效性；

（3）医疗机构对药品管理缺乏系统规划，对负责药品储存管理的人员缺乏相关能力培养和培训；

（4）医疗机构药品储存设施和设备老旧，无法正常保证药品的规范保存，影响药品质量；

（5）药品盘点不规范、不及时，使医疗机构遭受经济损失、影响药品供应等。

4. 领用阶段

药品的出库领用管理是指药库根据调剂室及有关业务科室的领药申请单，按出库单内容发放药品的操作过程。医疗机构的药品领用制度不规范、药品领用环节多且复杂等，易导致货账不符、药品库存量虚高的现象，药品缺货影响药品临床使用；药品领用环节的审批不规范，缺少相关的记录，致使药品流向不明确；药品管理人员职责、分工不明确、不合理，导致无审批或者越权审批领药，出现舞弊、欺诈等行为。

（二）临床用药风险

医疗机构对患者救治过程中，由医生根据患者情况制定治疗方案并开出药品处方，患者取药后，在医护人员指导下完成药品使用，或带回家自行使用。这一过程中任何用药失当行为都可能导致不合理用药。合理用药是一种能够体现安全、有效、经济的药物使用原则和方法。不合理用药就是在药物使用过程中偏离合理用药原则，出现危及机体健康、疗效缺失或贻误病情、增加用药负担等现象。临床用药中出现不合理用药情况往往存在以下原因。

1. 特殊人群用药

特殊人群包括儿童、老人、孕妇、哺乳期妇女及其他处于不同生理状态的人群。特殊人群生理状态特殊，不同于常人，若医护人员没有根据特殊人群的生理和病理状态制定个体化给药方案，按常人的给药方案给药可能会导致不良事件，增加临床药物应用的风险。如18岁以下儿童应用喹诺酮类药物影响骨骼发育；肝肾功能不全患者使用经肝代谢或经肾排泄的药物时容易发生药物蓄积中毒；妊娠期妇女用药不当导致畸胎和流产等。

2. 药物相互作用

在药品临床实际应用过程中，通常涉及到多种药品联合应用，药品与其他药品、食物等的不合理的联合应用可使药物原本的效应发生改变，包括效应强度的变化和作用性质的变化，影响药品的安全性和有效性，可对患者的生命健康造成威胁。例如药物配伍禁忌；联合用药导致药效增强或降低，导致药物中毒或者延缓疾病治疗进程；药物与食物发生相互作用导致药物效应改变等。

3. 药物滥用

药物滥用是指反复、大量地使用具有依赖性特性或依赖性潜力的药物，这种用药与公认的医疗需要无关，属于非医疗目的用药。药物滥用不仅会危害人类生命健康，还可能引发社会问题。例如滥用麻醉药品和精神药品；滥用抗生素类药品；滥用激素类药等。

4. 用药错误

用药错误是医疗机构中最常见的危害患者安全的原因之一。用药错误轻则影响药品疗效，重则危及患者生命安全。用药错误可预防，若不注意防范可能会给患者带来不必要的伤害。常见的用药错误有剂量错误、剂型错误、给药途径错误、给药时间不恰当等。

5. 其他

影响药品临床使用安全的还包括无效用药、超说明书用药、无依据用药、假劣药等。

用药风险情况大多由人为因素引起，包括临床医师的专业知识、用药经验、职业道德等医师因素；药师的处方审核和用药指导能力等药师因素；护士的给药操作、临床观察等护士因素；患者的体质差异、用药依从性等患者因素；药品广告和宣传及商业贿赂等社会因素。表6-1就临床用药风险因素分析进行了总结。

表6-1　临床用药风险因素分析

用药风险	管理制度流程因素	医护操作因素	患者身体条件因素	患者人为因素	其他社会因素
特殊人群用药	未针对特殊人群用药组织培训，未及时发布药物警戒信息	未对患者年龄、身体条件、并发症等因素进行综合考虑制定治疗方案	代谢功能不全，部分脏器功能不完善，激素水平波动	依从性不强	部分地区用药传统对治疗方案形成阻力
药物相互作用	未针对药物相互作用进行专项培训，无药物相互作用告知流程	未对患者用药情况进行询问，未说明药物相互作用禁忌		未主动告知或咨询联合用药情况，在治疗过程中随意服药	
药物滥用		用药知识未更新，用药习惯不良		已形成药物依赖性	当地用药风俗不佳
用药错误	医护人员核对操作流程训练不足	医生处方书写错误，药师未做好处方核对，护士用药前未做好信息核对，信息标注不清晰		服药时发生混淆	
无效用药	未加强职业道德培训和处方监督管理	用药习惯不良，违规利益驱动	药物敏感性低		
超适应证用药	未针对超说明书用药情况进行培训规范	根据文献或过往经验进行超说明书用药	药物敏感性高，身体机能不健全	自行超说明书服药	
无依据用药	未做好处方监督管理	医生用药习惯不良，医生诊治经验不足		自身臆想，或受他人影响	广告，亲友推荐
假劣药	采购环节监管不当				

三、药物临床实践机构的药物警戒系统

（一）自发呈报系统（不良反应报告系统）

自愿呈报系统（spontaneous reporting system，SRS）又称黄卡制度，因英国的报告卡为黄色而得此名。监测中心通过监测报告单位把大量分散的不良反应病例收集起来，经整理、分析并进行因果关系评定后储存，并将不良反应信息及时反馈给各监测报告单位以保障用药安全，WHO国际药物监测合作中心的成员国大多采用这种方法。

目前我国药品不良反应监测以被动的自愿报告为主，我国的自愿呈报系统由一个国家中心、34个省级中心和超过400个市级中心组成，药品不良反应收集需要全社会共同参与，大到持有人、药品生产企业、药品经营企业、医疗机构等单位，小到医生、药师、护士、患者乃至公众等个人均有义务将通过各种渠道获知的药品不良反应向相关部门报告，无法确定是否与药品有关的，应坚持"可疑即报"的原则。自愿呈报系统的优点是，覆盖范围广、经济、廉价、简单易行，可发现罕见的不良反应，缺点是收集到的信息有偏差、漏报率高等。

（二）中国医院药物警戒系统

我国目前虽以被动监测为主，但同时也在探索主动监测模式。我国国家药品不良反应监测中心于2015年开始探索主动监测工作，于2016年启动药品不良反应监测哨点项目，成立国家药品不良反应监测哨点联盟。我国将监测哨点联盟组织接入中国医院药物警戒系统（Chinese hospital pharmacovigilance system，CHPS）实现药品不良反应信息的自动收集、上报、评价，开展重点监测、上市后再评价，提高药品不良反应的上报率及报告质量。基于医院信息系统（hospital information system，HIS），中国医院药物警戒系统与电子病历、药库信息管理系统等数据接口对接，将被动监测转为主动监测，助益我国药物警戒活动的开展。

（三）临床用药风险自动监测评价系统

临床用药风险自动监测评价，是指借助专项系统或软件，基于临床真实世界数据对重点患者和重点ADR开展主动监测，进而对监测数据开展深度挖掘与分析，高效、快速、准确地获取ADR发生率、临床特征、危险因素等量化的风险信息。HIS数据为临床真实世界数据（real world data，RWD）的最重要来源，包含大量与患者健康状况和(或)诊疗及保健有关数据。临床用药风险自动监测利用专项系统或软件直接对接

HIS数据源接口，获取最原始数据，从而开展用药风险监测评价研究。临床用药风险自动监测评价的目的是为用药风险防范与管控提供科学参考，减少或规避临床用药风险。

　　持有人是建立药物警戒的重要主体之一，负责上市后药品的安全监管，也是药品安全的责任主体，其他从事药品研发、注册、生产、经营、使用等活动的单位和个人依法承担相应的责任，在上市后的药物警戒工作中，持有人的责任贯穿上市后的各个阶段和环节，持有人同药品生产企业、药品经营企业、医疗机构等单位和机构联系紧密，持有人应当明确其他相关单位和部门在药物警介活动中的职责，同其他单位和机构合作，构建系统完善的上市后药物警介体系。

（张琦，李艳香）

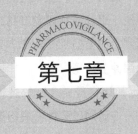

第七章　国外药物警戒法规与制度

从实践的视角看，监管科学的发展最终必须为科学监管服务，发展药品监管科学的重要任务，是开发和使用新工具、标准和方法，以便于更高效地研发产品，更高效地评价产品的安全性、有效性和质量。在现代法治国家，科学监管的具体事务以特定的法律法规为依据，监管科学的贡献最终在法律法规层面上体现出来，才能在实践中发挥作用。科学发展依赖自由探索，法律法规的制定和运行需要严密的逻辑，两者之间事实上是有一定矛盾的。在药物安全性监管方面，如何确保药物警戒法规制度严格、完整的同时，为监管科学的介入保持开放性，将监管科学领域更多有益于监管工作的新工具、标准和方法引入实践，是世界各国面临的共同问题。

第一节　美国药物警戒的法规与制度

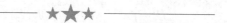

一、美国药物警戒法律体系

美国沿用WHO对药物警戒的定义，即药物警戒是发现、评估、理解和预防药品不良反应或任何其他与药品相关问题的科学收集信息的活动。美国药物警戒法律体系主要由法案、法规、指南等组成。美国联邦法律由国会议员提出草案，获得国会通过后，提交总统批准颁布实施。法规一般指《联邦法规（Code of Federal Regulations，CFR）》，是美国联邦政府执行机构和部门在"联邦公报"中发表与公布的一般性和永久性规则的集成，具有普遍适用性和法律效应。除法案法规外，FDA还制定了大量供企业参考的指南，一般不具有法律效力。

（一）与药物警戒相关的法案法规

与药物警戒相关的主要法案和法规有：《联邦食品、药品和化妆品法案（Federal Food, Drug, and Cosmetic Act, FDCA）》《联邦法规（Code of Federal Regulations, CFR）》《2007年食品药品管理法修正案（Food and Drug Administration Amendments

Act of 2007，FDAAA)》《2002年处方药使用者付费法案（Prescription Drug User Fee Act Ⅲ，PDUFA Ⅲ)》等。美国涉及药物警戒的章节和内容主要如表7-1所示。

表7-1 美国药物警戒主要法案法规

法案/法规	章节	主要内容
FDCA	355 (i)	授予FDA必须要求药厂或药品研究申办者制定和维护新药临床研究的相关记录，并将相关报告递交监管部门
	355 (k)	针对上市后的药品，规定MAH制定和维护相关记录、对FDA开展药品上市后风险识别作出相关规定
	355 (r)	要求FDA建立网站为公众提供上市后药物安全信息
	355 (o)	药品进行上市后研究的相关规定
	355-1	有关实行风险评估和降低策略的规定
2007 FDAAA	第九章	加强对药品上市后的安全监管，在风险/收益评估、风险评估和降低策略、药品不良反应报告、风险沟通等方面作出规定并以补充条款修正至FDCA
2002 PDUFA Ⅲ		就药品和生物制品的风险管理活动为业界提供指导
CFR	310.305条	规定了新药的不良反应报告范围、报告要求、报告表格、患者隐私、记录保存和免责声明等
	312.32条	规定了对研究用新药（IND）安全报告的内容和报告途径的要求
	314.80条	新药上市后不良事件报告的要求
	314.98条	仿制药上市后不良反应事件报告的要求
	329.100条	非处方药上市后不良事件报告的要求
	600.80条	生物制品上市后不良反应事件报告的要求

（二）与药物警戒相关的指南

FDA为了促进企业开展药物警戒工作，发布了将近40个指南供企业参考。表7-2列出了一些与药物警戒工作相关的重要指南及内容。

表7-2 美国药物警戒主要指南

指南	主要内容
《良好药物警戒规范和药物流行病学评估》（Good Pharmacovigilance Practices and Pharmacoepidemiologic Assessment）	提供了关于安全信号识别、药物流行病学评估和安全信号解释以及药物警戒计划制定的指导。
《最小化风险计划的执行与应用》（Development and Use of Risk Minimization Action Plans March 2005）	为业界制定、实施和评估处方药产品（包括生物制品）的风险最小化行动计划提供指导

续表

指南	主要内容
《上市后研究和临床试验指南》（Guidance for Industry Postmarketing Studies and Clinical Trials）	提供了关于该法第505（O）（3）条规定的上市后研究和临床试验要求的信息；描述了上市后研究和临床试验的类型
《上市后药品不良反应报告指南》（Guideline for Postmarketing Reporting of Adverse Drug Experiences）	为申请者提供了ADE报告要求的指南
《上市前风险评估》（Premarketing Risk Assessment）	就处方药产品（包括生物制品）研发过程中的良好风险评估实践向业界提供指导；讨论了上市前安全数据的生成、获取、分析和呈现
《药品安全信息——FDA与公众的沟通》（Drug safety information——FDA's Communication to The Public）	对FDA如何向公众传递药品安全信息进行了说明
《人用药物和许可的生物制品上市后不良事件报告：需要报告内容的说明》	对于需要报告的不良事件的内容作了具体说明
《人用药物和生物制品包括疫苗上市后安全报告》	FDA对安全性报告的一些具体思考和要求
《风险评估和降低策略及其评估和修改的格式和内容》	为企业如何建立风险评估和降低策略提供指导，并提出格式和内容的标准

二、美国药物警戒制度

（一）药品不良反应报告与监测

1. 上市前报告

美国药品上市前不良反应报告主要是指IND安全报告（IND safety reports）。IND申办者必须尽快在IND安全报告中将来自临床试验或任何其他来源的潜在严重风险通知FDA和所有参与研究人员。申办者接收到以下相关安全信息，必须在15个自然日内向FDA报告。

（1）严重和非预期的疑似不良反应　严重不良事件或严重疑似不良反应（serious adverse event or serious suspected adverse reaction）是指研究者或申办者认为会导致死亡、危及生命、住院治疗或现有住院时间延长、正常生理功能持续或显著丧失等结果的不良事件或疑似不良反应。申办者必须报告任何严重和预期的疑似不良反应，有证据表明药物与不良事件之间存在因果关系时，申办者必须将不良事件报告为疑似不良反应。

（2）表明药物存在重大风险的其他研究结果　其他研究包括流行病学研究、多项研究的汇总分析、临床研究、动物实验及体外试验等，可以是IND以外的或者由非申办人进行的研究。

（3）严重疑似不良反应发生率增加 申办者必须报告任何临床上重要的严重疑似不良反应发生率超过方案预期或研究者手册的信息。

若是申办者接收到致命的或者危及生命的疑似不良反应报告（life-threatening suspected adverse reaction reports），必须在收到信息后的7个自然日内上报FDA。危及生命的疑似不良反应指研究者或申办者认为会使患者或受试者面临死亡风险的不良事件或疑似不良反应。

申办者必须以叙述格式通过FDA 3500A表格或FDA可以处理、审查和存档的电子格式提交每份IND安全报告。申办者还需跟进其接收到的所有安全信息，将跟进后的相关可用信息标识为"后续IND安全报告"立刻提交给FDA。

2. 上市后报告

上市后报告一般指不良用药经历（adverse drug experiences，ADE）的报告，包括个例安全报告（ICSR）。根据CRF第314.80条，ADE是指任何与人类使用药物相关的不良事件（无论是否被认为与药物相关）。报告范围包括：①在专业实践过程中使用药物发生的不良事件；②无论是否有意，因药物过量而发生的不良事件；③因药物滥用发生的不良事件；④因停药发生的不良事件；⑤任何未达到预期药理作用的不良事件。

根据发生的不良反应危害程度，ADE衍生出非预期不良用药经历（unexpected adverse drug experience）和严重不良用药经历（serious adverse drug experience）两个概念。

非预期不良用药经历是指发生了药物当前标签中未列出的不良反应，包括与标签中列明的不良反应相关，但是由于在症状和病理生理学上具有更高的严重性和特异性所发生的不良反应。所谓"非预期"是指先前未观察到的不良药物事件。

严重不良用药经历是指在任意剂量下发生了导致包括死亡、危及生命、延长住院时间等结果的不良用药经历。根据适当的医学判断，某些可能不会导致死亡、危及生命或需要住院治疗的重要医疗事件也可以视为严重不良用药经历。

NDA申请人通过各种渠道或方式收到来自美国境内或境外的ADE报告之后，必须尽快审查ADE相关信息，包括来源于商业市场营销、上市后临床研究、上市后流行病学/监测研究、学术文献报道和未发表的学术论文等途径。申请人不需要重复提交FDA反馈的ADE报告，但是必须要向FDA提供后续ADE的相关信息。申请人还必须制定用于监督、接收、评估和ADE报告的书面程序并提交至FDA。

对于任何国内外的严重不良用药经历和非预期不良用药经历信息，FDA要求申请人在收到后，必须在15个自然日内向FDA报告。申请人必须及时调查与15天不良用药经历报告相关的所有不良用药经历，在收到新信息后15个自然日内或根据FDA的要求提交后续报告。如果无法获得额外信息，应保留为寻求额外信息采取相应工作的记录。对于非申请人，应该在最初收到信息后的5个自然日内以任何适当方式向申请人提交报告。

对于每个批准的NDA、ANDA都需要定期不良用药经历报告（periodic adverse drug experience reports）。定期报告应在自药品批准后3年内每季度向FDA报告，之后每年向FDA报告。定期报告还应包括对15天紧急报告的分析、自上次报告以来由于药物不良事件而采取的历史行动、非严重不良用药经历的个例安全报告等内容。

3. 不良反应报告的收集

美国的药品不良反应报告分为自愿报告和强制报告。自愿报告可以由患者、消费者和医疗保健专业人员自愿进行在线简单报告，也可以填写FDA3500表格并通过电话、邮寄或传真提交至FDA MedWatch系统报告。MedWatch系统于1993年建立，是FDA为卫生专业人员、患者和消费者制定的医疗产品安全报告系统，系统包括可供专业人士使用的公开数据库和在线分析工具，还可以通过该平台发布有关医疗召回和其他临床安全信息。药品生产企业、药品经营企业等收集到患者、消费者和医疗保健专业人员的报告后需要强制向FDA报告。无论是自愿报告还是强制报告，收集到的不良反应报告最终都会按照ICH E2B标准输入美国不良事件报告系统（FDA adverse event reporting system，FAERS），供FDA检索使用。

4. 哨点计划

FDA于2008年提出"哨点计划"（sentinel initiative），2016年2月正式启动并建立主动上市后风险识别和分析（ARIA）系统。ARIA系统是FDA的国家电子系统，作为FDA开展药品上市后不良反应的主动监测方式，实质是通过全美各个医疗机构间的信息交流，采取多数据库整合方式，把握药品的信息。FDA通过ARIA系统处理收集到的数据，区别于简单的数据统计功能，ARIA能够通过大数据的挖掘和分析处理，提前发现药物的安全性信号，并在前哨数据库中对该信号是否为真正的安全性风险进行验证，为监管机构后续采取风险管理措施提供决策参考。

2019年9月，FDA宣布将哨点系统扩展到三个不同的协调中心：哨点实施中心、创新中心以及社区建设和拓展中心，以扩大哨点系统的应用。哨点实施中心负责利用流行病学、临床医学、药学、统计学、健康信息学、数据科学和网络运营等领域的合作伙伴支持上市后安全分析；创新中心负责开发创新方法进一步开展哨点计划，包括探索未来从电子健康记录中提取和构建信息的新方法等；社区建设和拓展中心负责沟通和协作，加深相关利益者的参与程度，扩大对哨点工具和数据基础设施的认识、访问和使用。

（二）风险识别与评估

1. 信号管理

美国目前尚无系统描述安全性信号管理流程各步骤的指导性文件。2005年FDA发布的《药物警戒管理规范与药物流行病学评估指导原则》将安全性信号定义为与某种产品使用相关的不良事件超过预期不良事件的数量。信号可以源自上市后数据或其他来源，如临床前数据以及与同一类别药物中其他产品相关的事件。

申请人应对产品相关的安全性个案报道进行分析并开展信号检测；识别出安全性信号后，申请人需要采取额外的药物流行病学风险评估措施进行进一步调查。针对潜在的严重安全性风险，FDA鼓励申请人开展观察性研究（如药物流行病学研究、注册研究、调查等）对识别到的安全性信号进行评估；当评估结果表明该信号可能是潜在的安全风险时，FDA建议申请人应向其提交已收集到的安全性信息汇总材料。FDA内部负责信号管理的部门主要是药品审评与研究中心（CDER）的监测办公室和药物警戒办公室，由安全性评价员和医学专家组成的多个团队负责对多种来源的产品安全性信息进行筛选，检测安全性信号，开展科学的临床评估，必要时提出监管建议。所有可能导致严重风险的安全性问题会被记录至CDER的文件归档、报告和监管追踪系统（DARRTS）中，严重风险信号一旦被识别，CDER的工作人员会发布一个"需追踪的安全性问题（TSI）"并通知申请人。为确保最重要的问题得到及时处理，美国FDA制定了"优先""标准"和"紧急"的TSI分类框架，工作人员会依据相关指导文件要求，决定处理的优先次序。同时，FDA每季度在其网站上发布一次潜在安全性信号公告，并根据评估状态定期更新，直至FDA确定采取相关措施（如建议修改标签、改变销售授权）或确认不需要采取进一步行动等。

2. 药品上市前风险评估

能否在上市前阶段对产品风险和收益做出充分评估，提供充分说明产品的安全性特点的完整临床证据，将影响产品能否顺利被FDA批准。FDA在《上市前风险评估（Premarketing Risk Assessment）》指南中为申办者从临床试验阶段风险信息的构成、风险评估的特殊考虑以及数据分析和表述三个方面提供了建议。

（1）临床试验阶段风险信息的构成　风险信息一般来自临床试验期间所获得的安全性数据，通过临床前数据或相关药物的作用可以预测的潜在风险是评估的目标。

FDA认为，要找出一个药物的全部风险是不现实的，无法确定需要建立多大规模的数据库才能监测出药物在人群中使用可能出现的所有安全性问题，但安全性数据库的规模越大，发现严重不良事件的可能就越大。安全性数据库规模大小取决于在研药物的多个因素，一般为创新程度、现有替代药物的情况和与其相对应的人群和疾病、设计的疗程长度等指标，申办人可以根据实际研究情况增加临床数据以扩大安全性数据库的规模，如果无法确定安全性数据库合适的规模，FDA鼓励申办人和相关部门一起沟通讨论。

上市前安全性数据库的建立要保证质量和完整性，除了要确保所获临床数据术语的标准性、完善性之外，申办者在设计临床试验计划时，涉及风险评估的问题还需要考虑以下因素：长期对照安全性研究、安全性数据的多样性、在整个临床试验中探讨量效关系。有对照的长期安全性数据可以比较不良事件的发生率，便于明确不良事件的因果关系；安全性数据库包含的人群应尽量多样化；测试固定剂量药物的多个剂量水平可以更好地明确药物临床疗效与风险之间的关系。采用多重剂量水平的Ⅲ期试验产生的临床应答数据，从安全性和有效性来讲，都有助于更好地确定剂量的临床应答关系。FDA建议申办人将非预期药物的相互作用监测作为临床前安全性评估的一部分。即便是妥善实施和非常全面的一般药理学研究计划也不能全面了解药物相互作用相关的风险，风险评估计划应当在设有对照的安全性和疗效试验中，对多个药物相互作用进行监测，并适当开展专门的靶向性安全性研究，申办人还应开展对照试验以获取比较性安全性数据。

（2）风险评估的特殊考虑　风险评估需要特殊考虑的问题主要包含以下三点。

药物研发过程中针对特殊情况的风险评估：FDA对申办人如何在特殊情况下（如药物半衰期较长、需通过特殊手段监测药品不良反应信息、在儿童患者中开展研究等）制定合适的风险评估计划提供了建议。

评估并最小化用药错误的可能性：申办者应在药品上市前对某些造成用药错误的根源进行评估，并把发生用药错误的可能性降至最低。

产品开发过程中对安全性问题的处理：对于小分子药物，FDA建议申办者在NDA中有可能发生药物相关的肾毒性、肝毒性、骨髓毒性、QTc延长、药物相互作用和代谢多态性的严重不良反应情况进行有效处理（如QTc延长，通常开展专门的临床前和临床研究）。

3. 药品上市后研究

药品上市后研究可分为上市后承诺（post-marketing commitment research，PMC）和上市后要求（post-marketing requirement research，PMR）。PMC指的是FDA批准药物上市或许可后由申请人进行的某些研究（包括临床试验），用于进一步改善药品使用的安全性、有效性或者确保产品质量的一致性和可靠性。FDA通过与申请人开会讨论达成对上市后研究内容的一致意见，PMC不具有法律效力，申请人仅需每年向FDA报告研究的实施进程。

PMC涉及的研究或试验类型一般包括以下四种：①药物和生物质量研究，包括生产工艺、稳定性和免疫原性研究；②调查疾病自然史或评估未接受药物治疗人群中不良事件发生率的药物流行病学研究；③当数据不能提示与疫苗使用有关的严重风险或严重风险信号，或者当现有数据不能表明严重风险的可能性时，针对疫苗实施的研究和试验，例如监测和观察药物流行病学研究；④主要终点与进一步明确有效性有关的临床试验。

2007年出台的FDAAA第505（o）条授予FDA对药品上市后安全性更大的监管权力。当FDA发现新的安全性信息（包括与药物使用有关的严重风险数据、非预期的严重风险），但不充分了解该风险，需要在说明书中确定如何提示风险、确定某些特定信息的内容时，可以依法在批准时或批准后要求申请人进行PMR，以获取药物更多信息。PMR主要针对具有严重风险信号的药物，FDA在要求进行PMR之前，必须要有不良反应报告，并确定现有药物警戒系统不能满足以下三条评估目的：①与药物使用相关的已知严重风险评估；②与药物使用相关的严重风险信号；③当现有数据显示可能存在严重风险时，识别意外的严重风险。PMR仅适用于处方药以及新药，并且申请人必须定期报告研究或临床试验的状况。

PMR一般所涉及的研究或试验类型如下。

①观察性药物流行病学研究。通常用于评估与药物暴露有关的严重风险、定量评估风险或引起严重毒性风险的各种因素，例如药物剂量、暴露时间或患者特征等。

②荟萃分析。通过对已完成的多项研究或临床试验数据进行汇总统计分析评估安全性终点。

③动物特定终点—器官毒性安全性研究，包括但不限于致癌性和生殖毒性研究。

④药代动力学研究或临床研究，包括在标记人群或在可能导致毒性的潜在高药物暴露量亚群中评估药代动力学的研究。

⑤用于评估药物相互作用或生物利用度的研究或临床试验（如果科学性数据显示存在严重安全性风险可能性）。

⑥实验室的安全性研究。

⑦已有安全性终点的临床试验。

美国PMC和PMR的比较可见表7-3。

表7-3 美国PMC和PMR的比较

	PMC	PMR
定义	MAH同意进行的研究和临床试验	所有必需的上市后研究或临床试验
强制性	非强制	强制
目的	药品的安全性、有效性和用量的优化	评估：①与药物使用相关的已知严重风险；②与药物使用相关的严重风险信号；③当现有数据显示可能存在严重风险时，识别意外的严重风险
报告程序	年度报告	定期提交阶段性研究报告或者临床试验的执行情况

（三）风险最小化管理

1. 风险最小化执行方案（risk minimization action plans，RiskMap）

（1）RiskMap简介 RiskMap是一种风险管理手段。FDA在《风险最小化执行方案的制定和应用指南（Development and Use of Risk Minimization Action Plans）》中对RiskMap的定义为：能满足特定的目标，在维持收益的同时，最大程度地减少已知产品风险的安全性战略计划。RiskMap的目标是与安全有关的健康结果，主要内容包括背景、目的和目标、策略和工具以及评价计划。

对于大多数药物而言，常规的风险管理措施（如产品说明书、上市后不良反应监测、产品召回和警告信等）能够满足风险/收益控制的要求，FDA建议企业使用RiskMap时考虑以下因素。

①已知风险的性质和风险/收益比：比较药物的不良反应和收益特征来阐明RiskMap是否能改善产品的风险/收益平衡。

②预防不良反应：首选RiskMAP的药物是否可以通过开具药物处方时采取预防措施以最小化或避免严重不良反应。

③收益概率：确定可以预测有效性的因素，RiskMap有助于促进药物合理使用，提高相对于已知风险的收益。

④阿片类药物在减轻疼痛方面有显著作用，有过量、滥用和成瘾的风险，FDA建议管制药物的申报者应制定RiskMap。

⑤具有显著益处但可致畸的药物应制定RiskMap。

⑥需要专门医疗技术、培训或设施以管理药物治疗中的副作用或严重副作用的药物应制定RiskMap。

此外，FDA还建议企业通过FDA咨询委员会的程序，公开讨论RiskMap的适用性。

（2）RiskMap工具 RiskMap工具用于减少已知风险，FDA鼓励开发RiskMap工具，并提供了以下三类RiskMap工具以帮助企业实现RiskMap目标。

①针对性教育及宣传计划（targeted education and outreach）：对目标人群（医务人员和患者）进行药品风险教育，增加该人群对药品风险的知识，减少或预防药品风险。

②警示系统（reminder systems）：在处方、分发、接受和使用药品时，对医务人员和患者发挥警示作用，促进药品合理使用，使风险最小化。

③链接执行过程的访问系统（performance-linked access systems）：是使药品与实验室测试结果或其他文件链接的系统。这类工具过于繁琐且干扰常规患者的护理，在特定条件下（如药品存在显著收益和严重风险），或者上述两类工具和常规风险最小化措施不足以减少风险时使用。

（3）RiskMap有效性评估　FDA建议申办者设计RiskMap评估计划时应考虑以下问题。

①选择循证效能评估标准。申办者应选择明确的、循证的、客观的效能评估标准（可以是结果、事件、过程、认知或行为的一个数字、百分比或比率来针对特定的RiskMap），并确定RiskMap的目标是否正在实现中。

②考虑对评估方法局限性的补充。大多数评估方法标准具有局限性，RiskMap目标设计的评估计划至少应包含两种评价方法，用一种方法弥补另一种方法的局限性。

③评估RiskMap以外的工具有效性。申办者应定期评价每个RiskMap工具确保其有助于实现RiskMap目标。

④执行RiskMap前评估RiskMap工具。申办者选择RiskMap工具时应考虑有效的工具，并在执行之前预先测试或试用工具。

申办者应分析并定期将评估结果递交给FDA，同时FDA也会进行RiskMap的有效性评估，通过会议或电话与申办者讨论RiskMap评估结果，双方在Riskmap或其工具有效性的诠释之间有分歧时，通过FDA咨询委员会的程序咨询公众和专家的意见。

2. 风险评估和缓解策略（risk evaluation and mitigation strategies，REMS）

（1）风险评估和缓解策略简介　REMS针对某些具有严重安全问题的药物，目的是确保它们的收益大于风险，通过告知和（或）鼓励医疗保健人员执行FDA批准药物处方信息中描述的安全使用条件，降低某些严重风险的发生和（或）严重性。一旦确定某种药物需要REMS，FDA会通知制药企业为其药品制定、执行和评估特定的REMS，确保药物的益处大于风险，要求企业在FDA通知后120天内提交REMS。如果没有

REMS，这些药物将不会获得批准，或因与药物相关的已知或潜在严重风险被撤出市场。REMS适用于处方药、生物制品以及仿制药，不适用于非处方药。

FDA考虑将以下六种因素作为某种药物是否需要制定REMS的依据：

①可能与药物有关的任何已知或潜在不良事件的严重性，以及可能使用该药物的人群中此类不良事件的发生率；

②药物对疾病或病症的预期收益；

③治疗疾病的严重性；

④药物是否为新的分子实体；

⑤药物治疗的预期或实际持续时间；

⑥估计涉及使用该药物的人口规模。

（2）REMS的要素　根据FDCA第355-1条，企业制定一份REMS应有一个或多项要素，包括用药指南（medication guide）、患者包装说明书（patient package insert）、沟通计划（communication plan）、用药安全保障措施（elements to assure safe use，ETASU）、执行计划（implementation system）。其中用药安全保障措施是REMS计划中最广泛的组成部分，是医护人员在开具处方、分发和使用药物前执行的具体行动。通过药物指南或患者包装说明书不能减轻已知严重风险的药品，需要使用ETASU减轻用药风险，ETASU要求REMS申请人采用严格的控制系统确保药品的适当使用。执行计划通常要求包括ETASU以及如何实施ETASU，通常要求REMS申请人对负责ETASU部分的医护人员进行评估和监测。

（3）REMS的提交　根据《REMS文件内容和格式指南（Format and Content of a REMS Document Guidance for Industry）》，企业向FDA提交的REMS文件内容应分为REMS文件材料（REMS document and REMS materials）和REMS支持文件（REMS supporting document）两个部分。

REMS文件材料涵盖以下内容。

①管理信息（administrative information）。包括申请号、申请持有人姓名、REMS最初批准的日期以及REMS最近修订或修改的日期。

②REMS目标（REMS goals）。该部分应描述REMS旨在实现的总体安全相关健康结果。无法直接测量的风险缓解目标，可以纳入中间可测量目标，与风险缓解目标相关联。

③REMS要求（REMS requirements）。该部分又分为REMS参与人要求和REMS申请人要求。REMS参与人是指参与REMS的利益相关者，包括医疗保健提供者、患者、医疗保健机构、分销商等。REMS参与人要求一般以表格形式呈现，需要在表格

中描述负责遵守要求的参与人信息、每个参与人执行要求的内容、参与者执行每项要求的时间以及参与人需要使用的REMS材料文件。REMS申请人要求包括开发和提供REMS培训、建立和传递REMS信息、提供和支持REMS的运营设施和设备以及确保参与人遵守REMS。

④REMS时间评估表（REMS assessment timetable）。申请人需要在指定的时间间隔提交REMS评估，时间节点包括REMS批准后的18个月、3年、7年。

⑤REMS材料（REMS materials）。提供REMS所需的所有材料的完整列表（如报名表、教育材料）。

3. 风险沟通

美国国家科学院（The National Academy of Sciences）对风险沟通的定义为：在个体、群体和机构之间的信息和观点的交互活动；不仅传递风险信息，还包括各方对风险的关注和反应（可为风险管理者提供意见和参考），还包括官方在发布风险管理方面的政策和措施。FDA在2009年发布的风险沟通战略计划（Strategic Plan for Risk Communication）中，将风险沟通定义为两大类，一类是交互共享风险和收益的信息，使人们能够对FDA监管产品的使用做出明智的判断；另一类是为相关行业提供指导，使他们可以最有效地传达受监管产品的风险和收益信息。

FDA使用各种工具和方法向公众传递药物安全信息，具体如下。

①药品标签。药品标签是药物安全性、有效性信息的主要来源，处方药的标签主要向医疗保健专业人员和患者提供药品信息。有些处方药，如避孕药和激素药品标签中含有针对患者的信息，要以通俗的语言向患者提供额外的标签信息，即患者使用说明书，由医疗卫生专业人员或药师发给患者。当某一处方药可能引起严重的公众健康问题（如某药品具有严重的风险，可能影响患者的决策）时，FDA将要求向患者提供用药指南，指导患者安全、有效地使用该药品。非处方药标签需要以清晰、标准的形式向公众提供信息，方便公众自选并安全地使用药品。

②药品安全沟通（drug safety communication，DSC）。DSC是FDA向医疗保健专业人员和患者传达安全信息的特定工具，一般是发布在FDA网站上的标准化电子通信，包括已上市药物的新安全信息。DSC传达的安全信息包括：安全问题和所传达风险性质的总结、药物的既定益处、对医疗保健专业人员和患者的建议、FDA审查或正在审查的数据摘要。

③公众健康咨询（PHAs）。公众警告通常涉及重大的公众健康问题。如：某药品新的安全信息；FDA对某药品安全事件的评估状态；某药品的风险最小化措施；某药品由于安全性原因而暂停销售等。公众通过CDER网站和MedWatch网站可以获得

PHAs信息。

④患者信息专栏。2005年，FDA在其官方网站上建立患者信息专栏，发布上市药品新出现的安全信息。向患者沟通重大的药品安全事件时，专栏中还有警告信息，提醒患者注意潜在重要的药品安全信息。患者可以通过该专栏和医疗卫生专业人员探讨更深层次的药品信息。FDA还通过反馈机制，如召开分组座谈会、公众会议、开展调查研究等，探讨该沟通工具的有效性。

⑤致医务人员的函（dear health care provider letter，DHCP）。致医务人员的函对某一种或一类药品新出现的重要的安全信息进行总结。信件开头是警告信息，随后是对警告信息作解释，包括医疗卫生专业人员做临床决策时需要考虑的问题和建议、总结性数据以及该警告可能产生的影响。其目的是提供充足的事实性资料，解决患者潜在的问题，促进医疗卫生专业人员对该药品安全事件的重视。FDA也通过反馈机制探讨该沟通工具的有效性。

第二节　欧盟药物警戒的法规与制度

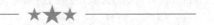

一、欧盟药物警戒法律体系

欧盟沿用WHO对药物警戒的定义，即药物警戒是发现、评估、理解和预防药品不良反应或任何其他与药品相关问题的科学收集信息的活动。欧盟药物警戒法律体系主要由法规（regulation）、指令（directive）、实施条例（implementing regulation）、指南等组成。

根据《欧洲联盟运作条约》第二章第14、23和288条，欧洲议会（the European Parliament）和欧洲理事会（The Council）根据普通立法程序制定法规，具有普遍适用性以及整体约束力，适用于所有成员国。欧洲理事会根据一项特别立法程序，在与欧洲议会协商后制定指令，通过指令确定促进保护所需的协调与合作措施。指令对其所针对的每个成员国具有约束力，但应将形式和方法的选择权留给国家当局。

（一）与药物警戒相关的法规指令

欧洲议会和部长理事会于2010年12月颁布指令2010/84/EU和法规（EU）No. 1235/2010，为整个欧盟的药品安全监测带来了重大变化。立法修订了指令2001/83/ EC和法规（EC）No.726/2004中包含的现有药物警戒法律。立法伴随的委员会实施条例（EU）No.520/2012提供了有关该立法操作方面的全面信息。相关法规指令和主要内容如表7-4所示。

表7-4　欧盟药物警戒的主要法规指令

法规/指令名称	主要内容
指令2010/84/EU	规定了为加强欧盟药物警戒设立的质量体系的法律要求；要求上市许可持有人必须维护并在被要求时提供药物警戒系统主文件（pharmacovigilance system master file, PSMF）；完善制药企业提交风险管理计划的程序；定期安全性更新报告（periodic safety update report, PSURs）；上市后药品安全性和有效性研究（PASS/PAES）；制药企业核心药品信息电子化提交；患者报告；
法规（EU）No.1235/2010	EudraVigilace和数据挖掘；额外监测；明确药物警戒风险评估委员会（Pharmacovigilance Risk Assessment Committee, PRAC）的职责；强化印证程序（ferral procedure）；公开度和透明度等
委员会实施条例（EU）No.520/2012	药物警戒系统主文件的结构、内容、附件内容、维护等；药物警戒活动质量体系的最低要求；监测EudraVigilance数据库中数据的最低要求；术语、格式和标准的使用；疑似不良反应报告的传递；风险管理计划；定期安全性更新报告；上市后安全性研究等
法规（EU）No.1027/2012 指令2012./26/EU	及时通知和评估安全问题

（二）与药物警戒相关的指南

欧盟颁布的《良好药物警戒实践指南》（Good Pharmacovigilance Practices，GVP）为企业提供了药物警戒实施的建议。

GVP指南主要分为两大块，分别是涵盖了药物警戒主要流程的章节（第一章至第十六章）和有关产品或人群的特异性考虑（第十七章）。指南第十一、十二、十三、十四章为空白，由EMA网站上的其他指导文件替代。（表7-5）

表7-5　欧盟GVP的内容

模块		章节	内容
《良好药物警戒实践指南》	模块一：药物警戒主要流程	第一章	药物警戒系统及其质量体系
		第二章	药物警戒系统主文件
		第三章	药物警戒检查
		第四章	药物警戒审计
		第五章	风险管理体系
		第六章	收集、管理和提交药品疑似不良反应报告
		第七章	定期安全性更新报告
		第八章	上市后安全性研究
		第九章	信号管理
		第十章	额外监测
		第十五章	安全性信息沟通
		第十六章	风险最小化措施：工具和有效性指标的选择
	模块二：有关产品或人群的特异性考虑		预防传染病的疫苗

二、欧盟药物警戒制度

（一）欧盟药品不良反应报告与监测

1. 不良反应事件的报告

（1）个例安全报告（individual case safety report，ICSR）　ICSR是指单个患者在特定时间点发生的，与药品有关的疑似不良反应的个人报告。有效的ICSR应包括至少一名可识别的报告者、一名可识别的患者、一种可疑的不良反应和一种可疑的药物。报告以符合ICH的格式和标准输入到欧盟EudraVigilance系统中。缺少四个要素中的任何一个都意味着病例是不完整的，不符合作为ICSR报告的条件，主管机构和上市许可持有人应尽职对病例进行随访，以收集缺失的数据要素。信息不完整的报告仍应记录在药物警戒系统中，以便在持续进行的安全性评估活动中使用。

一旦包含最低标准的信息引起主管当局的国家或地区药物警戒中心或上市许可持有人的注意，报告该ICSR的时间就开始了，这个日期被视为第0天，是接收者获悉该有效ICSR信息的第一天，报告的时限基于自然日。对于医学文献中描述的ICSR，时限从获悉包含有最低标准的文献开始（零日），收到既往报告病例更多重要信息时，随访报告递交时限自收到相关随访信息之日起重新计算。

一般而言，严重的ICSR必须尽快报告，在任何情况下都不得迟于主管当局的国家或地区药物警戒中心或上市许可持有人的任何人员（包括医疗代表和承包商）首次收到信息后的15个自然日，本规定适用于初始和随访信息。如果根据新的随访信息，最初报告为严重的病例变为非严重病例，仍应在15天内提交，随后的随访报告应适用非严重报告的提交时限。非严重的ICSR应由成员国主管当局或上市许可持有人收到报告之日起90天内报告。

如果上市许可持有人与个人或组织签订了合同安排，则上市许可持有人和个人（组织）之间应存在明确的流程和详细的协议，确保上市许可持有人能够在适当的时间范围内报告ICSR。这些程序应特别规定安全信息交换的流程，包括时限和监管报告责任。应避免向主管当局提交重复的ICSR。

（2）定期安全性报告（periodic safety update reports，PSURs）　PSUR的目的是在上市后的规定时间点对药物的风险效益平衡进行评估。PSUR的目标是对产品的风险/收益平衡进行全面和批判性的分析，随着风险和收益信息不断累积，评估更新药品的安全信息。根据法规（EU）No.1235/2010、指令2010/84/EU和委员会实施条例（EU）No.520/2012，上市许可持有人（MAH）有义务提交PSUR，由EMA和国家主管当局评估PSUR中的信息。良好药物警戒规范指南（GVP）第七章为PSUR的准备、提交和评估提供了指导，现将其中与各阶段工作相关的要求分别介绍如下。

①MAH准备PSUR时应参考的信息。除主管机构另有规定外，凡是包含相同活性物质的药品，不论是否是以不同的名称或通过不同的程序获得授权的，上市许可持有人都应准备统一的PSUR，提供涵盖所有已授权的适应证、给药途径、剂型和给药方案的信息。当上市许可持有人从合作伙伴处收到的数据可能有助于安全、效益和（或）效益/风险分析，并影响上市许可持有人的产品信息报告时，应在PSUR中加入并讨论这些数据。所有PSUR的格式和表格内容应按照规定，每份报告应包括间隔和累积数据。EMA在GVP第七章中发布了解释性说明，所有MAH在编制PSUR时应参考该说明。

②PSUR的提交。自2016年6月13日起，无论是集中授权还是国家授权的药物，MAH必须使用电子提交网关和电子提交Web客户端（eSubmission Gateway/Web Client）将所有的PSUR以结构正确的电子格式提交到中央PSUR存储库，无论其是遵循欧盟单一评估程序还是纯粹的国家评估程序。

③PSUR的提交要求和EURD列表。在欧盟评估的相同活性物质或相同活性物质组合必须根据欧盟参考日期（EU reference dates，EURD）列表中规定的要求提交PSUR。该列表具有法律约束力，包含以下信息：PSUR的提交频率、数据锁定点（data lock point）、提交日期以及仿制药、成熟药品（well-established use）、顺势疗法、传统草药产品的PSUR的提交要求。EMA与药物警戒风险评估委员会（Pharmacovigilance Risk Assessment Committee，PRAC）协商，在人类使用药品委员会（Committee for Medicinal Products for Human Use，CHMP）和人类相互承认和分散程序协调小组（Coordination Group for Mutual Recognition and Decentralised Procedures - Human，CMDh）通过后，每月更新EURD清单。EURD清单的任何修订公布六个月后生效。列表不包括在国家层面评估的物质，对于这些在国家层面评估的物质，其提交频率是在国家层面确定的。

④PSUR的评估。根据EURD列表提交的PSUR受欧盟PSUR单一评估（PSUR single assessment，PSUSA）程序约束。欧盟PSUR单一评估，是对受不同上市许可约束的医药产品的PSUR进行评估，这些产品含有相同的活性物质或相同的活性物质组合，PSUR提交频率和日期在欧盟参考日期列表中是统一的。这些PSUR将由PRAC或CMDh指定的成员国共同评估，形成单一评估报告，在其药品属于PSUR单一评估程序一部分的所有上市许可持有人（MAH）之间共享。

2. 不良反应报告的收集

欧盟不良反应报告可分为两类，即非征集报告（unsolicited reports）和征集报告（solicited reports）。非征集报告又分为自发报告（即医疗保健专业人员或消费者主动向主管机构、上市许可持有人或其他组织传达的描述使用某药物后发生的疑似不良反应信息，并非来源于研究或任何有组织的数据收集系统）、文献报告、非医疗来源报告（如非专业媒体）、来自互联网或数字媒体（如网站、网页、博客等）的疑似不良反应信息。根据ICH-E2D的定义，征集报告是指来自于有组织的数据收集系统，包括临床试验、非干预性研究、注册、上市后指定患者使用项目（post-approval named patient use programmes），其他患者支持和疾病管理项目（other patient support and disease management programmes），对患者或医疗保健专业人员的调查，同情用药或指定患者使用（compassionate use or name patient use），或有效性、患者依从性的信息收集的报告。

3. 医学文献监测

医学文献是上市后药物疑似不良反应监测的重要信息来源。一般而言，药品上市许可持有人负责监测相关医学文献，将疑似不良反应个例报告到EudraVigilance和国家安全数据库。对于欧盟范围内拥有多个上市许可或多个MAH的药物活性物质，EMA从2015年开始提供医学文献监测（medical literature monitoring）服务，旨在避免MAH的重复工作，防止多个MAH将相同的报告输入数据库，提高报告数据的质量和一致性。

EMA提供的医学文献监测涵盖了欧盟内外的疑似严重和非严重不良反应的ICSR。经过EMA医学文献监测的ICSR先以电子方式上传至EudraVigilance，然后在传递至各成员国主管部门。MAH可以通过EVWEB系统下载相应的ICSR，纳入安全数据库。

4. 额外监测药物

额外监测药物（medicines under additional monitoring）是指监管机构特别密切监控的药物，由于该类药物的可用安全信息少、长期使用的数据有限，包装说明书和医疗保健专业人员信息中有一个黑色倒三角形的标识，表明其受到比其他药物更严格的监测。额外监测旨在加强对临床证据基础不够充分的药物的疑似不良反应报告，主要目标是尽早收集信息，了解这些药物使用过程中的安全性和有效性特征，进而分析风险/收益状况。符合以下情况的药物会被EMA列入额外监管。

①含有2011年1月1日后获得欧盟批准的新活性物质；

②2011年1月1日后获得欧盟批准的生物药，例如疫苗或血浆（血液）衍生药物；

③附条件批准上市（制药企业必须提供更多有关该药物的数据）或在特殊情况下获得批准（有特定原因导致企业无法提供全面的数据集）；

④销售该药物的制药企业需要进行额外的研究，例如提供更多关于长期使用该药物或临床试验中出现的罕见副作用的数据；

⑤MAH被要求记录疑似不良反应。

额外监测药物的清单可以在EMA官网上查询，药物首次获得批准或在其生命周期中的任何时候都可能列入清单。纳入额外监测的药物在清单上保留五年或延续致PRAC删除为止。

（二）风险识别与评估

1. 信号管理

安全信号是指可能由药物引起，需要进一步调查的不良事件信息。安全信号评估是欧盟常规药物警戒的一部分，对于确保监管机构掌握有关药物收益和风险的最新信息至关重要。可以从各种来源检测到安全信号，如自发报告、临床研究和科学文献，欧盟EudraVigilance数据库是疑似不良反应和信号的重要信息来源。欧盟委员会第520/2012号实施条例（EU）（第18条）要求EMA、国家主管当局和上市许可持有人持续监控EudraVigilance中可用的数据，同时要求MAH将检测到的信号通知EMA和国家主管当局。

欧洲药品管理局（EMA）与成员国的监管机构和上市许可持有人一起负责监测和管理安全信号。EMA带头对集中授权产品中含有的活性物质进行EudraVigilance监测、信号检测和信号验证；对于多个成员国国家授权的医药产品中所含的活性物质，可指定成员国监测EudraVigilance中的数据，代表其他成员国验证和确认信号；对于没有指定成员国的物质，所有成员国都有共同责任监测其授权的药物。

药物警戒风险评估委员会（PRAC）负责对信号进行优先排序和评估，发布欧盟授权药物（包括国家和集中授权药物）的后续建议。上市许可持有人根据PRAC安全信号建议采取相应行动。

2. 上市后研究

上市后安全性研究（post-authorisation safety study，PASS）是药物获得授权后进行的研究，目的是进一步获取药物安全性信息，测量风险管理措施的有效性，可以是临床试验，也可以是非干预性研究。PASS分为强制的和自愿的。欧洲药品管理局的药物警戒风险评估委员会（Pharmacovigilance Risk Assessment Committee，PRAC）负责评估强制PASS方案。欧盟上市许可持有人有义务执行强制PASS，包括特殊情况下授予上市许可的特定义务研究，以及PRAC要求公司开展的其他研究。自愿PASS由MAH主动发起或实施，包括风险管理计划中要求的非强制研究。

欧洲药品管理局在欧洲药物流行病学和药物警戒中心网络（European Network of Centres in Pharmacoepidemiology and Pharmacovigilance，ENCePP）网站上的欧盟上市后研究（post-authorisation study，PAS）登记册中发布PASS的方案、摘要和最终研究报告。为了保证该项目得以进行，MAH应在欧盟上市后研究电子登记簿（European Union electronic Register of Post-Authorisation Studies，EU PAS Register）中注册其PASS。

（三）风险管理

1. 风险管理计划

欧盟要求上市许可申请人在申请上市许可时提交风险管理计划（RMP），包括药品的安全信息、药物警戒计划以及如何将患者风险降至最低并评估活动有效性的计划等。

（1）风险管理计划的结构　RMP由七部分组成，表7-6简要介绍了RMP各个部分和模块。

表7-6　RMP内容及概述

Part I		产品概述
Part I		安全规范
	Module S I	适应证和目标人群的流行病学
	Module II	安全规范的非临床部分
	Module SIII	临床试验暴露情况
	Module SIV	未在临床试验中研究的人群
	Module SV	上市后经验
	Module SVI	欧盟对安全规范的附加要求
	Module SVII	已识别和潜在的风险
	Module SVIII	安全隐患摘要
Part III		药物警戒计划（包括上市后安全性研究）
Part V		上市后功效研究计划
Part V		风险最小化措施（包括评估风险最小化活动的有效性）
Part VI		风险管理计划总结
Part VII		附件

　　模块化结构使RMP易于更新。RMP文件应作为一份单独的文件提交，包括所有模块和附件。所有RMP必须包括一份摘要，将技术细节细化为公众友好的格式。对于集中授权的药品，欧洲药品管理局在发布欧洲公开评估报告的同时发布RMP摘要。

　　（2）风险管理计划的评估　在欧盟内部，集中授权的医药产品RMP的监管由药物警戒风险评估委员会（PRAC）负责。对于RMP评估，PRAC任命一名PRAC报告员，该报告员与人用医药产品委员会（CHMP）和先进治疗委员会（CAT）或参考成员国任命的报告员密切合作。在RMP评估期间，EMA咨询医疗专业人员和患者，收集相关风险最小化的意见。

　　对于国家授权的医药产品，国家主管当局负责RMP的评估。存在影响授权药品风险-效益平衡风险时，国家主管当局可要求上市许可持有人对每种药品实施风险管理系统。在这种情况下，国家主管当局还应要求上市许可持有人提交关于引入风险管理系统的详细说明。对于中央授权的药品，由PRAC建议并经CHMP同意的风险最小化措施，才应纳入风险最小化计划，风险最小化措施是上市许可的条件。

　　2. 风险最小化措施

　　风险最小化措施是为了预防或降低药物暴露引起的不良反应，或在发生不良反应后降低其严重程度，或对患者的影响程度所采取的干预措施。风险最小化措施可能包括常规风险最小化措施、额外风险最小化措施。常规风险最小化措施适用于所有医药产品，这些措施涉及：产品说明书（smmary of product characteristics，SmPC）；标签；包装说明书（package leaflet，PL）；包装规格；产品的法律状态。产品说明书（SmPC）和包装说明书是控制风险最小化的重要工具，组成了向医护人员或患者沟通药品相关信息的受控和标准化的格式。

为了能安全有效地使用药品，应建议进行额外的风险最小化措施。如果提出了额外的风险最小化措施，应详细说明这些措施，说明为什么需要这些措施，定期审查继续采取此类措施的必要性。额外风险最小化措施包括：教育方案、可及性控制方案、其他风险最小化措施。

3. 安全性信息沟通

（1）目标受众 欧盟主管当局和上市许可持有人发布的安全信息的主要目标受众是使用药品的患者、护理人员和医疗专业人员，媒体也是安全沟通的目标受众。

（2）安全性信息沟通内容 安全性信息沟通过程中，信息不得具有误导性，且应客观呈现，不得包括可能构成广告的任何材料或声明。安全性信息沟通应包括以下内容。

①在任何使用条件下影响药物风险/效益平衡的任何上市药品的重要新信息。

②向目标受众清楚解释启动安全性信息沟通的原因，就如何处理安全问题向医疗专业人员和患者提出建议。

③适当时，还应提供上市许可持有人与主管当局之间签订的安全性信息协议声明。

④任何拟议变更的产品信息（如产品特性概要或产品说明书）。

⑤关于药物使用的任何附加信息或其他可能与为目标受众定制信息相关的数据。

⑥相关文献参考列表，或可找到更详细信息的参考文献，以及任何其他相关背景信息。

⑦相关处标注需要根据国家自发报告系统报告可疑不良反应的提示信息。

（3）安全性信息沟通方式 为了深入目标受众并满足其与日俱增的期望，安全性信息沟通的发布应考虑采用多样化的方式。以下列出了不同的沟通工具和渠道。

①直接与医疗保健专业人员沟通（DHPC）。通过这种沟通干预，重要的安全信息由上市许可持有人或主管当局直接传递给各个医疗专业人员，告知他们需要采取的与药品相关的某些行动或调整其做法。DHPC通常由一个或一组相应药品或活性物质的上市许可持有人根据国家主管当局或机构的要求，或上市许可持有人自愿进行传播。在传播信息前，上市许可持有人应寻求有关国家主管当局或EMA就DHPC内容的

许可意见。

②主管当局针对医疗专业人员的沟通材料。这些文件通常在主管当局的网站上公布，通常是对其他安全性信息沟通方式（如DHPC）的补充，并在同一时间发布。

③用通俗语言向患者和公众提供的材料。

④新闻传播。新闻传播包括新闻通稿和新闻发布会，主要针对新闻记者。

⑤网站。

⑥社交媒体和其他在线通信。

⑦公告和通讯。

⑧主管机构间的沟通。

⑨回答公众询问。

⑩其他沟通方式。

第三节　WHO 药物警戒的指导文件与制度

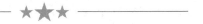

2002年，世界卫生组织（World Health Organization，WHO，简称世卫组织）完善了有关药物警戒的定义，即药物警戒是发现、评估、理解和预防药品不良反应或任何其他与药品相关问题的科学收集信息的活动。

一、WHO药物警戒指导文件体系

（一）世界卫生组织章程

1946年7月22日，联合国经社理事会在纽约举行了一次国际卫生大会，60多个国家的代表签署了《世界卫生组织章程》（WHO章程），并于1948年4月7日生效。根据《世界卫生组织章程》，1948年4月7日世界卫生组织宣布成立，总部设在瑞士日内瓦。

世界卫生组织的宗旨是使全世界人民获得尽可能高水平的健康，《世界卫生组织章程》第二条第二十一款规定，"世界卫生组织应发展、建立并提倡粮食、药物、生物及其他有关制品之国际标准"。

（二）出版物计划体系

世界卫生组织自成立以来，每年都会出版一定数量的定期和不定期刊物，关注全球性疾病和问题，特点是时效性强、具有科普宣传性质，大多有较强的指导性和可操作性。内容一般涉及预防接种、传染病防治、癌症、食品卫生、药品安全评估、环境保护等方面。表7-7列举了世界卫生组织近年来有关药物警戒的部分出版物。

表7-7　WHO近年有关药物警戒的出版物

出版时间	标题	主要内容
2016年	Safety of medicines: the WHO collaborating centre for international drug monitoring（药品安全：世界卫生组织国际药物监测合作中心）	阐述了监测和解决药品安全问题的重要性，通过国际药物监测计划与乌普萨拉监测中心（UMC）开展合作，维护世界上唯一的全球药品不良反应数据储存库，并向成员国推广良好的药物警戒做法
2012年	A practical handbook on the pharmacovigilance of medicines used in the treatment of tuberculosis（关于结核病治疗药物的药物警戒实用手册）	提供了一种逐步开展抗结核药物药物警戒的方法，为参与国家结核病控制计划的药物警戒中心（PVC）和卫生专业人员提供实用建议
2009年	A practical handbook on the pharmacovigilance of antiretroviral medicines（关于抗逆转录病毒药物的药物警戒实用手册）	提供了逐步对抗逆转录病毒药物进行药物警戒的方法。旨在为参与艾滋病毒/艾滋病预防和治疗方案的药物警戒中心和卫生专业人员提供实用建议
2007年	A practical handbook on the pharmacovigilance of antimalarial medicines（关于抗疟药物的药物警戒实用手册）	提供了逐步开展抗疟药物药物警戒的方法，目的是为药物警戒中心提供实用的建议
2002年	The importance of pharmacovigilance: Safety Monitoring of medicinal products（药物警戒的重要性——药品的安全监测）	阐述了对目前国际药物警戒系统的优势与不足之处进行评测的必要性。以及支持和鼓励各国采用本国特殊的方法来保证药物警戒系统发挥其全部益处

二、WHO药物警戒制度

（一）不良反应监测

1. 国际药物监测计划（Programme for International Drug Monitoring，PIDM）

20世纪60年代初，反应停事件引起世界卫生组织的高度关注，分别于1963年、1965年、1966年、1967年通过有关决议，推动国际药品不良反应监测项目的开展。

1968年，世界卫生组织开始执行国际药物监测计划（The WHO Programme for International Drug Monitoring，PIDM），旨在发展一个国际适用的系统，适应以前未知或不太了解的药品不良反应的监测。最初只有西欧、北美部分国家以及新西兰和澳大利亚共10余个国家参加该计划，主要工作是收集和交流药品不良反应报告，编制术语集、药品目录，以及数据库系统的管理等。经过近60年的发展，该计划已经逐渐扩大到全球范围内的大多数国家。

国际药物监测计划中包括国家药物警戒中心（简称"国家中心"）和WHO国际药物警戒监测合作中心（简称"合作中心"），加入监测计划的成员国需要配合成立国家中心，负责国内药物警戒的管理。WHO还会根据区域药物警戒的发展需要设立相应的合作中心，目前，WHO共有3个药物警戒合作中心（WHO Collaborating Centres，WHO-CC），如表7-8所示。

表7-8　WHO国际药物警戒合作中心

名称	主要职能
乌普萨拉监测中心（The Uppsala Monitoring Centre，UMC）	对全球最大的上市后个例安全性报告（Individual Case Safety Report，ICSR）数据库VigiBase进行管理维护并收集报告。向成员国的国家中心提供技术支持和业务指导，进行宣传培训等
摩洛哥毒物和药物警戒中心（Centre Anti poison et de Pharmacovigilance du Maroc）	通过在地中海东部、法语国家和阿拉伯国家进行能力建设来协助世卫组织。为这一地理区域的区域和国家培训课程提供便利，同时也支持促进患者安全的规范职能
印度药物警戒计划（Pharmacovigilance Program of India，PvPI）	通过确保使用药物的益处大于与使用药物相关的风险来保障印度人口的健康。将全国各地的药品不良反应（ADR）报告给NCC-PvPI，NCC-PvPI还与世卫组织国际药物监测方案（PIDM）合作，并为全球ADR数据库做出贡献

1970年，第23届世界卫生大会在日内瓦召开，通过了WHA23.13号决议，世界卫生组织在日内瓦设立了一个永久性的组织——WHO药物监测中心（WHO Drug Monitoring Centre）。1978年，WHO药物监测中心迁移至瑞典的乌普萨拉（Uppsala），世卫组织决定改变方向和优先事项，将其资源集中于增加发展中国家获得药物和医疗保健的机会，并正式更名为世界卫生组织国际药物监测合作中心（WHO Collaborating Centre for International Drug Monitoring），1997年，该中心再次更名为乌普萨拉监测中心（The Uppsala Monitoring Centre，UMC），并沿用至今。

乌普萨拉监测中心运营世卫组织全球药物警戒网络，共有四种使用中的数据系统，分别是VigiBase、VigiLyze、VigiAccess、VigiFlow，具体作用如表7-9所示。

表7-9　UMC的数据系统

系统名	作用
VigiBase	VigiBase为世界卫生组织全球个例安全性报告（the WHO global database of individual case safety reports，ICSRs）数据库，是一个关系型数据库管理系统，同时也是药物警戒系统的核心。根据项目成员国提供的信息不断更新，以结构化、分层的形式记录信息，灵活地检索和分析数据，最后为监管部门提供证据，从中发现和传达潜在的医药安全危险（信号）
VigiLyze	VigiLyze是信号检测和管理系统，以帮助成员国搜索、筛选和分析VigiBase数据库中的数据，并采用图表和数据汇总的形式向成员国提供数据。对于国内数据有限的成员国可通过查阅其他国家信息为国内药物警戒决策提供证据。VigiLyze免费提供给WHO国际药物监测计划所有成员国的国家药物警戒中心
VigiAccess	VigiAccess是一个公共网站，旨在帮助人们了解身体是如何与药物相互作用的，并使人们能够更多地了解潜在的副作用。它允许每个人搜索VigiBase，并检索向PIDM报告的药物可疑不良反应的统计数据
VigiFlow	VigiFlow是用于记录、处理和共享ICSRs的管理系统。帮助成员国收集、处理和共享数据。数据由WHODrug和MedDRA代码构成，以便于有效分析。UMC向成员国药物警戒中心提供VigiFlow，但不强制要求使用VigiFlow提交ICSRs。VigiFlow为许多国家药物警戒中心的工作及其与世界各地其他中心合作的能力提供了至关重要的支持

　　乌普萨拉监测中心有四种分析方法，vigiGrade、vigiMatch、vigiRank和vigiPoint，如表7-10所示。

表7-10　UMC的分析方法

方法名	描述
vigiGrade	vigiGrade是报告质量的衡量标准，它强调个例安全性报告集合（ICSRs）中的质量问题，对报告的完整程度进行评分。vigiGrade的主要用途是作为与各国就数据质量进行沟通的一部分，它也用于信号检测，是信号检测中使用的vigiRank方法中包含的参数之一
vigiMatch	vigiMatch是识别重复报告的工具。vigiMatch为每对报告组合计算匹配分数，反映每对报告组合与同一事实相关或重复报告的可能性。匹配分数超过阈值的报告组合被视为疑似重复报告。自2014年起，UMC在信号检测中使用vigiMatch方法进行检测
vigiRank	vigiRank是使用预测模型，根据报告模式和个别报告的质量和内容，对VigiBase中的潜在安全信号进行排序的方法。构成vigiRank的参数包括不相称报告、最近报告、地理分布、信息报告和叙述。自2014年以来，vigiRank已成功应用于UMC的信号检测
vigiPoint	vigiPoint是用于突出显示两套报告之间显著差异的统计工具，与更广泛的数据集相比，能够识别并精确定位报告数据子集的关键特征（如年龄、性别、共同报告的药物和不良反应）

为了确定VigiBase中高质量数据的可用性，世卫组织计划的成员应按照《世界卫生大会关于建立世卫组织计划的协定》，将完整的ICSR发送给UMC。世卫组织方案成员应至少每季度向VigiBase提交ICSR，最好每月提交一次以上。世卫组织计划成员应向VigiBase提交所有上市后ICSR，无论其来源、报告者类型、因果关系和严重性如何，世卫组织强烈建议世卫组织计划成员使用ICH E2B格式向VigiBase提交数据。

数据被提交至VigiBase后，UMC会定期进行筛选，以发现以前未被识别或记录不完整的可疑药品不良反应（adverse drug reaction，ADR）。VigiBase中有数百万ICSR，信号监测过程必须依靠计算机化数据挖掘方法的组合，以及医疗科学团队成员对报告的临床评估，来选择药品不良反应组合。

UMC通过vigiRank对VigiBase进行定期筛选，将不成比例的报告与个别报告的质量和内容相关的方面结合起来，其目的是根据证据强度对药品不良反应组合进行优先排序。此外，还采用了某些选择标准，以进一步确定数据的优先级，并将重点放在特定的关注领域，如严重不良反应、新上市药物、特定药物组或特定患者群体。

一旦确定不良反应与药物之间存在合理关联，UMC将通过VigiLyze向WHO计划成员传达评估结果，作为一个信号。随后，可在世卫组织药品通讯上公开发表。个别国家的监管机构可能会进一步调查，并决定限制药物的使用。

截至2021年5月，VigiBase已经拥有超过2500万份涉及患者用药可疑不良反应的匿名报告，大约有一半的数据来自美国，约20%来自欧盟，其中许多成员国共享数据长达50年。与此同时，亚洲的份额正在迅速增加，来自中低收入国家的数据比例在过去5~10年间从不到5%上升到15%左右，这使得VigiBase成为一个独特的多样化和全面的数据源。

2. 相关成员国的不良反应监测

1968年的国际药物监测合作计划共有10个国家参加，都是高度发达国家，随着计划逐渐成熟，更多的国家表现出兴趣并加入了该计划。特别是在20世纪末期，越来越多的国家表示希望参加该计划，一些国家与世卫组织和乌普萨拉监测中心联系，以便在制定其国家方案时获得支持，一些国家要求世卫组织在建立监测系统方面提供合作和援助。世卫组织对此作出反应，于2000年出版《药品安全监测——世卫组织关于建立和运行药物警戒中心的指南》，旨在为建立新的药物警戒中心提供实用的指导方针和信息，讨论如何在技术层面上运行药物警戒中心的实际问题，并给出具体建议。

（1）英国不良反应监测 英国主管ADR监测的机构是药品和保健品管理局（Medicines and Healthcare products Regulatory Agency，MHRA），是与卫生部协商后授权成立的管理部门，由药品委员会认可的独立咨询委员会，负责药品和医疗器械使用的安全性。英国最早的ADR报告系统于1964年在药品安全委员会（Committee on Safety of Medicines，CSM）的督促下建立。在多种ADR监测方法中，自发报告系统最为常用，又称自愿报告系统（Spontaneous Reporting System，SRS）或黄卡系统，报告原则以自愿报告为主，但是对药品、生物制品及医疗器械的生产商和经销商为强制性报告。

（2）瑞典不良反应监测 瑞典的药品不良反监测机构设在其政府部门——瑞典的医疗产品局（MPA Medical Products Agency，MPA）。瑞典药品不良反应病例报告的收集程序是由基层单位收集ADR报告后，报告地区中心，经过地区中心整理、初步评价后，再上报MPA药物警戒部。MPA药物警戒部可以从三个来源收集到药品不良反应报告：医疗保健工作者、制药企业、消费者，根据不同的报告来源，进行不同的处理。MPA药物警戒部每隔一天将所有的严重不良反应报告将转发到欧盟数据库（EudraVigilance），每两周一次将所有报告转发到WHO-UMC数据库（ICSRs）。

（3）日本不良反应监测 1979年，日本首次以立法的形式确立了"药品上市后监测制度"（Post-Marketing Surveillance，PMS），将该制度正式列入《药事法》。1991年，日本公布了药品上市后监测实施标准（Good Post-Marketing Surveillance Practice，GPMSP），作为厚生省药政局通知的行政指导，GPMSP为保证药品上市后监测制度的实施提供了可具操作性的规范。GPMSP有两个主要支柱：①在企业组织机构中设置独立的药品上市后监测管理部门，该部门不隶属于任何药品研究、开发和经营部门，可保证ADR信息的收集不受其他部门的影响；②制作上市后监测业务程序书，按照程序书开展PMS以确保依照一定规程处理信息。

（二）沟通交流制度

1.国际药物警戒交流

乌普萨拉监测中心（UMC）致力于满足全球对药物警戒领域更好通信实践的需求。UMC的交流活动侧重于提高对UMC工作的认识、药物警戒的重要性以及药品不良反应发生和应如何处理的基础知识。UMC还承担了加强全球药物警戒界内通信能力的任务，通过培训和讲座、基于社会科学的研究、制作和分享创新的活动材料和信息包实现这一目标。

（1）VigiLyze通信信号　UMC通过VigiLyze向国家药物警戒中心传达疑似药物安全问题的信号，随后通过世卫组织药物通讯向世界各地传达。信号基于VigiBase个例安全报告中获得的信息。

（2）乌普萨拉报道（Uppsala Reports）　《乌普萨拉报道》是一本新闻杂志，为任何对药物安全最新问题感兴趣的人提供。自1996年以来，该杂志一直在收集来自UMC和世卫组织国际药物监测计划（PIDM）的事例。乌普萨拉报道的数字版本始终作为在线新闻网站提供给任何人阅读。

（3）药品安全问题（Drug Safety Matters，UMC关于药物警戒和患者安全的播客）　是UMC关于药物警戒和患者安全的播客，揭示了药物安全的最新趋势和挑战。通过对该领域专家的深入采访，该节目让公众关注与更安全地使用医疗产品相关的问题，涉及内容从打击假药到监管医疗器械。

（4）医疗安全周（Med Safety Week）　医疗安全周每年举行一次，在此期间，乌普萨拉监测中心（UMC）与世界各地的药品监管机构和国家药物警戒中心合作，发起一场社交媒体运动，提高人们对药品不良反应的认识。2020年的医疗安全周呼吁患者和医疗专业人员报告所有副作用，特别是与新的或实验性治疗相关的副作用。此前的宣传活动则涉及多种药物（2019年）、儿童与妊娠（2018年）和非处方药（2017年）。

2. 国际教育培训

UMC与合作伙伴一起，提供一系列支持更安全使用药品的课程和资源。UMC的实践和网络课程为国家中心、行业、监管机构和大学提供技术知识和技能，以加强他们的药物警戒系统和实践，并提高他们对沟通和危机管理的认识。

（1）药物警戒课程（pharmacovigilance courses）　UMC每年在瑞典乌普萨拉举办为期两周的药物警戒培训课程，并与国际药物警戒协会（International Society of Pharmacovigilance，ISoP）一起在亚洲和拉丁美洲举办课程，并根据要求提供特别课程。课程内容涉及药物警戒的重要主题，包括药物警戒管理工具、术语、信号检测、因果关系评估、药品不良反应报告、药品不良反应报告质量以及药物警戒沟通的不同方面。

（2）在线课程（online courses）　乌普萨拉监测中心（UMC）为药物警戒和卫生专业人员提供了一系列远程学习选项，以促进他们在药物安全方面的教育。其中包括关于药物安全不同方面的讲师指导和自定进度的在线课程、与乌普萨拉大学合作的远程课程，以及互联网上的广泛视频库。

第四节 　ICH 药物警戒的指导原则与制度

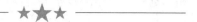

一、ICH药物警戒及相关术语的定义

（一）药物警戒

"药物警戒"术语采用WHO的定义："药物警戒是发现、评估、理解和预防药品不良反应或任何其他与药品相关问题的科学收集信息的活动。"

（二）不良事件

不良事件（AE）指的是任何发生在患者或药物临床研究受试者的不利的医学事件。它并不一定同药物治疗有因果关系。

（三）药品不良反应

新药在获得批准前的临床研究中或新适应证批准之前，尤其治疗剂量未建立之前，任何剂量下发生的、所有有害的、与用药目的无关的药物反应都被认为是药品不良反应（ADR）。

（四）非预期的药品不良反应

非预期的药品不良反应指的是不良反应的性质和严重程度同已有的药品资料不符。

（五）严重的不良事件或不良反应

严重不良事件或反应是指以下不利的医学事件（在任何剂量下）：导致死亡、危及生命、导致住院或现有住院时间延长、导致永久或显著的残疾/功能丧失、先天性异常或出生缺陷。

二、ICH药物警戒指导原则

国际人用药品注册技术协调会（ICH）通过制定技术要求指导原则进行国际协

调，保证患者可及时和持续获得已获批药品。如表7-11，ICH制定了一系列药物警戒相关的指导原则，为各种安全性报告的撰写和利益相关方贯彻落实药物警戒活动提供了国际性的技术指导。

表7-11　ICH药物警戒相关指导原则一览表

所属系列	英文名称	中文名称	主要内容
有效性（efficacy guidelines）	E1: Clinical Safety for Drugs used in Long-Term Treatment	E1：长期使用的药物的临床安全性	提出一套用于非危及生命疾病的长期治疗药物的安全性评估原则
	E2A: Clinical Safety Data Management: Definitions and Standards for Expedited Reporting	E2A：临床安全性数据管理：快速报告的定义和标准	为临床安全性报告制定标准术语和定义以及研发阶段快速报告体系的建立提供指导
	E2B（R3）: Implementation Guide for Electronic Transmission of Individual Case Safety Reports（ICSRs）E2B（R3）Data Elements and Message Specification	E2B（R3）：个例安全报告（ICSR）电子传输执行指导原则E2B（R3）数据元素和信息规范元素	将个例安全报告（ICSR）电子传输中使用的数据元素定义标准化并举例说明不同情况下的代码应用和填写规则
	E2C（R2）: Periodic Benefit-Risk Evaluation Report	E2C（R2）：定期风险收益评估报告	为ICH区域内已上市产品的定期风险收益评估报告建立通用标准
	E2D: Post-Approval Safety Data Management: Definitions and Standards for Expedited Reporting	E2D：上市后安全性数据的管理：快速报告的定义和标准	对上市后快速报告的术语进行定义以及制定快速报告的国际标准
	E2E: Pharmacovigilance Planning	E2E：药物警戒计划	为申请上市时可能需要提交的安全性说明和药物警戒计划的撰写提供标准指导
	E2F: Development Safety Update Report	E2F：研发期间安全性更新报告	详细规定研发期间安全性更新报告的结构与撰写要求
质量（quality guidelines）	Q9: Quality Risk Management	Q9：质量风险管理	详细讲述质量风险管理过程和步骤以及质量风险管理过程中运用到的方法和工具

（一）E1：人群暴露程度　评估非危及生命性疾病长期治疗药物的临床安全性

长期治疗是指超过六个月的慢性间断使用。药物临床研发期间的安全性评价要求能定性和定量地描述与药物预期长期使用时间相一致的一段合理时间内药物的安全性特征。本文件目的是为非危及生命性疾病长期治疗药物的安全性评估提供指导标准，总体协定如下。

①以临床预期使用的剂量水平治疗一定数量的患者共6个月，受试组应足够大，通常为300~600例，并同时观察合理频率下延迟发生的事件，患者数量足以描述这段时期不良反应事件（ADE）特征。

②100名患者接受药物暴露至少1年作为安全性评价数据库的一部分，无严重ADE可保证1年累积真实发生率不大于3%。

③当有顾虑药物将导致迟发ADE或随时间的延长ADE的强度或频率增加时，需要更大和（或）更长期的安全性数据库。

（二）E2A：临床安全性数据管理　快速报告的定义和标准

本文件的目的是对临床研发过程发现的安全性信息的收集方式和必要时采取的措施进行规范和设定标准，并建立快速报告体系。

本文件对不良事件（AE）、药品不良反应（ADR）、严重的不良事件或不良反应等及相关的临床安全性的术语进行定义和解释，设定了快速报告的标准，如需报告的内容、报告时限、如何上报、盲态治疗报告的管理、安全性信息的持续更新等，也对药物严重不良反应快速报告中需包含的关键数据元素进行详细说明。

（三）E2B（R3）：个例安全报告（ICSR）电子传输执行指导原则

本文件为个例安全报告（Individual Case Safety Report，ICSR）的报告者和接收者安装可传输的ICSR消息的系统提供指导。该指导原则提供了一种标准格式，将不同类型ICSR电子传输使用的数据元素和标准传输程序元素定义标准化，以便标准化信息传输来帮助数据库与数据库之间的直接传输。

ICH选择XML模式进行ICSR报告，电子信息应包含数据元素（XML模式）的准确定义以及元素之间的任何关系元素以有效信息交换。本文件阐述了ICHICSR的关系图（结构）、E2B（R3）的代码集、术语和词汇、ICSR传输的ICHE2B（R3）规范和E2B（R3）的数据元素，并详细举例说明应用规范。

（四）E2C（R2）：定期风险/收益评估报告

本文件的目的是为ICH区域内已上市产品（包括正在进一步研究的批准药物）的定期风险/收益评估报告（Periodic Benefit-Risk Evaluation Report，PBRER）设立通用标准。对PBRER的范围、规则、内容指南进行了详细的阐述，减少与其他报告的重复性，旨在优化风险/收益特征。

（五）E2D：上市后安全性数据的管理　快速报告的定义和标准

本文件的目的是为上市后快速报告的定义和标准提供指导，建立国际标准程序，改善上市后安全性资料的质量和协调资料收集与报告的方式。本文件对不良反应（AE）、药品不良反应（ADR）、非预期ADR、卫生保健专业人员等与上市后药物安全性经验关联的术语进行了明确的定义，列出了个例病例安全性报告的来源并详细说明了快速报告的标准，如应该报告的内容、报告的最低要求、时间框架等，并且对案例管理规范做出了要求。

（六）E2E：药物警戒计划

本文件目的是为新药上市早期筹划进行药物警戒活动提供指导，为申请上市时可能需要提交的安全性说明和药物警戒计划设定撰写标准。药物警戒计划主要是评估效益风险平衡问题，本文件对安全性说明和药物警戒计划的要求、结构以及重要元素进行了详细的阐述，并提出了药物警戒方法。

（七）E2F：研发期间安全性更新报告

本文件目的是为ICH区域内处于研发阶段药物的定期报告，即研发期间安全性更新报告（Development Safety Update Report，DSUR）提供统一的标准。DSUR对报告周期内收集到的与试验药（无论上市与否）相关的安全性信息进行全面深入的年度回顾和评估，本文件对DSUR的范围、撰写原则、各方的责任明细、具体格式以及应该包含的内容都进行了详细的说明。

（八）Q9：质量风险管理

质量风险管理指对贯穿于药物（医疗）产品全生命周期中的风险进行评估、控制、沟通及评审的系统过程。本文件的主要目的是提供一个质量风险管理的综合方法，对现有的质量实践、要求、标准、制药行业指南和药政环境进行补充。Q9对于质量风险管理的基本原则、管理过程、利益相关方职责、风险管理方法和工具进行了详细的阐述。

质量风险管理的基本原则是保护患者利益，程序实施的力度、形式和文件的要求应该科学合理并与风险的程序相匹配。制药业界与药政可以运用的风险管理工具包括基本风险管理简易方法、故障模式效应分析、故障模式影响与严重性分析等。

三、ICH药物警戒制度

（一）不良反应报告制度

1. 临床快速报告

（1）临床快速报告概述　所有严重的非预期不良反应都是快速报告的对象，严重但可预期、严重事件与研究药物无关（无论是否预期）、非严重不良反应（无论是否预期）均无需快速报告。

一般而言，对于明显影响药物风险/收益评估的信息，或导致可能改变药物用法的信息，或影响总体药物研发实施的信息，都应快速报告，如以下情况。

①对于已知的、严重的不良反应，其发生率增加且判断具有重要临床意义；

②对暴露人群有明显的危害，如在治疗危及生命疾病时药物缺乏疗效；

③在新近完成的动物实验中有重大安全性发现（如致癌性）。

（2）临床快速报告的特殊情况　针对一些特殊情况，ICH提出以下建议。

①盲态治疗报告的管理：当申办者和研究者对每个患者的治疗处于盲态时（例如双盲研究），发生严重不良事件需要决定是否对个别病例破盲。如果研究者破盲，就可认为申办者已获知患者接受何种治疗。当严重不良反应需快速报告时，ICH建议申办者只对该个例破盲，即便研究者并未破盲。同样对一些工作人员，如生物统计人员（负责对研究结果进行分析和阐述的人员）尽量保持盲态。然而，当致死或其他严重结局是主要疗效终点时，一旦破盲，临床研究的完整性将无法保全。在这些或相似情况下，最好是先同监管机构达成一致，并将其作为疾病相关而不纳入常规快速报告。

②与阳性对照或安慰剂治疗有关的不良反应：申办者有责任决定是否把阳性对照药的不良反应向其他药品生产商和（或）直接向有关监管机构报告。与安慰剂相关的不良事件一般不符合不良反应的标准，也不符合快速报告的标准。

③有一个以上用法或用途的产品：为了避免模棱两可，符合快速报告条件的不良

反应必须按照药物的每一个用法（如剂型、处方、给药途径）或用途（如某种适应证或适用人群）进行报告，并应作为该药物其他用法和用途的参考向药监机构备案。如果一种药物的剂型或用途下出现了符合快速报告的不良反应，建议该药物其他剂型或用途的报告中相互参考，避免漏报。

④研究后事件：严重的不良事件可能发生在临床研究结束（包括方案要求的治疗后随访）后，这类报告应被视为研究中的报告，需要评估因果关系和确定预期性以决定是否进行快速报告。

（3）报告时限　①致死或危及生命的非预期不良反应。申办者应在首次获知后尽快报告，不能晚于7天，应尽快（通过电话、传真、书面等）通知监管机构，在随后的8天内递交信息尽可能完善的随访报告。报告应包括对该发现的重要性及意义的评价，包括有关同类或相似药品的先前经验的资料。

②所有其他严重的、非预期的不良反应。申办者应在首次获知后尽快报告，不能晚于15天。只要满足以下最低标准就应在规定的时限内递交首次报告：可确认的患者；可疑的药物；明确的报告来源；不良事件或结局；可认定是严重和非预期、在临床研究中发生的、与用药有合理可疑的因果关系。同时申办方应积极获取随访信息并及时上报。

（4）上报方式　不良事件的快速报告广泛采用CIOMS-I表格，无论采取什么格式，重点是报告需要包含获得的基本信息或数据元素。所有的报告必须送达该药物正处于研发阶段的国家的相关监管部门或其他行政机构（视当地情况而定）。

2. 上市后快速报告

（1）上市后快速报告的标准　严重的和非预期的药品不良反应案例属于快速报告。除单个病例报告外，可能改变产品风险/收益评价的其他观察的任何安全性资料应当按照地方规定尽快与管理部门交流，包括来自体外、动物、流行病或临床研究的、重要的、未曾预料的安全性发现，它提示重要的人类风险，如致突变、致畸、致癌的证据或用于治疗危及生命/严重疾病的药物缺乏疗效。报告对ADR病例的最低数据要素要求为4个，分别是：可确认的报告者、可确认的患者、不良反应和可疑产品。这4个要素缺了任何一个都被认为案例是不完整的。

同临床期间的报告期限一样，严重和非预期ADRs的快速报告要不能迟于MAH最初收到信息后的15个日历日。

ADR报告接收者需要评价患者和报告者的可确定性。可确定性是指核实患者和报告者的存在，可以避免病例重复、监测欺诈以及促进合适案例。以下项目可证明患者的可确定性：年龄、性别、姓名首字母、出生日期、姓名、患者号码。提供病例资料或为获得病例资料的各方应当是可确定的，不仅是最初的报告者（最初接触病例的人），还包括提供资料的其他人。同时，还应以一个全面的、独立的"医学叙述"来摘录所有相关的临床和其他有关信息，包括患者特征、治疗详细资料、病史、事件的临床过程、诊断等资料，ADRs包括结果、实验室证据（包括正常范围）以及支持或反驳一个ADR的任何其他资料。

最后，不管ADR报告来源哪里，接收者应当进行临床案例评价，仔细评价报告的医学资料质量和完整性。审评应包括但不限于以下考虑：诊断有可能吗？是否已经完成相关的诊断程序？是否考虑了反应的其他原因？必须有什么样的附加资料？

（2）报告方式　CIOMSI表是不良事件快速报告被广泛接受的标准，建议采用管理活动医学词典（MedDRA）进行医学信息编码。根据ICH E2B指导原则，应当执行个体案例安全性报告（ICSRs）的电子提交标准。

3.安全性更新报告

安全性更新报告分为研发期间安全性更新报告（DSUR）和风险/收益评估报告（PBRER）。

（1）研发期间安全性更新报告（Development Safety Update Report，DSUR）　DSUR的主要目的是对报告周期内收集到的、与试验用药品相关的安全性信息进行全面深入的年度回顾和评估，具体包括：①检查在报告周期内获得的信息与该试验用药品原有的安全信息是否一致；②描述新的可能对临床试验受试者保护造成影响的安全性问题；③总结当前对已确认的和潜在风险的认识和处理；④对临床研究/研发计划的进展状况和研究结果进行更新。

DSUR主要关注源于在研药物和生物制品（无论是否获批上市）干预性临床试验（简称为"临床试验"）的数据和发现。新药获得上市批准后通常还会继续进行临床研发，DSUR也应该包含上市后研究的相关信息，且应侧重于试验用药品。DSUR应当提供报告周期内申办者所有正在进行的临床试验，以及正在实施或已完成的其他研究中的安全性信息，包括：①使用试验药的临床试验；②对上市药物已批准适应证进行的临床试验；③试验药的治疗应用；④支持药品生产工艺变更的临床试验；④与试验药安全性相关的其他重要发现。

为了全面分析和呈现试验用药品的安全性特征，申办者应准备一份DSUR，其中应尽可能地包含与所有剂型和规格、所有适应证以及研究中接受试验用药品的所有患者人群相关的数据。

使用"国际研发诞生日"（DIBD）作为DSUR年度报告周期，是申办者在全球任何国家首次获得临床试验实施许可的日期。数据锁定点应是DSUR一年报告周期的最后一天。为便于监管，如果申办者需要，DSUR的数据锁定点可以指定为DIBD月份前一个月的最后一天。

对于多药联合治疗（multi-drug therapy）的临床试验，如非固定联合用药，申办者可以：①为多药联合治疗准备一份DSUR；②准备针对一个或多个组分的一份或多份DSUR，在此情况下，多种药品联合治疗临床试验的信息均应纳入其单个或所有组份的DSUR中。

（2）风险/收益评估报告（Periodic Benefit-Risk Evaluation Report，PBRER）　PBRER是对药品风险/收益的正式评估，如果药品安全性或风险/收益特征在报告期内没有重大变化，只需要进行简单的收益讨论。PBRER的某些章节提供的详细程度（如安全性和有效性数据的评估）与药品的已知或新出现的重要风险、新发现的重要收益的证据相关。在适当情况下，PBRER应包括旨在优化风险/收益特征的提议行动。

每个PBRER的主要重点是在自国际诞生日（IBD，在世界上任何国家的首次上市批准）或药物开发的国际诞生日（DIBD，在任何国家进行干预性临床试验的首次授权日期）起可能获得的任何相关有效性/疗效信息的背景下，从可用数据来源对相关的、新的安全性信息进行评估。PBRER应包括产品的累积知识，同时将重点放在新信息上，即整体安全性评估和综合风险/收益评估将考虑累积信息。

对于活性成分的单个PBPRE，PBRER应提供有关活性物质的所有已批准适应证、剂型和给药方案的信息，并提供单一DLP（数据锁定点）。特殊情况下可以提交单独的PBPRE。对于单独销售的物质的联用产品，固定联用的信息可以按单独的PBRER报告，或根据具体情况在某个物质的报告中单独展示。对于多家公司制造和（或）销售的产品，每个MAH负责为自己的产品提交PBRER，涉及合同关系应在书面协议中明确规定向监管机构准备和提交PBRER的各自职责。

PBRER的参考产品信息将包括"核心安全性"和"批准的适应证"章节。为了方便收益和风险/收益的评估，参考产品信息文件应列出ICH国家或区域的所有已批准适应证。在整个报告期间，如果获得新的安全信息，MAH应不断评估是否需要对参考产品信息/产品安全性参考信息（RSI）进行任何修订。在该时间段内作出的参考产品信息/RSI的重大变化应在PBRER的章节中描述。

每种药品都应具有IBD。DLP被指定为是将包括在PBRER中的数据的截尾日期，即数据锁定点。当报告中包含有关不同剂型、剂型或用途［适应证、给药途径（和（或人群］的信息时，任何各种授权的首个上市批准日期应被视为IBD，因此需要为PBRER指定DLP。IBD是指任何公司的任何含有活性物质的药品在世界上任何国家（区域）被首次批准上市销售的日期。

PBRER格式和内容旨在适用于报告期为6个月或更长的定期报告，不同的区域对于PBRER的提交频率要求不同。由于PBRER的范围扩大，DLP与提交PBRER之间的时间间隔应如下：覆盖6个月或12个月的期限的PBRER，70个日历日内；PBRER的间隔时间超过12个月，在90个日历日内；特殊PBRER，90个日历日，除非在特别申请中另有规定。如果国家或区域要求与上述不同，则MAH应与相关监管机构讨论提交的时间表。

所有PBRER应使用完整的ICH指导原则E2C（R2）格式。当没有相关信息可用或PBRER章节不适用时，应该说明。PBRER的特定章节可以与其他监管报告（例如ICH指导原则E2E和E2F中描述的文件）共享内容。MAH可能利用PBRER的模块化方法（即可以单独分离和提交的章节或与其他文档组合的章节），以促进此类监管需求，最大限度地发挥内容的效用，并减少重复工作。

（二）药物警戒计划

为了在产品被批准或得到许可证之前更好、更早地计划药物警戒活动，ICH制定了E2E文件，主要是对在申请上市许可证时可能需要提交的安全性说明和药物警戒计划进行指导。对于还未出现需要特别关注的安全性问题的产品，常规药物警戒足以实现批准后的安全监测，无须额外的措施或行动（如安全性研究）。对于有重要的已确认风险、重要的潜在风险或重要的缺失信息的产品，药物警戒计划中应当制定额外（区别于常规的药物警戒活动）的措施来处理这些问题。

1.安全性说明

安全性说明是指一个关于药物重要的已确认风险、重要的潜在风险和重要的缺失信息的摘要。它应当强调处于潜在风险（可能使用产品）的人群，以及需要进一步探索的突出安全性问题，以便在药物批准后完善对风险/收益特征的了解。安全性说明主要包含非临床和临床两个部分，它们各自的要素如下。

（1）非临床　在安全性说明中，非临床一节应当介绍尚未被临床数据充分说明的非临床安全性发现，例如毒理、安全药理学、药物相互作用、其他毒性相关的资料或数据。如果产品将用于特殊人群，应当考虑是否需要有特定的非临床数据。

（2）临床 安全性数据库具有局限性，如与研究人群样本大小、研究纳入/排除标准等有关，应当清楚地讨论这种局限性对于预测上市后产品安全性的影响和专门描述在临床医学实践中产品适用的人群或预期使用时可能的暴露人群，简要地讨论世界范围内用药经验。临床中需要重点关注的内容有以下几项。

①在批准前阶段未研究过的人群：包括但不限于儿童、老人、妊娠期或哺乳期妇女、有伴发疾病（如肝脏或肾脏疾病）的患者、与临床试验中所研究的疾病严重程度不同的患者、有已知的和相关的基因多态性的亚组人群、不同民族和（或）种族血统的患者等。

②不良事件（AEs）/药品不良反应（ADRs）：需要进一步描述或评价重要的已确认风险和潜在风险。对最重要的已知AEs/ADRs提供更多详细的信息，包括严重的或频发的以及可能对产品的风险/收益比有影响的AEs/ADRs，尽量包括因果关系、严重程度、严重性、频度、可逆性和高风险人群的证据，对危险因素和潜在机制进行讨论。对这些AEs/ADRs作更进一步评价（如在正常使用条件下的频度、严重程度、转归、高风险的人群等）。对任何重要的已确认风险和潜在风险都应当进一步评价以了解和描述其与用药的关联性，并举出相应的证据。

③已确认的和潜在的相互作用：包括食物–药物和药物–药物相互作用，讨论已确认的和潜在的药代动力学和药效动力学相互作用。对于每种情况，应当概述支持相互作用和可能存在机制的证据，并且讨论对于不同适应证和不同人群的潜在健康风险。

④流行病学：讨论各适应证的流行病学。包括发病率、患病率、死亡率和相关的伴随发病率，尽可能考虑按年龄、性别、种族和（或）民族分层。如果有资料，应当讨论不同地区在流行病学方面的差异。了解适应证人群中事件的发生率（即背景发生率）对于需要进一步研究的重要不良事件的深入是有帮助的。

⑤药理学类别作用：安全性说明应当识别该药理学类别产品常见的风险。

2.药物警戒计划的实施

药物警戒计划的内容应该包含以下内容和要求。

（1）当前安全性问题摘要 包括：重要的已确认风险、重要的潜在风险、重要的缺失信息。

（2）常规药物警戒实践 包括：操作系统和程序，以确保报告给公司职员的所有可疑不良反应信息能得到及时的收集和核对；准备给药品监管机构的报告；药品不良反应快速报告和定期安全性更新报告；对已批准产品的安全性特征的持续监测，包括信号检测、问题评价、说明书更新以及与药品监管机构的沟通联络；当地药品监管机构规定的其他要求。

（3）安全性问题的实施计划　按照下列结构提出针对每一个重要安全性问题的计划并论证其合理性：安全性问题、所提议措施的目的、提议的措施、所提议措施的理由、申办者对安全性问题和所提议措施的监测、评价和报告的重要时间点。

（4）待完成的行动摘要　提交一份产品的总体药物警戒计划，应包括所有针对单个安全性问题的措施。尽管上一节建议依据当前的安全性问题提出计划，在本节中应当根据要采取的活动和它们的重要评估时间点来列举针对产品的药物警戒计划。建议在药物警戒计划中明确的重要节点，包括完成研究或其他评价的时间以及提交安全性结果的时间。

（5）这些重要节点的确立应当考虑事项　包括：产品暴露达到一定的水平，在该水平足以鉴别/描述所关注的AEs/ADRs或解决一个特定问题；预期可以得到正在进行的或提议的安全性研究的结果。这些重要节点可以与法规所要求的关键节点（如PSURs、年度再评价和再注册）相一致，并用于修改药物警戒计划。

（三）药物警戒方法

1. 被动监测

（1）自发报告　自发报告是指医务人员或消费者与制药公司、药品监管机构或其他机构（如WHO、地区中心、中毒控制中心）进行主动沟通的行为，描述患者使用一种或多种药品后发生一个或多个药品不良反应。

评价方法（发现安全性信号）：报告率的计算，使用贝叶斯（Bayesian）和其他技术进行信号检测、数据挖掘技术也已经用于检验药物-药物相互作用。

（2）系列病例报告　系列病例报告可以提供药物和某类不良事件之间关联的证据，但是与验证药物暴露和结果之间的关联性相比，通常它们在提出假设方面更有用。

2. 激励报告

通过不良事件的在线报告和在预设的方法基础上系统性地激励不良事件报告等方法来鼓励和促使特定场所（如住院部）的医护从业人员在产品新上市或在限定时间段进行报告。

3. 主动检测

（1）哨点　在一个哨点现场，主动监测可通过审阅病历或约见患者和（或）医生来实现，以确保这些现场报告的不良事件数据是完整和准确的。哨点的主动监测对主要用于社会公共机构，如医院、疗养院、血液透析中心等的药物最有效。

（2）药物事件监测　在药物事件监测中，从电子处方数据或自动健康保险索赔数据库中确定患者。然后，在预先指定的时间内将随访调查表送达每位处方医生或患者，以得到结果资料。调查表内容可包括患者的人口学特征、治疗指征、疗程（包括开始日期）、剂量、临床事件和中止治疗的原因。

（3）登记　登记是将具有同样特征的患者进行列表，这种特征可以是一种疾病（疾病登记）或一个具体的暴露（药物登记）。这两类登记，区别仅仅是要研究的患者数据的类型，可以用标准的调查表以前瞻性的方式收集一套资料。疾病登记，如血液异常、严重的皮肤反应或先天性畸形，有助于收集与某一临床病症关联的药物暴露情况以及其他可能相关的因素。疾病登记也可以用作病例–对照研究的基础，比如将登记表中患有某种特定疾病的一组患者作为病例组，登记表中（或登记表外）不患有该疾病但具有可比性的一组个体作为对照组，比较两组暴露的差异。

4. 比较观察研究

（1）横断面研究（调查）　无论患者的暴露或疾病状态，在单一时间点（或时间段）收集患者人群的数据就构成横断面研究。这类研究主要用于收集数据进行调查或生态分析。

（2）病例–对照研究　在病例–对照研究中，先确定患病（或发生关注的事件）的患者作为病例组。然后，从产生病例的源人群中选择没有所关注疾病或事件的患者为对照组。对照的选择方式应当是，在对照组中暴露的流行程度能代表其在源人群中的流行程度，从而通过估算两组患病的相对风险（比率比）来比较两个组的暴露情况的差异。

（3）队列研究　在队列研究中，全程随访可能罹患疾病（或发生事件）的风险人群，并观察疾病（或事件）随时间变化的发生情况。通过每个患者的随访获知在研究期间的药物暴露情况。

5. 目标临床研究

如果在批准上市前的临床研究中识别出重要风险，则需要进一步的临床研究评价不良反应的作用机制。在某些情况下，可能进行药效动力学和药代动力学研究来确定一种特定的给药剂量是否会增加患者发生不良事件的风险。基因检测也可以提供线索，提示哪些患者组可能有更高的不良事件风险。而且，根据药理学特性和药物在一般临床实践中的预期使用，可能需要进行专门的研究以调查潜在的药物–药物相互作用和食物–药物相互作用。这些研究包括群体药代动力学研究以及在患者和正常志愿者中的药物浓度监测。

6. 描述性研究

（1）疾病自然史　流行病学学科最初侧重于疾病的自然史，包括患病患者的特征、疾病在所选择人群中的分布以及估算可能结局的发病率和流行情况。这些结局包括对疾病治疗类型和不良事件的描述。

（2）药物应用研究　药物应用研究（drug utilization study，DUS）描述一个药物如何营销、处方和用于人群以及这些因素如何影响结果，包括临床、社会性和经济性结论，可用于确定一个产品是否被用于某些人群。

（四）质量风险管理制度

质量风险管理是整个产品生命周期内对药品的质量风险进行评估、控制、交流和审核的系统程序。

1. 质量风险管理过程启动

会导致启动质量风险管理过程的步骤：明确问题/风险问题（包括辨识潜在风险相关假设）；收集与风险评估相关的潜在危险、影响甚至伤害人体健康的背景信息/资料/数据；确立一名主管人员与必要的资源；制定风险管理程序的时限、交付日期和决策水平。

2. 风险评估

风险评估包括辨识危险因素与暴露在这些危险因素（被定义后）相关风险的分析和评估，即开始于一个明确的问题/风险问题，主要包含风险辨识、风险分析、风险评价。风险评估通常围绕以下三个问题展开：①什么可能出错？②会出错的可能性（概率）是什么？③结果（严重性）是什么？

风险辨识指参照风险问题或问题描述，系统地运用信息（历史数据、理论分析、意见以及风险涉众的考虑）来识别危险因素，主要围绕"什么可能出错"的问题，为后续奠定基础。

风险分析指对风险所关联已辨识的危险因素进行估计，主要围绕"会出错的可能性是多少"的问题，对发生事件可能性及严重性进行定量/定性的过程。

风险评价指比较已经识别和分析的风险标准进行比较，主要围绕"结果（严重性）是什么"的问题进行。

风险评估的输出时对风险范围的定性描述和风险的定量估计。定性分析一般运用"高""中""低"等定性描述词来表达，详细的确定会使用"风险记分"来进一步确定风险的排列。定量表达风险时，一般运用数值表示概率，对一个风险估计能提供一个特定结果的概率，给出一系列产生的风险状况，对于某个时间的特定后果十分有效。

3. 风险控制

风险控制包括通过行动以降低或接受风险的决定，目的是降低风险至一个可接受的水平。风险降低是着眼于当风险超过了某个特定可接受特定水平后缓和或避免质量风险的过程；风险接受事实上是一个接受风险的决定，可以是一个控制剩余风险的正式决定或当剩余风险不具体时的被动接受。

风险控制主要围绕以下几个问题展开：①风险是否超过可接受水平？②什么方法可用于降低或消除风险？③效益、风险和资源之间的恰当平衡点是什么？④控制已辨识风险是否会引入新风险？

4. 风险沟通

风险沟通指在决策者和其他人员之间分享有关风险和风险管理的信息，贯穿于整个质量风险管理过程。各方可以在任何阶段进行风险沟通，如药政与业界、业界与患者、公司内部等，对质量风险过程输出的结果如风险的存在性、性质、形式、概率、严重性、可接受性、控制处理等相关信息进行适当的沟通和存档。

5. 风险评审

风险评审是一个对事件进行监控的机制，对风险管理过程输出/结果进行评审应考虑新的知识和经验，包括对风险接受/决策重新考虑，频率应取决于风险水平。质量风险管理过程一旦启动，该过程应一直应用于可能影响初始质量风险管理决策的事件（不管是否已被计划）。

第五节　药物警戒法规与制度比较

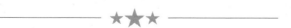

1. 中国、美国、欧盟药物警戒法规与制度

比较中美欧的法规与制度，可见表7-12。

表7-12　中美以及欧盟国家药物警戒法规与制度比较

		中国	美国	欧盟
主要法律法规		《药品管理法》《药物警戒质量管理规范》	《联邦食品、药品和化妆品法案》《联邦法规》	指令2010/84/EU、法规（EU）No1235/2010、条例（EU）No.520/2012
个例报告的要求	快速报告	境内发生新的、严重的药品不良反应应当在15日内报告；死亡病例须立即报告	国内外非预期严重不良用药经历15天内报告并调查，接收新信息15天内后续报告；致死或危害生命的不良用药经历7天内报告	严重有效的病例在15天内报告
	其他不良反应报告	其他药品不良反应30日内报告	纳入定期安全性报告	非严重病例90天内报告
报告收集方式	被动监测	国家药品不良反应监测系统或MAH药品不良反应直接报告系统自发报告	MEDWatch自愿报告和企业强制性报告	征集报告和非征集报告
	主动监测	中国医院药物警戒系统CHPS	哨点计划	额外监测、医学文献监测
数据系统		国家药品不良反应监测系统	FEARS	EudraVigilance
上市后研究		药品上市后安全性研究	PMC、PMR	PASS
供企业上市后研究的参考方法		非干预性研究、干预性研究	观察性药物流行病学研究；荟萃分析；动物特定终点-器官毒性安全性研究；药代动力学研究或临床研究；用于评估药物相互作用或生物利用度的研究或临床试验；实验室的安全性研究；已有安全性终点的临床试验	/
额外的风险管理手段		药物警戒计划	RiskMap、REMP	RMP、风险最小化措施
风险沟通		①致医务人员的函；②患者安全用药提示；③发布公告、召开发布会等	①药品标签；②药品安全沟通；③公众健康咨询；④患者信息专栏；⑤致医务人员的函	①致医务人员的函；②主管部门针对医务人员的沟通材料；③用通俗语言向患者和公众发布的材料；④新闻传播；⑤社交媒体等互联网平台；⑥主管机构之间的沟通；⑦公众问答

2. 国外药物警戒法规与制度的特点

（1）制定并完善相关技术指南 为保证药物警戒活动顺利开展，美国FDA发布近40个文件指导企业，对药物警工作中的安全识别、最小化风险计划、上市后研究、不良反应报告、风险沟通等过程的细节和方法都进行了详细阐述，成为企业在开展药物警戒过程中的有力参考；ICH也制定了非常详尽的指导文件以指导成员国开展药物警戒活动。

（2）构建医学文献监测体系 医学文献（或称学术文献）是监测上市后药品不良反应的重要信息来源，我国医学文献监测一般由药品上市许可持有人（MAH）主动开展。根据《个例药品不良反应收集和报告指导原则》，MAH需定期对文献进行检索，从文献中获取并上报个例不良反应报告。在欧盟地区，除了由MAH负责监测有关其药品的医学文献之外，EMA也负责一些拥有相同活性物质的药物的医学文献监测，并将疑似不良反应的个别病例报告到EudraVigilance和国家安全数据库，供MAH使用。欧盟的文献监测开展方式可以有效减少MAH工作的重复性，防止多个相同药品不良反应报告被不同的MAH输入进数据库，提高不良反应报告的有效性以及数据库的一致性。欧盟的经验，探索政府、社会和MAH三者之间的医学文献监测模式非常有效，构建与更加高效严谨的医学文献监测实施体系。药监部门承担部分药物活性物质的文献监测责任；高校、科研院所以及行业协会等文献使用频率较高的机构也可作为文献监测的社会力量；MAH作为主要责任主体，借助第三方机构的技术力量，积极开展定期的文献监测。

（3）建立健全上市后额外监测制度 在欧盟地区，对于可用安全信息较少，缺乏长期使用数据的药物，EMA会密切监测这类药物的疑似不良反应报告，制定额外监测药物的清单定期在官网公布。额外监测药物的包装说明书上增加一个黑色倒三角标识，对患者、医疗卫生人员起到宣传、警示的作用。额外监测制度有助于加强对重点风险药物的监测，能促使尽早识别这类药物的风险信号，额外标识能很好地对患者、医疗卫生人员起到安全合理用药的宣传作用。参照欧盟的额外监测制度及相关配套文件，我国建立健全了额外监测制度，为安全合理用药提供保障。

（4）发挥监管部门的引导作用，对上市后研究实行分类管理 美国对药品的上市后研究依照药品本身的风险划分为PMC和PMR，实行分类管理。PMC针对上市后需要进一步确认、优化安全性和有效性的药品，由申请人与FDA讨论后自行开展；PMR针对可能存在相关严重风险的药品，由FDA强制要求申请人开展。FDA通过PMC和PMR分类管理制度，能很好地引导申请人根据药品的风险大小开展上市后研究，根据上市后研究的类型来采用不同的研究方法。我国无论是MAH自行开展还是监管部门要求的上市后研究，都是以识别、定性或定量描述药品安全风险，研究药品安全性特征，以及评估风险控制措施实施效果为目的的研究，这种"一刀切"的研究目的缺少针对性和科学性，并且监管部门也没有很好地起到引导申请人开展研究的作用。美国对PMR和PMC的分类管理，充分考虑药品本身的风险，以及申请者提交的NDA材料中关于药品安全性和有效性的证据，以便于监管部门有针对性地要求或建议企业开展上市后研究，并制订内容明确、进度安排合理的研究方案。

（5）完善风险管理法律体系及其相关配套的技术指导文件　国际上，无论是欧盟、美国还是ICH，都针对药物警戒的风险管理制定了详细的指导文件，其中美国更是在2007年的FDAAA中把风险评估和缓解策略的相关内容写进法案，进一步加强了对药品安全性的监管力度。制定针对风险管理计划、风险评估、风险最小化措施、风险沟通等具体工作内容制定详细的指导文件，可为MAH开展药物警戒风险管理工作提供指导。

（6）建立完善的风险沟通体系，促进利益相关方进行多渠道的风险沟通　美国FDA采取DSC、PHAs、患者信息专栏、DHCP等多种方法和工具与公众进行风险沟通，向公众传递药品安全信息，使医疗保健人员和患者能多渠道了解到药品的安全信息、风险信息和指导用药信息，确保患者安全有效用药。设计专门的网站以发布药品新的安全信息、警告信息等内容提醒患者，分别针对企业和公众积极开展知识讲座等公开普及会，加快信息传播和各方的信息交换，有助于形成完善的风险沟通体系。

（7）充分发挥行业协会在药物警戒活动中的作用，定期举行药物警戒专业知识培训教育会　UMC每年会与ISOP、ICH等国际组织合作举办药物警戒培训课程，并为药物警戒和卫生专业人员提供了一系列远程学习的在线课程，加强专业人员与公众对药物警戒的实践和风险沟通的意识。强化自身的药物警戒研究基础，积极获取药品安全信息以进行分析与传播，多开展讲座、知识普及大会以促进与公众的交流，有利于充分发挥行业组织在药物警戒活动中的作用。

（刘佐仁，吴闻雨）

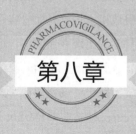

第八章　国外药物警戒机构与实践

发展监管科学的最终目的是促进科学监管，即监管实践的科学化，在药品安全监管领域体现为促进药物警戒实践工作的科学化，药物警戒机构设置是监管实践科学化的重要保障。本书第一章已提出这样一个观点：监管科学的出现并非偶然，监管科学的概念是在某一阶段提出来的，但在此之前药品监管领域就已有关于监管科学理念的探索活动。欧美发达国家和地区在长期进行安全性监管实践中，逐步形成一些有益于药物警戒科学化的经验，并通过法规制定、机构设置与分工协作、具体实践工作等方面逐渐把这些有益的经验固定下来并持续优化。我国药物警戒工作开展时间不长，研究国外机构设置、分工协作以及具体实践方面的经验，对结合我国实际情况作适当的借鉴和本土化改良有重要意义。

第一节　美国药物警戒的机构与实践

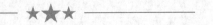

一、美国食品药品监督管理局简介

（一）FDA的基本概况

美国负责药物警戒的主要机构是食品药品监督管理局（Food and Drug Administration），简称FDA，成立于1906年，隶属于人类健康与卫生服务部（Department of Health & Human Services），由国会（联邦政府）授权，是食品与药品监督管理的最高执法机关。FDA的监督管理专家包括医生、律师、微生物学家、化学家和统计学家等，这些专业人士共同组成一个致力于保护、促进和提高食品药品质量的政府监管机构。

FDA设有不同的层级与部门，其中主管药物警戒的部门为药物评价与研究中心（Center for Drug Evaluation and Research，CDER）。CDER下设有不同的部门，监测与流行病学办公室（Office of Surveillance and Epidemiology，OSE）是负责药物警戒的主要部门，其他与药物警戒有关的部门包括新药办公室、合规办公室和药品质量办公室等。

（二）FDA的组织架构

1.FDA 的基本组织架构

FDA为一级机构，其下有二级、三级机构，二级机构为9个中心级组织和13个总部（HQ）办公室；三级机构为二级机构下设机构。二级机构的9个中心分别为生物制品评价与研究中心、器械和放射健康中心、药物评价与研究中心、食品安全与应用营养中心、烟草制品中心、兽医中心、国家毒理学研究中心、监管事务办公室及行动办公室。FDA的基本组织结构如图8-1所示。

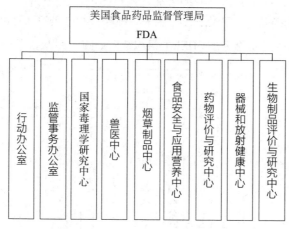

图 8-1　美国食品药品监督管理局（FDA）的组织架构

FDA的9个中心级组织，在药物警戒中的作用各有侧重，重要性各不相同，其中药物评价与研究中心（CDER）在药物警戒中的作用最突出。以下以CDER为代表对FDA的药物警戒监督管理进行说明。

2. 药物评价与研究中心

（1）CDER基本概况与功能　药物评价与研究中心（CDER）成立于1988年，总部位于华盛顿，员工达到1800余名，其中约一半员工是食品药品评价工作人员。CDER是FDA最大的二级组织与部门，主要负责处方药、非处方药、仿制药等药物以及生物疗法、医疗设备等的安全性与有效性评价与研究。除CDER外，FDA还有其他二级组织协同负责药物警戒工作，例如，药物警戒信息可交至不同二级组织，除CDER之外，还有生物制品评价与研究中心（CBER），这些组织共同对药物警戒信息进行收集、归类、分析与评价。

CDER的工作目标是保障美国民众能够获得安全有效的药物，采用的办法与保障措施是利用高质量的评价工作以及相对完善的评价程序，匹配政策和资金支持，建立质量管理规范及政策程序规范用于指导药物警戒具体工作。

这一系列措施及程序既保证了新药审批的速度，也保证了药品上市后能够得到科学的评价，确保CDER药物警戒工作的效率与效果。具体药物警戒工作实践主要包括CDER对生产企业的下列行为进行监督：生产流程与环境、药品广告、药品上市后的不良反应；发布药物警戒指南文件，主要作用是指导药物生产企业的工作、及时更新药物警戒信息，并推送给社会及利益相关者（相关药物生产企业、医疗卫生专业技术人员、患者等）。

（2）CDER的组织架构　CDER下设13个办公室，分别为：监管政策办公室、管理办公室、通讯办公室、监测和流行病学办公室、合规办公室、新药办公室、医疗政策办公室、执行计划办公室、转化科学办公室、战略计划办公室、药品质量办公室、仿制药办公室及中心主任办公室。CDER的组织结构如图8-2所示。

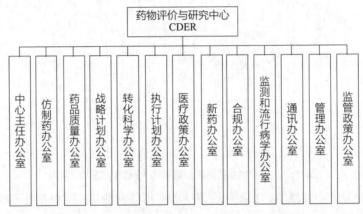

图8-2　药物评价与研究中心（CDER）组织架构

（3）CDER药物警戒的范围　CDER监督管理美国的处方药和非处方药，包括生物制品和仿制药（血液、血液组分和疫苗等传统生物制品除外）。具体包括以下类别。

①处方药和非处方药；

②组合产品，如预装计量吸入器、药物注射器和鼻喷雾剂等的产品组合；

③生物制剂，包括但不限于血液成分、血液/血浆衍生物和基因疗法等制剂；

④医疗设备，如起搏器、吸奶器和助听器等；

⑤特殊营养产品与保健品，如医疗食品、婴儿配方奶粉和膳食补充剂等；

⑥化妆品，如洗发水、染发剂、保湿剂和化妆品，也包括文眉、文身等；

⑦食品，例如各类饮料，同时包含添加到食品中的配料。

3. 监测与流行病学办公室

CDER中负责药物警戒工作的主要部门是监测与流行病学办公室（Office of Surveillance and Epidemiology，OSE），其主要工作职责是负责评估药品全部生命周期的安全性，包括药物不良反应（ADR）报告、安全信息发布（MedWatch）和风险信息管理等。

OSE下有多层级部门，其直接管理的2个主要部门负责药物警戒工作：警戒与流行病学办公室（Office of Pharmacovigilance and Epidemiology，OPE）和用药错误预防与风险管理办公室（Office of Medication Error Prevention and Risk Management，OMEPRM）。

其中，OPE中又分设药物警戒Ⅰ部和Ⅱ部、流行病学Ⅰ部和Ⅱ部。其中药物警戒Ⅰ部和Ⅱ部主要负责监测已上市药物和治疗用生物制品的安全性与安全警戒信号，同时负责评估其相关的安全问题；流行病学Ⅰ部和Ⅱ部主要负责审查生产企业是否满足药物上市后的药物警戒要求及承诺，审核其提出的与药物安全相关的流行病学研究方案及报告。

OMEPRM下设用药错误预防与分析部和风险管理部，其中用药错误预防与分析部的主要工作职责是对CDER所监管药品的名称、包装、标签或设计等进行上市前的评价；风险管理部主要负责提供风险管理专业知识，以便更好地开展监督管理工作，风险管理部是CDER开展风险监督管理活动的核心部门。

CDER的组织结构如图8-3所示。

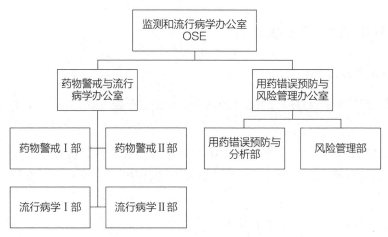

图8-3 监测与流行病学办公室（OSE）组织架构

（三）FDA的业务内容

美国药物警戒的监督管理模式采用国家"集中管理模式"，获取的各类药物警戒信息直接上报到国家，FDA拥有自己独立的数据库。FDA不良事件报告系统（FDA Adverse Event Report System，FAERS）负责独立收集评估药物警戒相关信息。整体上，FDA监督管理的具体内容以药物评价与研究中心（CDER）的业务内容为代表，以下以CDER的日常监督管理业务内容为例进行说明。

（1）药物上市批准　充分研究、监测药物上市前后的不良反应，提供药物监督管理方案，使药物潜在的风险远小于收益，同时提供完整、清晰并符合规范的使用说明。

（2）评估审核药物推广与营销申请方案　在营销方案制定及推广过程中，CDER会利用自身的条件与优势，向受监管的相关行业、科学团体、社会组织和公众推荐使用前景确定的新药，同时督促新药开发以实现药物的疗效目标。对治疗严重疾病的药物给予优先评估与安排。

（3）药物开发指导　通过与药物行业、学术科研界和国内外药物相关机构及组织的广泛合作，在药物创新、药物开发过程中给予一定的指导。

（4）患者权利保护　确保药物研究、开发、使用中患者的安全和权利能够得到充分有效的保护。

（5）药物上市后的质量与安全保障　制定安全保障措施、提供说明文件，确保药物上市后的质量和安全性符合要求，并及时主动搜集、分析、评估和传达有关药物的各类新信息。

二、美国药物警戒的工作机制

（一）不良反应报告系统

美国的药物不良反应报告系统（也称药物安全信息报告系统）基本分为以下两类（图8-4）。

一是强制报告系统，主要指药物生产、经营企业的强制报告系统，即药物生产、经营类企业对其药物开发、生产、销售等过程中的不良反应、安全信息等需强制性报告。

二是自愿报告系统，主要指医务人员、消费者的MedWatch自愿报告系统。具体操作实践是：医务人员、消费者自愿报告→报告进入系统（即进入AERS数据库，报告需按ICH-E2B的标准输入）→CDER或CBER进行审批→对合格报告进行扫描、存档→输入不良事件报告系统（AERS）→供FDA检索使用。

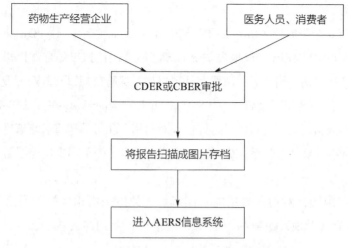

图 8-4　美国的药物不良反应报告系统

（二）不良反应监测体系

美国药品不良反应的监测分为主动监测与被动监测两类。

1. 主动监测

为主动识别与分析药物上市后的风险，FDA于2007年启动了"哨点行动"，建设了"哨点系统"，即建设了一个药物风险分析评估系统，该系统的目的是将不同来源的数据关联并进行安全性分析。"哨点行动"的实质是通过建设一个分布式数据网络共享全美各个医疗机构间的药物不良反应信息，实现药物、药物不良反应等信息之间的快速共享，哨点系统改变了被动监测的数据收集、分析、传达方式，提高了FDA对药物上市后安全的监测能力，同时也较好地对不良反应报告系统进行了补充与完善。

2. 被动监测

被动监测通过自发报告系统收集药物上市后安全性信息，通常在接到报告并需要采取相应监管行动时才做出回应，属于事后监管行为。在具体监测技术与方法上，一般采用贝叶斯信号监测技术（GPS法），主要通过计算经验贝叶斯几何均数（EBGM），依据几何平均数分析与判断药物以外的变量对药物的影响。

（三）用药差错的警戒体系

为及时获取、分析、处理用药差错信息，美国采用不同方式建立了三个用药差错上报监测系统和医院管理系统，均属于全国性自愿报告系统，简述如下。

（1）医疗机构用药差错与ADR在线综合报告系统MED-MARX　该报告系统主要是针对医疗机构的用药差错建设的药物不良反应报告系统，能够及时获取用药差错信息并跟踪处理。

（2）用药安全研究会（Institute For Safe Medication Practices，ISMP）的用药差错在线报告系统ISMP-MERP 该报告系统与ISMP有着广泛持续的合作机构，包括医疗保健业者、医疗机构、消费者、注册及认证机构、保险公司以及制药行业等。当这些机构向ISMP提出用药错误报告时，ISMP对患者及机构的身份保密，提供用药错误专家分析和失误数据，对用药系统进行评估或对与用药相关的严重医疗事件做出分析。

（3）FDA不良事件报告系统MedWatch 见前述"（一）不良反应报告系统"相关内容。

此外，美国还针对用药差错的不同级别、类型采用相应的干预措施，建立了相应的机构予以干预，如美国国家用药差错报告及预防协调委员会（the National Coordinating Council for Medication Error Reporting and Prevention，NCC MERP）、FDA和美国卫生系统药师协会（American Society of Health-System Pharmacists，ASHP）等部门的干预措施，通过不同的机构、资源与力量促进医疗机构对用药差错采取干预、报告和预警的相关措施。

三、FDA的药物警戒实践

（一）药物警戒的机构

美国的药物警戒体系建立的时间相对较早，经过多年发展，逐渐发展成多级、多类的监管体系，共分三级。

一级机构是食品药品监督管理局（FDA），全面负责美国的食品药品监督管理工作，其下设9个中心和13个办公室（详见前述"FDA的组织架构"）。在二级机构中，FDA中药物警戒的主要负责机构是药品审评与研究中心（CDER），是美国唯一的药物警戒中心，其他二级机构也具有一定的药物监管职能。在三级机构中，CDER下设13个办公室，其中监测和流行病学办公室（OSE）主要负责评估药品全部生命周期的安全性，包括药物不良反应（ADR）报告、安全信息发布（MedWatch）和风险信息管理等。其他三级机构也具有一定的药物监管职能。

（二）药物警戒的人员

FDA具体执行药物警戒的工作人员有两类：医务人员（MOS）和安全评估员（SES）。

FDA的安全评估员数量较多，总人数达到40~70人。一般情况下设置10个左右安全评估员团队，每个团队4~7人。安全评估员通常具有药物警戒相关的专业背景，其中大多数为临床药剂师。在工作职责上，安全评估团队的药物警戒内容覆盖范围与新药办公室基本保持一致，主要工作是审查各部门的治疗领域、负责向客户提供药物上市后药物警戒数据的识别、评估药物上市后的安全信号并进行批判性、监督性分析。

FDA的医务人员与安全评估员同样负责药物的安全，但方式不一样，医务人员主要负责与新药办公室合作进行药物上市后的监测，同时发挥其医药专业知识的专长，为FDA提供各种治疗领域的临床专业知识。

（三）药物警戒的流程

1. 上市前风险评估

主要对药物上市前的各种风险进行评估，风险评估贯穿于药物开发的不同阶段（Ⅰ到Ⅲ期研究均涉及）。涵盖临床前安全性评估的基础研究（如动物毒性试验）、常规的临床药理学研究以及药物开发后期的临床风险评估、临床药理学研究等。

2. 制定和使用风险最小化行动计划

2005年3月，FDA发布了《风险最小化行动计划的开发和使用指南》（Risk MAP），旨在给药物企业提供指南，确保药品治疗收益的同时能够使风险得到控制并使风险最小化。该指南提供的具体建议包括：在药品审批阶段，将风险控制计划作为药物上市许可申请的一部分内容提交，药品审评部门对其进行审核；药品上市后，企业保持与药品不良反应监测部门及时沟通，及时反馈上市后的情况；一旦发现药品上市后存在严重风险时，要求企业提交风险控制方案，确保药品收益大于风险。

（四）药物上市后的监测

药物上市后的监测在某种意义上比开发阶段更重要、更能引起社会与医生、患者的关注，因此，FDA也针对药物上市后的监测出台了更多规定与措施，涉及不良事件报告系统、自发/自愿报告案件、药物上市后安全报告等方面。

1. 建立不良事件报告系统

不良事件报告系统广受重视。至今，FDA发布的药物上市后安全工作指南达到了约30个，其中11个是关于怎样提交不良反应报告的，这些指南文件明确指出不良事件报告应包含的内容（包括患者、产品、事件和记录者等不良反应的紧密相关者）。

FDA不良事件报告系统是一个强大的经过计算机化、自动化的超大数据库，拥有人类药物和治疗生物学等领域报告超过120万份，涵盖生物制品、化学药品、血液制品以及其他所有在美国获批上市的医药产品。同时，该系统拓展了功能，目前对那些未在系统中留档的临床试验事件也可以进行监测，并确定事件报告的内容、可能的风险人群、风险来源与种类以及具有临床意义的其他新安全问题。

以下情况引起的不良反应不适用（可不报告）不良事件报告系统（FAERS）：原有疾病恶化引起、频繁发生的活动、对同一类药物的比较、发病率的比较、需要药物治疗的疾病、疾病本身（非药物）引起的不良事件、报告自身存在的偏见。

目前，药物监测的形式主要采用主动监测。通常，主动监测的案例有三个主要来源：哨点计划、药物性肝损伤网络、医疗观察以及上市后不良事件报告。

2. 自发/自愿报告案件

（1）不良事件报告形式　自发/自愿报告案件是不良事件报告的主要形式，约占美国药物不良事件报告的90%。原因主要是医务人员与患者是直接上报者，他们也是药物上市后监测的一线相关者，他们的监测活动最直接、最频繁，监测意愿也最强烈，可以以最快的速度向药物警戒部门反馈情况。

（2）不良事件病例的来源　通常，自发/自愿报告案例有三个主要来源：FDA医疗观察、医疗机构/专业人士/患者的主动上报、科学文献研究。

（3）报告的主要要素或相关者　为使报告更完整、全面，自发/自愿报告需要包括患者、产品、事件和记录者四部分内容或相关者。

（4）不良病例报告的反馈/上传路径　主要采用两种方式向FDA反馈或上传报告：一是通过FDA官网提交；二是通过邮寄。MedWatch负责接收公众的报告，同时在适当的时候向社会发布FDA监管产品的安全警报，它是FDA为卫生专业人员、患者和消费者制定的医疗产品安全报告计划执行者。

3. 药物上市后安全报告的时间要求

（1）严重不良事件的报告时间　必须在事件发生后的15日内向FDA提交上市后安全报告。其中严重不良事件是指出现以下之一或多种的结果严重的任何事件：危及到患者生命安全、造成患者严重残疾或丧失工作能力、造成患者需要住院治疗、造成患者住院时间的延长、先天性出生缺陷以及其他严重后果。

（2）其他不良事件的报告时间　需定期向FDA提交上市后安全报告（通常是上市后的前三年每季度报告一次，三年之后则每年报告一次）。其他不良事件主要包括两类：非严重不良事件和可预期的不良事件。

（五）药物警戒的信号与指标

1. 药物警戒安全信号的表现形式

当一种药物在开发中或上市后出现了非正常现象（不良事件）时，一般会出现一定的安全信号，或者有一些指标可以对其进行测量，主要包括：罕见的严重事件、新的未标记的不良事件、未识别的风险人群（如共病或遗传倾向或特定种族）、严重不良事件、新的药物产生了相互作用、风险增加、不良事件的数量、严重程度的变化、错误的药物使用方法（如超过或减少了规定的剂量）、制造商或FDA确定的其他问题。

2. 药物警戒安全信号的来源

药物警戒安全信号的来源包括：常规药物警戒（药品企业定期更新的安全报告、数据挖掘结果等）、生产企业、患者/消费者、媒体、医学文献、研究成果、医疗机构、新药申请、药物警戒相关的数据库（包括外部调查数据和外国监管机构提供的药物警戒数据等）。

第二节　欧盟药物警戒的机构与实践

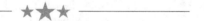

欧盟的药物警戒机制与美国不同，欧盟成立了欧盟药品管理局，负责欧盟范围内药品监督管理的工作。但是，药物警戒的具体执行工作由各成员国负责在欧盟药物警戒制度框架的基础上开展，各成员国自行设立相对独立的药品安全监管和技术机构（药物警戒中心）负责本国药物警戒工作。同时，各成员国会设立两级机构：国家和地方药物警戒中心。另外，一些民间组织也会参与药物警戒工作（例如药物警戒受权人协会，QPPV）。

一、欧盟药品管理局简介

（一）EMA的基本概况

1993年7月22日，欧盟（EU）委员会建立了总部设在伦敦的欧洲药品评价局（European Medicines Evaluation Agency，EMEA）。EMEA于1995年1月1日正式运营，其主要职责是在欧盟内整合、分析与协调提交到委员会的药物的评价意见，监督药物上市后的安全性和有效性，同时协调、监督、检查GLP、GCP、GMP，并在欧盟内部（必要时延伸至欧盟外部）促进药物及药物警戒相关科学技术的发展和交流合作。

2004年4月30日，为适应药物监管工作的变化，欧盟根据其颁布的（EC）

No.2004/726法令,将EMEA更名为EMA(European Medicines Agency),并沿用至今,EMA保留了EMEA的标识和基本职能。

EMA是欧盟药物及相关产品的主要评审机构,负责欧盟各成员国的公共健康问题,服务范围为超过5亿人口的欧盟地区市场。其工作目标、目的与重点是促进药物在符合标准与要求下的开发与创新,使患者能够更快获得安全、有效的药物。

(二)EMA的组织架构

EMA的最高机构是管理委员会,管理委员会任命执行理事,通常执行理事下设执行副理事和咨询部门等部门,再下设7个部门,分别负责人用药物研究开发、兽用药、罕用药、草药、先进疗法、儿科用药、药物警戒领域的监督管理。为执行上述职能,分别组建了相应的7个专业委员会。EMA的基本组织结构如图8-5所示。

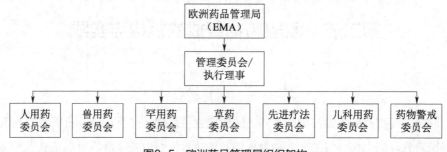

图8-5 欧洲药品管理局组织架构

(三)EMA的基本职能

欧盟的药物警戒监测内容主要包括四个部分:"不良反应报告、上市后安全研究、定期安全性更新报告、持续性风险/收益评估"。上述各部分在内容与形式上相互补充、支持与完善,因此也形成了一套完备的科学监测体系。各部门的基本职能如下。

(1)执行理事 执行理事是EMA的药物监督工作具体执行负责人,负责监督机构及工作人员的日常工作,同时也是EMA的法定代表。

(2)管理委员会 管理委员会是EMA的总体管理机构,具体职能包括执行理事的任命、负责EMA整个组织体系的工作计划与预算等。除领导、管理职能外,它还具有监督职能。委员会是非政府组织,服务于公共利益。委员会的成员一般是36名,成员具体构成如下:欧盟各成员国代表1人(共28人)、欧盟委员会代表2人、欧洲议会代表2人、患者代表2人、医生代表1人、兽医代表1人。

（3）专业委员会 EMA管理委员会下设7个专业委员会，专业委员会的主要职责与功能是出台指南、监督指导、向新药研发公司提供科学建议等。通过这些职责与功能帮助药物企业完成、完善药物上市。7个专业委员会见图8-5。此外，还有一些从事药物警戒、监督相关工作的其他组织。

（四）EMA的发展历程

EMA发展过程中的主要历程如下。

1993年7月22日，EMA成立。2004年4月30日，EMEA更名为EMA，保留了EMEA的标识和基本职能。2010年12月，欧盟采纳了药物警戒与监管的法规Regulation（EU）No.1235/2010和Directive2010/84/EU。2012年6月，欧盟发布了药物警戒与监管新法规的实施方案（EU）No.520/2012。

自2012年7月起，为了促进药物新法规的有效实施，EMA制定了《药物警戒实践指南》（Quideline on Good Pharmacovigilance Practices，GVP），并将其确定为欧盟区域内药物警戒工作的新规范、新准则，用于替换《欧盟药品管理法》（2007）的第9卷A部分《人用医药产品药物警戒指南》（Guidelines on Pharmacovigilance for Medicinal Products for Human Use，GPMPHU）。

同时，EMA对内设机构进行了改革，设立了药物警戒的工作部门和专业委员会，建立了较完善的药物警戒系统。通过系列努力，欧盟的药物警戒工作发展方向明确、趋势良好，对全球的药物警戒工作产生了显著的影响力。另外，欧盟实行药物产品责任制度，通过产品保险建立并完善药物损害赔偿制度。

2014年2月，EMA再次进行了组织变革，共设立三大部门，8个处室（其中业务处7个）。新设立了"检查和人用药物警戒处"，主要负责药品检查、药物警戒及相关的法律法规、制度、执行标准和国际事务。该处室又下设多个部门，包括合规与检查部、药物警戒部等。合规与检查部主要负责药物的合规性检查，包括GMP、GCP、GVP、血液和疫苗抗原主文件等的合规与检查以及涉及的相关国际事务；药物警戒部专门负责药物警戒，包括安全警戒信号监测、分析及药物相关的警戒监管活动。

二、欧盟药物警戒工作机制

欧盟的药物警戒机制在全球范围内是较完善、先进的，得益于其依据新药品法规修订了药物警戒质量管理规范（GVP），在此基础上建立新的药物警戒制度，使药物的整个生命周期都能够受到及时有效的监管，并且药物安全评估与监管有机衔接，促进了药物上市后的安全监测和评估的持续性、药物警戒信息的畅通性以及药物风险的可控性。欧盟的药物警戒工作机制包括以下几个方面。

（一）建立和维护药物警戒系统和药物警戒质量体系

欧盟要求建立的药物警戒系统和药物警戒质量体系体现以下几个特点：一是建立的主体是监管机构和药物上市许可持有人；二是对建立的警戒系统与质量体系定期进行专项审计，以使其能够始终按药物警戒法规规定的程序有效运行，保证药物警戒与工作质量符合要求，达到预期的目标。

（二）设立药物警戒质量受权人

药物上市许可持有人需按规定设立药物警戒质量受权人（QPPV），QPPV的主要职责包括：①药物警戒体系建设，即建立和维护药物警戒体系；②进行药物安全监测，制定药物安全监测总体方案，并负责执行，对药物上市后可能出现或已经出现的药品安全问题进行实时监控；③作为药物警戒工作的直接联系人与政府主管部门保持单线联系，对其负责的药物警戒状况及时向主管部门进行报告。

（三）建立药物警戒的系统主文件

药物上市许可人需按上市许可法律法规的规定建立药物警戒的系统主文件（pharmacovigilance system master file，PSMF）。同时，在药物上市许可申请时对系统文件申请注册，按照药物上市许可的不同程序和要求在欧盟及其成员国注册；此外，药物警戒系统主文件在药品上市许可申请时将被审查，并作为药物警戒审计和检查的依据，这是药物上市许可的必要程序与条件。

（四）建立药物警戒检查制度

药物警戒检查主要指在欧盟及其成员国内开展药物警戒的计划、实施、报告和追踪检查。检查的主要内容包括：检查人员的资格与检查培训、检查的分类、检查计划、检查流程、检查的场所、检查的范围、监管行动、制裁措施、检查记录、检查结果归档、检查过程的规范化管理等。

建立药物警戒检查制度，达到以下目的：首先是确保药品生产企业具备开展药物警戒的基础和条件（包括人员、系统和设施设备）；其次是监测、记录、分析和提出对可能造成药物风险的不正当行为；最后是把检查结果作为进一步采取药物警戒管控措施的法律依据。

通常，药物警戒检查制度建立后有不同的分类：①按检查内容分类，可分为常规检查（例行检查）和非常规检查（因需检查），因需启动上市前检查，结果对药品上市许可的审评过程产生影响；②按检查时间分类，指按警戒检查实施的时间进行划分，分为上市前检查和上市后检查，上市前与上市后检查会因检查结果的优劣导致相关的监管措施的实施。

通过药物警戒检查，可以监督检查药物上市许可持有人建立的药物警戒系统及其警戒质量体系的有效性，并根据检查发现的缺陷与不足，参照药物警戒规范与系统文件提出预防和纠正措施（CAPA），以此促进上市许可持有人持续改进和提高其药物警戒系统及其警戒质量体系。

（五）药物警戒工作以药物不良反应监测为基础

药物警戒工作的开展需要药物不良反应作为监测的信号，因此，药物警戒工作以药物不良反应监测为基础。

如前所述，药物不良反应报告分主动报告和自愿报告两种情况，两种不良反应报告结果均可作为药物警戒的信号源。在具体监测中，监管部门和上市许可持有人按法规要求接受医护人员、患者、公众和其他组织的自愿报告，并借助药物警戒系统和数据库主动搜集药物警戒相关信息。

当药物警戒信息经搜集、整理、分析并形成报告后，要求在报告呈送监管部门之前，要对获得的不良反应信息进行验证（确认），确保其达到规定的最低要求，并及时报告监管部门。

在报告的时限上，药物严重不良反应的报告时限是15日，其他不良反应的报告时限是90日。同时，监管部门在收到相关信息后要及时评估，必要时应采取相应的监管措施（例如，监督检查、召回产品等）。

（六）对药品持续开展风险效益评估

按法规要求，监管部门和上市许可持有人需持续开展风险效益评估，为此需建立药物风险管理体系，并使其在药物的整个生命周期持续监测、监管风险。

风险效益评估的具体事项包括：制定并执行药物风险管理方案；对药物上市后的安全性开展临床研究；根据评估结果，采取必要的措施使风险最小化，并定期评估相关措施的效果，在此基础上决定进一步的风险管控措施。例如，当风险评估结果显示药物警戒信号发生重大偏离，即风险过大时可采取措施使相关药物产品退市。

（七）建立药物警戒信息管理系统

以GVP为突破口，欧盟通过建立的GVP信息管理制度进一步建立了药物警戒信息管理系统，确立了药物警戒信息的搜集、交换、传递和整理的工作机制，通过对药物警戒信息的有效使用、传递及分析，实现药物风险预警，并能够使风险得到及时处置。为使信息管理系统更有效，欧盟还通过充分利用GVP各个模块中关于药物警戒信息公开的规定，建立了信息公开的保障机制，使信息能及时、公开服务于整个药物警戒体系。

（八）建立药品不良反应报告系统

为使药物不良反应得到及时发现、报告，欧盟建立了不良反应报告系统。该系统规定需要上报的不良反应有：药物实际使用中的可疑不良反应、药物研究中的可疑不良反应、全球范围内药物文献资料中的可疑不良反应等。

在主管部门上，欧盟范围内，与EMA协同进行药物不良反应报告工作的还有欧盟各成员国设立的国家药物不良反应检测机构。在具体报告中，欧盟按照药物不良反应的发生地点与时间、严重程度、可疑药物的种类与性质等因素，对报告系统与管理制度提出了不同的要求。各成员国在遵守欧盟不良反应报告系统基本要求的前提下，可根据本国国情和公众习俗，制定各国的药物不良反应报告制度和程序，并按照规定程序上报。

在强制或自发报告上，欧盟各国的药物不良反应报告系统均以自发报告系统为主，同时在一定程度上结合强制性报告系统。

在报告形式上，欧盟允许各成员国可以采用本国主管部门或EMA认可的药物不良反应上报形式，鼓励以电子报告形式进行报送（电子形式也是国际认可的形式），也可按照ICH标准文件形式进行传送。

（九）定期安全性更新报告

欧盟规定，在欧盟范围内销售药物的企业（包括欧盟内已经取得药物上市或潜在上市企业），需定期提交安全性更新报告（PSUR），接收报告的主管部门为该企业所在成员国的药品不良反应监测机构。

按照规定，安全性更新报告应包括以下内容。

（1）当前阶段药物安全性研究、上市前后安全性的总体评价；

（2）评估摘要，包括当前阶段药物安全性问题的风险/收益比评估结果、药物特

征、世界范围内的上市审批情况、主管部门或上市许可人针对药物安全所采取的行动
与措施等情况；

（3）使用该药物进行治疗患者病例的详细资料与信息；

（4）以往未明确或确认的药物毒理研究的相关信息与资料；

（5）已知药物毒性且该毒性发生的频率增加的信息与资料；

（6）当存在产品滥用的情况时；

（7）哺乳期或妊娠期用药情况的表现与资料；

（8）长期用药情况的信息与资料；

（9）特殊人群用药安全性问题的信息与资料。

三、专业委员会职能与药物警戒实践

EMA的七个专业委员会根据EMA总体架构与职能分配，确定各自的职能并行使相应的职责，开展药物警戒工作。

（一）人用药委员会职能与药物警戒实践

人用药委员会（Committees for Human Medicinal Products，CHMP）是欧盟药物许可审核的主要机构，根据欧盟的药物评估方法（Directive2001/83/EC）负责人用药物注册审评涉及的科学与技术问题的审核。同时，根据欧盟法律2001/83/EC负责对药物上市前的评估、药物上市后的管理；此外，当欧盟成员国有关药物的安全、警戒有不同意见时，人用药委员会进行判断与裁决，必要时也将向欧盟提请批准停止销售相关药品或撤市。

在药物审批中，CHMP会根据相关法规对每个申报的药物品种出具欧洲公共评估报告（EPAR），报告会对药物的标签、包装、SPC及评估细节进行标志与说明。同时，报告也能为药物企业提供新药开发的技术与管理等方面的帮助，具体包括：为行业发展提供指南、通过国际合作等措施促进药物产品研发与上市的规范化。

CHMP在药物警戒上的主要职责和目标之一是为患者、医务人员及利益相关者提供准确、完善的药物使用说明，提供正确的药物信息，最终目的与目标是促进公众健康。

在实践中，CHMP在评估向其提出上市申请的新药物时，药物警戒工作组（PhVWP）会对其提供协助，二者会形成统一的意见，并出具评估报告。对于已经被

批准上市的药物也适用评估法规与标准，即当已上市药物出现新的安全性问题时，CHMP也将对新的药物警戒与安全数据进行评估，并形成评估意见。

（二）兽用药委员会职能与药物警戒实践

兽用药委员会（CVMP）是欧盟兽用药上市申请审核、审批的主要机构，主要职责是对兽用药注册审评涉及的科学及技术问题进行审核。

在实践中，CVMP的基本任务是对兽用药提出审核意见与建议，以此协助EMA完成对药物的审核审批。在药物警戒与安全管理上，兽用药委员会对申请进入欧盟市场的兽用药物进行初步评估，同时负责其后续追踪工作。

（三）罕用药委员会职能与药物警戒实践

1999年，欧盟根据当年通过的罕用药法规（2000/141/EC）成立了罕用药品委员会（COMP），用于专门负责罕用药的审核、认定相关事项。

罕用药法规（2000/141/EC）对如何制定罕用药认定程序、对罕用药研发与上市的激励措施等进行界定与审批。

COMP则主要负责审核罕用药的申报相关事项，同时对罕用药的研发与使用政策、实施办法等向欧盟执委会提出对策与建议。

（四）草药产品委员会职能与药物警戒实践

草药产品委员会（HMPC）的主要职责是向EMA提出对草药的意见与建议，主要功能或职能的发挥通过以下途径实现：协助欧盟各成员国整合草药产品的审核资料、文件与信息并完成上市申请，提供草药研发与上市的相关咨询与帮助等。

欧盟在2004年发布了《欧盟传统植物药（草药）注册程序指令》（2004/24/EC，以下简称《指令》）。《指令》对草药产品在欧盟申请注册和上市的程序进行了规定，共分三类程序：传统使用注册、固定使用注册、单独/混合申请注册。

为方便使用、标准化并促进草药注册程序和草药产品成分（草药物质）信息在欧盟范围内的统一，HMPC编写了草药传统使用和固定使用的《草药令著》。同时，HMPC还制定了传统草药的物质、制剂和复方的目录供查阅、使用。

《草药令著》对草药的规范是广泛的，既包括HMPC对草药物质及其制剂的安全性和有效性经评估后的科学建议和意见，也包括HMPC对草药评估时的相关信息；与重点规范草药固定使用的欧盟《草药令著》相类似，传统草药的物质、制剂和复方的目录一样对草药申请者和欧盟各成员国的监管部门均具有法律约束力。

（五）先进疗法委员会职能与药物警戒实践

2007年，欧盟发布了新兴医疗产品条款 [Requlation（EC）No1394/2007]，并根据该条款的要求设立了先进疗法委员会（CAT）。

CAT的主要职责是为各种新兴医疗产品（ATMPs）的申请进行审核评估，并提出全面的对策与建议，这一程序是在CHMP审核决定前进行的，或者说是为CHMP的审核奠定基础、提供资料与信息。

上述新兴医疗产品（ATMPs）是指源于基因、细胞和组织的药物。在实践中，全部ATMPs是集中于EMA审批并授权许可的，这种评估和许可程序具有唯一性。为提高审核审批的有效性，在审核过程中，每一个ATMP申请都将由CAT提出意见草案，然后送交给CHMP，CHMP在此基础上提出批准或不批准上市许可的建议，最后由EC做出最终决策，确定ATMPs是否得到批准。

在ATMPs审核过程中，CAT还协助EMA开展ATMPs研发方面的SMEs的质量和非临床试验认证工作，同时对ATMPs的分类等内容提供意见和建议。

（六）儿科委员会职能与药物警戒实践

欧盟于2007年颁布了药品法规（2006/1901/EC），该法规对EMA在儿科药物发展的重要工作和职责进行了一系列规定与规范，内容主要涉及了儿科药物的研发和上市许可等事项。该法规极大地改进了儿科药物的监管环境，并由此推动了儿科委员会（PDCO）的成立。

PDCO的重要工作包括儿科药物的质量、药效或安全性等的评估、编制并更新儿科用药目录、搜集整理儿科用药的信息与资料、提供儿科用药问题咨询、协助EMA建立儿科药物研究的专家网络、为EMA和欧盟执委会提供儿科用药咨询等等。

（七）药物警戒委员会职能与药物警戒实践

药物警戒委员会（PRAC）由欧盟各成员国的监管机构代表和专家组成，与其他6个专业委员会相比是用药或疗法的专业性机构不同，PRAC提供药物警戒的支持工作，是药物及用药的技术支撑机构。

PRAC的主要职责与功能是评估人用药的全部风险，主要包括以下一些方面：

①药物已经起到治疗效果时，对药物不良反应及其风险的检测、评估、处理以及沟通；②药物上市后，制定药物安全研究方案并进行评估；③药物警戒方案、程序、标准等的审查；④根据相关法规规定并结合实际情况对药物警戒和风险管理体系提出对策与建议，具体包括药物有效性监控、集中评审和转介程序的CHMP等；⑤协调药物互认、协调非集中程序、协调人用药品在欧盟成员国间的使用；⑥根据法规规定及实践需要，向EMA秘书处、管理董事会和欧盟委员会提出意见和建议；⑦对已上市或拟上市的药物的安全性提出对策与建议；⑧在需要时，对药物上市许可变更情况向欧盟委员会（EC）报告，并可提出药物暂停上市或撤销上市的建议。

在实践中，PRAC会将药物警戒结果形成正式的意见或建议提交给相关部门，主要是两个部门：一是提交给"人用药品委员会（CHMP）"，该委员会负责人用药品的注册与管理；二是提交给"药品互认与分发程序协调小组（CDMH）"，该小组主要工作是协调欧盟各成员国在药物上市方面的许可和互认。

上述意见或建议可用于药物注册审批时的决策依据或作为药物警戒监管的措施。

为更好地高质量开展工作，PRAC每月会举行非公开的例会，欧盟药监局（EMA）会在例会后发布例会的议程和纪要等重要事项。同时发布会议讨论的重点、焦点问题，也会发布例会形成的结论、建议和决定等。

从上述7个专业委员会的职能与药物警戒实践可知，整体上，欧盟在药物警戒方面已经形成制度的整体框架，各成员国在该制度框架下相对独立地开展药物警戒工作。同时，欧盟成员国各自设立了药物安全监管和技术机构，负责本国的药物警戒工作。在具体实践中，为更好地在不同层面开展药物警戒工作，欧盟各成员国分别设有国家和地方药物警戒中心，分别负责国家、地方的药物警戒工作；此外，药物警戒受权人协会作为民间组织也会参与到药物警戒工作中。

四、EMA药物的审批方式与程序

（一）审批方式

在欧盟范围内，药品上市可通过两种方式申请，即"集中授权"和"国家授权"。

（1）集中授权审批方式。集中授权方式是指药物通过集中申请程序获批上市，通常指药物在通过EMA的上市许可授权后，即可在欧盟的全部成员国中上市。与集中授权审批方式相对应的是针对整个欧盟市场的"集中审批程序"。

（2）国家授权审批方式。国家授权方式下的的注册申请程序是："非集中程序"、欧盟各成员国之间的"互认程序"和成员国自主的"成员国审批程序"。

（二）企业上报申请—审评程序

药物上市许可申请时，将所需材料全部送交至EMA，EMA收到材料后由审评员进行审核评议，负责审批的正、副审评员由EMA主管科学委员会指定。

药物审评过程的统筹与协调、审评报告的起草由审评人员负责。为完成审评工作，审评人视工作需要可自行或召集其他专家共同完成审评具体工作，然后撰写评估报告。

审评过程中，如果申请报告存在不足或缺陷，审评员需要与药物注册申请人进行沟通，并对注册申请人的答复内容进行进一步评估，并将相关申请及答复材料送至人用药品委员会或兽用药委员会讨论、决策。待解决好所发现的不同意见和问题后，再起草最终评估报告并完成相关审批工作。

审评工作完成后，撰写审核审评的意见初稿，然后由CHMP审议是否采用，并决定是否授权。

（三）集中审批程序

药物申请人如果想只进行一次注册后就可以让药物具有销售到整个欧盟市场的资质，则应将注册申请直接递交到EMA，由其下属的CHMP或CVMP进行审核评估并出具最终意见。这两个委员会每月会召开一次会议。

适用于集中审评的药物范围较广泛，包括以下几个方面。

（1）所有使用生物技术及其他高科技工艺制备的人用药品和兽用药品。具体如治疗糖尿病、艾滋病、肿瘤、自身免疫疾病、神经退化（痴呆症）、免疫障碍及罕见病的人用药物（通常含新活性成分）；用于增加动物收益、促进动物生长的兽药。

（2）根据法规Requlation（EC）No.141/2000被定义为罕用药的药物。

（3）其他创新药物，也可使用集中审评进行申请。

在时限上，集中审评的期限是210日，上市许可证有效期为5年。许可证到期或失效前，要提前在失效前的9个月提出延期申请。

第三节　WHO 药物警戒的机构与实践

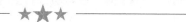

一、WHO药物警戒体系基本情况

（一）WHO国际药物警戒体系概况

1. 基本概况

世界卫生组织（WHO）负责全球的药物安全、药物警戒工作，为了更有效地执行药物警戒工作，WHO在全球范围内的部分区域设立了WHO国际药物警戒合作中心，并且在设立合作中心时充分考虑资源有限国家的需求与现状，目的是加强用药安全，缩小各国药物警戒工作的差距。WHO国际药物警戒合作中心得到了世界卫生组织（WHO）的官方授权，是非营利性的。目前，WHO共设立了4个区域药物警戒合作中心。

2. 国际药物警戒合作中心的成立背景

20世纪60年代在欧洲发生的沙利度胺事件使得药物警戒受到逐步重视，WHO在1968年开始制定并推行国际药物监测计划（the WHO Programme for International Drug Monitoring，简称"监测计划"），该计划的主要目的是：收集和交流药品不良反应报告、编制药品目录和术语集、建立并管理数据库等。监测计划推行之初，参与的主要是发达国家和地区（西欧、北美国家、澳大利亚、新西兰等共10余个国家），通过60年左右的推广与推进，目前该计划已经扩大到全球范围内的多数国家。

（二）WHO区域性合作中心

4个区域药物警戒合作中心分别是：国际药物监测中心（The Uppsala Monitoring Centre，UMC，瑞典·乌普萨拉监测中心）、加强药物警戒实践合作中心（Collaborating Centre for Strengthening Pharmacovigilance Practices，CCSPP，摩洛哥·拉巴特中心）、公共卫生计划和监管服务药物警戒合作中心（Pharmacovigilance Cooperation Center for Public Health Planning and Regulatory Services，PCCPHPRS，）、药物统计方法学合作中心（Collaborating Centre for Drug Statistics and Methodology，CCDSM，挪威·奥斯陆中心）。

WHO主要通过上述4个区域药物警戒合作中心来开展具体的药物警戒工作，以下以药物警戒合作中心为例对WHO的药物警戒工作进行说明。

（三）WHO一般性合作中心

除上述4个区域合作中心外，WHO还有其他一般性的药物警戒合作中心，它们是分布在全球各地、得到WHO授权的药物警戒专业机构，在WHO总干事领导与部署下开展药物警戒相关工作并以此支持WHO的各项工作或项目。

成为WHO药物警戒合作中心的要求有：符合WHO的药物警戒技术要求，至少与WHO成功合作开展药物警戒相关工作2年。至今，已经有800多家WHO合作中心，这些合作中心来自140余个WHO成员国，它们在WHO统一规划与指导下开展护理、传染病、慢性病、职业卫生、营养、精神卫生和卫生技术等领域的工作。在我国，先后有60多家药物警戒与健康的科研院所、医疗机构等成为WHO合作中心。

（四）WHO合作中心的组织架构

WHO的监测计划中包括两类合作中心：国家药物警戒中心（简称"国家中心"）和WHO国际药物警戒监测合作中心（简称"合作中心"）。

1. 国家中心

按WHO的要求，加入监测计划的成员国需要建立国家中心。按分工要求，国家中心主要负责国内药物警戒的管理，国际药物警戒监测合作中心负责区域间的药物监测、合作等工作。至今，监测计划已经发展了140余个成员国/国家中心。中国是1998年加入监测计划成为WHO的成员国，并在之后成立了国家中心负责国内的药物警戒工作。

2. 合作中心

根据区域药物警戒的发展需要，WHO设立了相应的区域药物警戒合作中心。通常，合作中心是WHO总干事指定的机构（研究院所、高等院校或学校的分支），主要职责是宣传区域内药物警戒工作、提供技术支持、协助WHO开展工作、完成各项药物警戒活动。

为更好地保障合作中心的工作，同时为明确合作中心的官方地位，WHO出台了系列政策予以说明和保障，以促进国家对合作中心工作的支持与参与。相关的政策有：药物警戒合作中心指南（Guide for WHO Collaborating Centres）、科学研究团体合作机构（Regulations for Study and Scientific Groups）、世界卫生组织合作中心的条款和条件（Terms and Conditions for WHO Collaborating Centres）、其他合作机构和机制（Collaborating Institutions and Other Mechanisms of Collaboration）的规定等。

（五）WHO药品安全监测机构的职能

基本药物和健康产品司（Essential Medicines and Health Products Department，EMHPD）负责规划和实施WHO的整体药物警戒工作。同时，该司也负责医疗器械、诊断试剂与疫苗等相关工作。

EMHPD共有4个部门，分别是：规范和标准组（Norms and Standards）、安全和警戒组（Safety and Vigilance）、强化监管体系组（Strengthening Regulatory Systems）和预认证组（Prequalification）。

EMHPD的组织结构、各组下一级的工作小组如图8-6所示。

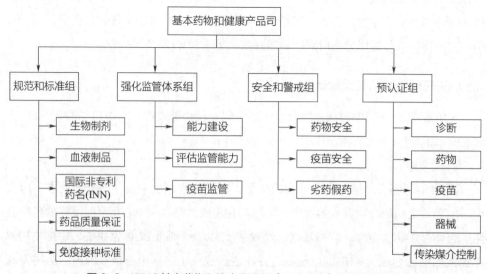

图 8-6　WHO基本药物和健康产品司（EMHPD）组织机构设置

EMHPD各组的基本职能是：安全和警戒组主要负责药物安全监测工作，下设药物安全小组、疫苗安全小组、劣药假药小组3个小组。强化监管体系组主要负责国家监管体系评估（NRA）工作，负责监管能力建设、疫苗监管及评估监管能力。安全和警戒组对药物的安全信号、指标等进行监测监管，开展药物警戒的实际工作。预认证组通过预认证项目实现，预认证致力于使用统一标准来衡量药品的质量、安全性和有效性。在实践中，预认证基于药物申请时提交的文件以及对药物生产场地、临床场地的现场检查来综合评估药品的质量、安全性和有效性。

二、WHO国际药物警戒合作中心的工作模式

WHO国际药物监测项目共有6个区域合作中心，其中4个仍然正常运营，2个已经

分别于2017年（加纳中心）、2019年（荷兰中心）停止合作。4个目前仍然在工作的合作中心概述介绍如下。

（一）国际药物监测中心（瑞典·乌普萨拉监测中心）

1.UMC 设立与发展概况

UMC是WHO监测计划的第一个合作中心。UMC的早期组织是1970年在日内瓦设立的WHO药物监测中心（WHO Monitoring Center），主要职责是收集药品不良反应报告。1978年，该中心迁至瑞典的乌普萨拉，同时更名为WHO国际药物监测合作中心。1997年，再次更名为乌普萨拉监测中心（The Uppsala Monitoring Centre，UMC），后续未再更名，UMC一直沿用至今。

UMC现有的名称中去掉了"合作"两字，说明该中心具有相对独立的工作性质。因此，UMC也是一个相对独立的、自筹经费的非营利性机构。UMC的目的是药品能够得到安全有效的使用，其主要的工作内容是接收、管理与分析各成员国提交的各种药物警戒案例的安全报告（Individual Case Safety Reports，ICSRs）。目前，与UMC合作的药物警戒国家中心已经超过140个，这些国家中心会定期向UCM报送药物不良反应的信息与数据。

2.UMC 的主要职能

UMC主要承担着WHO药物警戒工作数据库的运营管理、信号检测、WHO药物术语与词典的编撰及修订。同时，向全世界药物警戒工作者提供专业的技术培训和知识技能教育。具体包括以下几个方面。

（1）数据库管理 在WHO及其成员国内，UMC代表其对药物上市后的安全性报告（ICSR）案例数据库Vigi Base TM进行日常管理和维护，该数据库是全球最大的药物警戒数据库。

（2）沟通交流 在药物警戒实践中，UMC代表WHO向其成员国的药物警戒国家中心进行相关沟通、交流，并提供药物警戒的专业技术支持和业务指导。

（3）报告收集 UMC在收集报告和数据中，把其作为一种有效工具协助和支持WHO各成员国的国家中心开展药物警戒工作。数据库中的Vigi Flow就是这样一个工具，它是基于Web的、根据国际标准对各成员国药物警戒国家中心的ICSR进行记录和管理的系统工具，可用于各成员国的药物警戒工作实践中。

（4）培训与宣传 根据需要，UMC会定期或不定期举办药物警戒相关的人员、技术、知识与技能培训，编撰药物警戒相关的文章、发布新闻以及出版著作和期刊等。

UMC的网址：http：//www.who-umc.org。

（二）加强药物警戒实践合作中心（摩洛哥·拉巴特中心）

2011年，WHO指定非洲北部国家摩洛哥拉巴特的抗毒和药物警戒中心正式成为WHO药物警戒合作中心（WHO Collaborating Centre for Strengthening Pharmacovigilance Practices，简称"摩洛哥·拉巴特中心"）。该合作中心是WHO在非洲及地中海周边区域的药物警戒机构，目的是促进在法语和阿拉伯语国家之间共享药物产品的安全信息，其主要职责是对非洲的法语地区、东地中海地区和阿拉伯国家开展药物警戒培训工作，同时建设并运营东地中海地区的药物警戒平台。

加强药物警戒实践合作中心的具体工作内容包括：①开展年度培训，设计药物警戒系列课程，面向相关机构及人员提供药物警戒的专业知识、技能等培训，包括Vigi Flow的利用、患者安全、分析药物警戒中的因果关系、草药的药物警戒以及疫苗和用药差错等；②参与各类药物警戒研究，例如研究药物警戒标准、方法与工具，研究并制定耐多药结核病等具体治疗计划；③协助制定WHO指南，包括提供指南制定所需工具和方法等支持，通过制定科学的指南促进药物的正确使用，并能够帮助发现和减少用药错误；④进行持续调查，持续评估非洲及地中海周边法语与阿拉伯语国家的药物警戒系统的运营、功能发挥及发展情况。

摩洛哥·拉巴特中心网址：http：//www.capm.ma。

（三）公共卫生计划和监管服务药物警戒合作中心（印度）

该中心位于印度，主要工作内容是协助WHO推动和加强亚洲及其他地区的中低收入国家的药物警戒（PV）实践工作，协助制定药物警戒相关工具和指南，帮助WHO成员国提升药物警戒能力，同时推动印度及亚洲其他地区与国家建立高质量的药物警戒系统。

（四）药物统计方法学合作中心（挪威·奥斯陆中心）

20世纪60年代，WHO在研究中发现，在药物使用中，因为缺少统一的药物分类系统和计量单位，欧洲不同国家、不同人群的药物使用的类别与用量存在很大差异。

为解决上述问题，WHO规划设立解剖学–治疗学–化学分类系统（Anatomical Therapeutic Chemical，ATC），并明确药物的限定日剂量（defined daily dose，DDD）。

为进一步推动药物统计、分类等工作，1982年，WHO在挪威成立了WHO药物统计方法学合作中心（WHO Collaborating Centre for Drug Statistics and Methodology，简称"挪威·奥斯陆中心"），该中心位于奥斯陆大学的挪威医学中心。

挪威·奥斯陆中心的主要职责是建立和修订解剖学–治疗学–化学的药物分类系

统（ATC分类系统）、确定相关药物的限定日剂量（DDD），并协助WHO成员国建立国家药物分类系统、制定并修订药物用量的国际标准等。同时，向WHO成员国提供药物警戒统计方面（主要是ATC/DDD）的技术支持、开发系列课程用于专题培训、开展专题讲座与交流合作、发布ATC分类和DDD分配指南等。

挪威·奥斯陆中心网址：http：//www.whocc.no/atc_ddd_methodology/who_collaborating_centre/。

三、WHO的药物警戒实践

（一）药物不良反应报告系统

为加强药物警戒工作，WHO借助信息技术建立了药物不良反应报告系统Vigiflow，该系统从WHO各成员国收集药物不良反应报告。

为方便使用，Vigiflow设计为采用网页界面进行药物不良反应的上报。同时，系统内有英、法等数种语言可供用户选择。在上报的文件格式上，接受ICH-E2B格式的报表，并可通过Vigiflow自带的数据处理系统将药品不良反应报告信息转化成计算机数据，Vigiflow极大地提高了用户使用的便利性、可操作性等。

为了保证报告上传数据的质量，WHO授权UMC制定了Vigiflow数据质量标准与规则，并能够实现当数据输入发生错误时可直接拒绝输入，或者可自动修正及纠正错误。同时，为了使上报数据的过程与结果更规范，UMC通过术语编码建立并使用了不同术语集，可以把上传的符合规定的信息转化成标准化、结构化的、经过科学处理的数据，以此促进大数据分析，也促进了国际交流。

（二）药物不良反应被动监测体系

借助于贝叶斯置信度递进神经网络法（Bayesian Confidence Propagation Neural Network，BCPNN）建立了药物不良反应的被动监测体系。该系统通过对药物不良反应的监测（被动监测是指发生了不良反应后才进行监测，而不是预防性监测），WHO可实现对UMC收集的药物不良反应报告进行信号挖掘。

BCPNN法是一种推断药物警戒关系的推理方法，它基于概率的不确定性进行设计，通常是把贝叶斯定律应用于四格表上。该方法适用于药物不良反应数据与信息的采集与处理，原因在于该方法采用信息理论的相关理念与框架结构进行数据分析时可不设置限制条件，适用于大数据的统计分析，当数据量够多时，即使部分数据缺失也不影响分析结果的正确性。

（三）乌普萨拉监测中心的药物警戒实践

乌普萨拉监测中心（UMC）在目前WHO的4个合作中心中最有代表性，成立时间、与WHO的合作时间也是最长的。UMC在药物安全监测实践中发挥着重要作用，简述如下。

1. 数据管理和技术支持

目前，全球最大的ADR数据库VigiBase建立于UMC，由其负责日常的运营管理及提供技术支持。该数据库是WHO唯一的全球案例安全报告数据库，对WHO成员国免费开放使用。同时，成员国不断上报ADR报告，数据库VigiBase也会不断更新或升级，以便更好地提供药物警戒与安全方面的服务。

至今，VigiBase已经接收了140多个成员国递交的ADR报告，报告的总数累计也超过了2000万份。我国向该数据库提交的报告已经非常庞大，累计已经超过110万份，报告数量在所有WHO成员国中居第三位。为及时提交报告，我国在每个季度都会批量向UMC递交报告（主要是化学药物和严重ADR报告）。

UMC负责VigiBase数据库的日常运营、管理、更新、升级和维护。此外，为更好地使用该数据库、更好地开展药物警戒工作，UMC还开发了系列工具和方法（表8-1）供选用。

表8-1　UMC开发Vigi系列工具和方法

类别	名称	功能和介绍	网站
工具	VigiBase	WHO唯一的全球个案安全报告数据库，是人用ADR的全球资料库，也包括草药、生物制品和疫苗。对成员国政府机构免费开放，并根据成员国分享的报告不断更新，以便及时发现潜在的安全问题	https://www.who-umc.org/vigibase/vigibase/
	VigiLyze	一个在线的工具，让成员国能够更有效、方便地检索、筛查和分析VigiBase中的数据，更直观简洁地解读数据	https://www.who-umc.org/vigibase/vigilyze/analytics-in-vigilyze/
	VigiFlow	一个案例管理系统和国家ICSR数据库，可收集、分析和共享各国的ADR报告，并传输到VigiBase中	https://www.who-umc.org/global-pharmac-ovigilance/vigiflow/about-vigiflow/
	VigiAccess	一个公开的检索网站，它允许公众进入VigiBase查询药物的安全信息，VigiBase中的数据以统计汇总的形式呈现，不显示个案的具体信息	https://www.vigiaccess.org.

类别	名称	功能和介绍	网站
方法	VigiGrade	对报告信息量的多维评估，对一个案例报告完整程度进行评分	https://www.who-umc.org/vigibase/vigilyze/vigimethods/
	VigiMatch	用于检测重复信号方法	
	VigiRank	一个根据证据强度对药物警戒安全信号进行排序的预测模型。定期对VigiBase进行筛查	
	VigiPoint	可以发现并精确得到数据报告中的关键信息(例如年龄、性别、共同报告的药物和不良反应)	

2. 数据挖掘与研究

UMC的核心工作之一是信号检测，并从中进行数据挖掘。为及时发现新的可疑ADR，UMC会定期对VigiBase数据库进行数据挖掘。

在数据挖掘过程中，VigiBase会设计计算机数据挖掘程序用于药物警戒信号检测。当发现新的药品-不良反应关联组合后，由医学和科学研究团队对报告进行专业评估，评估结果会刊载在专刊《WHO药品通讯》（WHO Pharmaceuticals News Letter）上供社会使用与交流。

同时，UMC也积极参与数据挖掘上的其他国际研究与合作，如：参与开发手机应用程序（APP等），便于医务工作者和患者及时提交可疑的药物不良反应报告；此外，可通过大数据分析进一步挖掘数据库的深度价值；促进医务工作者使用电子病历系统并把相关数据用于药物上市后的安全研究等。

3. 编撰 WHO 药物词典和不良反应术语集

WHO主导编撰的药物词典（Global）是综合性的全球药物信息库。UMC负责该词典的维护和更新。实践中，药物词典可供药物监管机构免费使用，但是UMC可通过出售WHO药物词典获得一定收入，该收入主要用于开展药物警戒工作，不能作为营收的手段。2019年9月，UMC发布了药物词典（WHO Drug）的中文版，旨在支持我国的药物警戒工作。

另外，UMC还开发、维护WHO药品不良反应术语集（WHO-ART），用于规范编码药物不良反应术语。WHO-ART的范围广泛，几乎涵盖了ADR报告中的全部医学术语。该术语集也供WHO成员国免费使用。不过，目前WHO-ART已不再更新，但仍然可以使用。

4. 教育培训

UMC会开展不同形式与内容的药物警戒相关培训。在培训形式上，主要有现场培训和远程网络培训、网络研讨会、录制视频培训等，同时也会与国际药物警戒协会

（ISoP）联合开展培训。在培训内容上，主要面向WHO各成员国药物警戒中心、相关机构及专业工作人员开展药物警戒相关的技术分析、知识技能、危机管理、因果分析等培训和教育。

为拓展教育培训的效果与影响力，UMC每年分别会在瑞典乌普萨拉和印度两地的国际合作中心举办药物警戒相关培训。此外，每两年会举办乌普萨拉药物警戒研究与学术论坛，研讨药物警戒新进展、新趋势等。

第四节　ICH 药物警戒的机构与实践

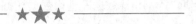

一、ICH药物警戒机构简介

（一）ICH的基本概况

1990年，美国、欧盟和日本三国的药物监管部门共同发起成立了国际人用药品注册技术协调会（The International Council for Harmonisation of Technical Requirements for Pharmaceuticals for Human Use，ICH）。ICH药物警戒的对象包括化学实体、生物技术衍生产品以及疫苗。ICH的主要职责是在全球范围内协调、协助各国的药物监管机构与企业对药物研发、生产、使用等进行监管，确保药物的安全、有效。

ICH成立的宗旨是交流、沟通、协调三方之间在药物监管规定上的不一致处，三方达成一致后，为避免药物的重复与资源的浪费、促进药物的安全与规范，会进一步制定药品研发和审批上市的国际标准。

2015年，为适应全球药物监管发展的需要，ICH进行了组织变更，成为注册在瑞士的全球法定药物监管机构。其主要职责是针对药物技术问题制定使用指南，用于指导ICH各成员国的药物警戒相关工作。目前，ICH的成员国为18名，同时拥有33名观察员国。

我国于2017年6月加入ICH，加入ICH后从中引入的药物警戒理念与技术方法包括两个方面：一是从国家的药物管理体系引入；二是在药物警戒的制度层面引入。

（二）ICH的组织架构

ICH由三个药品管理部门、三个制药企业管理机构共六个部门构成，分别来自美国、欧盟和日本。

三个药品管理部门具有官方属性，分别是：美国食品和药物管理局（Food and Drug Administration，FDA）、欧洲药品管理局（European Medicines Agency，EMA）和日本厚生省（Ministry of Health，Labour and Welfare，MHLW）。

三个制药企业管理机构具有非官方的行业属性，分别是：美国药物研究和制药商协会（Pharmaceutical Re-search and Manufacturers of America，PhRMA）、欧洲联邦制药工业协会（European Federation of Pharmaceutical Industries and Associations，EFPIA）和日本制药商联合会（Japan Pharmaceutical Manufacturers Association，JPMA）。

ICH根据药物监管业务属性特点与工作需要，在实践中会按实际药物类别、监管内容与要求等情况，设立若干专题并成立相应的专家工作组。同时，专家组会根据监管需要及相关法律法规的要求，在实际工作中通过严格的讨论、交流与协商等形式及流程制定出ICH的药物警戒指导原则。

国际人用药品注册技术协调会（ICH）组织架构如图8-7所示。

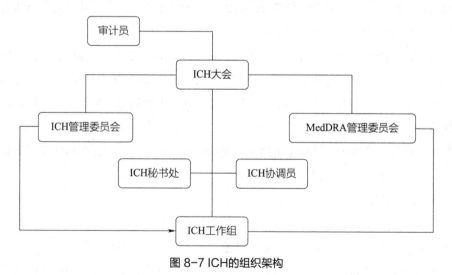

图 8-7 ICH的组织架构

二、ICH的药物警戒实践

（一）ICH药物警戒的四大指导原则

ICH的药物警戒指导原则分为四个模块，分别涉及质量（quality）、安全

（safety）、有效性（efficacy）和多学科（multidisciplinary）四个方面，所以该原则也称ICH四大指导原则。各原则与药物警戒相关的程度不同，其中相关程度最高的是E2系列指导原则。

1. 质量原则

质量原则涉及药物警戒的不同方面，具体包括：①药物原料与成分，药物杂质、药典、规模等；②药物性能，药物稳定性、生物技术产品质量等；③药物制备与流程，药物分析方法及验证、化学药品的研发与储存、GMP、药物质量体系、药品生命周期管理的技术和监管考虑等。

从上可知，质量原则除涉及药物本身以外，还涉及药物的研发、制备、储存以及质量控制等不同方面。质量原则主要从药物研发与制备工艺、储存等方面对药物的质量进行全面监管，保障药物的稳定性、有效性、安全性。

2. 安全性原则

安全性原则的主要目的是通过特定的药物监管科学与技术开展药物安全性研究及监测，以此明确药物使用过程中的安全性及毒副作用。要注意的是，本原则所指药物的安全性研究与监测不是临床研究与监测，而是临床前的研究与监测。因此，最终要明确药物的临床安全性必须进行符合规范的常规大样本临床研究，并根据研究结果、法律法规确定药物警戒标准、安全警戒线等。

通常，药物安全性研究与监测包括10个方面，分为两大类：①毒理研究，包括毒性试验、基因毒性研究、生殖毒性、毒代动力学和药代动力学、免疫毒理学研究等；②药理与药性研究，包括药理学研究、致癌性研究、生物技术产品、抗癌药物的非临床评价、光安全性评价等。

从上可知，药物警戒的安全性原则既包括药物的体内、体外安全性研究，也包括药物的生物技术研究、外部因素对药物警戒及安全性的影响研究等。

3. 有效性原则

有效性原则是指通过临床试验来分析、明确药物的疗效，然后根据药性、疗效及不同患者的症状与身体状况等，制定更精准、更有针对性的用药方案。

本原则考虑了药物的疗效、特殊用药人群情况、临床试验结果与用药人的基因等不同方面。具体包括以下一些方面：①临床研究，包括药物的临床安全性（长期使用的药物是重点）、根据治疗类别进行临床评价、QT临床评价、临床试验的一般性考虑与统计原则、临床研究报告、药物临床试验管理规范等；②药物研究，包括药物警戒性分析、药物剂量及其反应研究、药物基因组学以及遗传药理学相关定义、基因组取样等；③用药人群研究，包括对照组的选择、使用人群基因研究、针对老年人或儿童或其他特定人群的临床研究、基因组生物标志物的合格条件、多地区临床试验等。

4. 多学科原则

质量、安全性、有效性三个原则直接与药物使用及研究的具体内容和过程相关，多学科原则不是药物警戒的具体内容与流程，而是药物警戒相关的一些交叉学科和文书标准的规范性内容。

本原则的内容具体包括：药物监测监管活动医学词典、药物词典的数据要素和标准、电子或传统通用技术文件、电子标准及文本、非临床研究、基因治疗、遗传毒性杂质、基于生物药剂学分类系统的生物豁免、生物样品分析的方法验证等文本。

（二）ICH主要工作内容及运营模式

ICH的工作目标是从药物警戒、药物监测监管的角度在全球范围内保障药物使用者的安全与利益。为此，ICH日常开展以下工作。

（1）药物注册的协调与建议　对药品注册过程中涉及的技术指南和要求进行解释、提供建议；同时，对注册指南的应用以及药物注册所涉及的不同利益方进行协调，通常这种协调可在全球范围内实现。

（2）举办药物警戒论坛　通过论坛，药物监管机构、制药行业及相关方可以在药品技术要求、药物警戒、药物安全等进行沟通交流；同时，ICH可协调相关方共同解决药物警戒的相关问题。

（3）促进监测监管数据在更大范围内使用　监测和更新技术要求在成员国及相关国家与地区推进，从而使药物研发及监测数据能得到多使用和相互接受。

（4）解决药物研发与治疗进步的协同发展　处理好治疗技术的进步与医药产品研发生产新技术的发展之间的平衡，确定二者协调发展的主题与方案，避免未来二者间存在不同要求带来的困境。

（5）推动治疗与药物研发的创新　积极推动药物治疗、开发技术的创新，或促进现有药物治疗与研发的改进、完善。

（6）推进、推广标准　制定并推广药物标准，积极沟通、充分交流，开展药物标准及使用方法的专题培训，鼓励充分实施标准，并积极整合标准。

（7）编撰专用词典与术语　编撰并修订ICH监管活动术语医学词典（MedDRA），并采取措施保障MedDRA能作为标准化词典进行使用，对词典进行维护、开发和推广，使全球范围内能够共享药物的国际监管信息。

（三）ICH常用的药物警戒方法

（1）自发报告　由药物警戒专业人员或患者主动向药物研发生产企业、药物监管部门或其他相关部门提供药物使用、不良反应等信息。

（2）病例系列报告　对药物使用中的多例（系列）不良反应病例及内在原因、证据的记载与分析进行报告。

（3）激励报告　对药物警戒相关的人员进行激励，鼓励其对药物使用中的不良事件进行报告。激励报告制度对新药物上市的作用更明显、更有效。

（4）主动监测　根据事先制定的标准与程序，对药物研发、生产、使用中产生的不良反应进行主动监测。主要方法是依据监测计划随机访问药物使用人（患者）获得不良事件的相关信息，并进行整理、分析及上报。

（5）哨兵站点（如医院、疗养院和血液透析中心）　又称哨兵给药，即在大样本病例给药前，采用1例病例进行用药试验，观察用药后的不良反应情况，在确定安全的情况下再给其他病例用药。

（6）药物事件监测　对特定药物的使用情况进行监测，搜集同一条件下的相关病例数据进行分析并得到结果。

（7）横断面研究　又称截面研究、截面调查，即对某一时间点或时间段的病例数据进行搜集与分析，而不用考虑暴露和疾病状态。当药物使用情况不受时间影响时，本研究方法更有效。

（8）病例对照研究　针对特定病例，另选择对照病例，然后对两组病例进行药物使用的对照观察与研究，用于寻找药物使用的安全信息数据与证据、判断病例的发生率等。

（9）队列研究　随机回访大样本的病例，研究药物不良事件的发生率。研究中，可对病例进行分类、分层，以便获得更精准的数据信息，也能得到更准确的分析结果。

（10）临床研究　在药物临床使用中对不良反应事件进行评价，评价中可使用药效动力学、药代动力学等方法确定剂量。对数据进行分析时考虑药理学特性、药物-药物相互作用、病例个性特征等因素。

（11）描述性研究　对药物使用中的情况进行客观、全面、科学地记载与说明，从而获得使用结果的全面数据与证据。

（12）药物应用研究　对药物的注册上市、医生开具处方、患者使用及影响上述行为的因素与信息进行研究，有助于确定某药物是否得到正确使用。

（四）ICH的药物警戒报告制度

如前所述，ICH指导原则分为质量、安全性、有效性以及多学科性四大模块。不过，上述四个指导原则与药物警戒相关的是E2系列指导原则，E2系列指导原则主要应用于药物上市前临床试验阶段（E2A–B）和上市后药物使用阶段（E2C–E）的风险监测和评估等（表8-2）。

表 8-2　与药物警戒相关的ICH E2指导原则

编号	指导原则	主要内容	是否已在中国适用
E2A	临床安全数据管理：快速报告的定义和规范	临床试验中的快速不良事件（AE）报告	√
E2B（R3）	个案安全报告的数据要素	列举个案病例安全报告（ICSR）中应包含的资料要点	√
E2C（R2）	定期风险-效益评估报告（PBRER）	PBRER的程序和格式	√
E2D	上市后安全性数据管理：快速报告的定义和标准	快速不良事件报告的一般程序	√
E2E	药物警戒计划（PvP）	从风险管理角度概述药物警成的实施	
E2F	研发阶段安全性更新报告（DSUR）	DSUR的程序和格式	

以下以E2A为例说明ICH的药物警戒报告制度，其他报告制度可参考E2A指导原则的报告制度。

ICH E2A是临床安全数据管理中的快速报告制度。快速报告的目的是能够让药物警戒主管部门、研究者以及其他相关人员及时收到药物不良反应的重要信息。ICH E2A指导原则对药物临床试验期间快速报告的相关事项进行了说明，主要包括报告的对象、报告要求、报告时限与报告形式等。

1. 快速报告的对象

ICH E2A快速报告的对象是药物临床试验中的所有非预期严重不良反应事件。同时，要求医疗卫生专业人员或上市许可申请人报告的临床病例进行评估，重点分析其中的因果关系，如果因果分析中认为临床结果与试验药物相关或疑似相关的，可视为药物不良反应（通常，出现药物不良反应都表明其中存在因果关系）。

此外，对于出现的能够显著影响药物风险/收益评估的新信息、影响药物使用的因素或影响药物研发的资料、数据与信息均应及时向监管部门报告。

2. 报告时限

分三种情况确定不同的报告时限。

（1）未获准上市的药物的不良反应报告时限。如果出现符合ICH E2A描述的不良反应（根据ICH E2指导原则可暂停或限制临床研究项目）的情况，上市许可申请人就应尽快及时报告至药物监管部门。

（2）对于临床研究中出现的导致死亡的或危及生命的不良反应，上市许可申请人应在首次获知相关信息后的7天内上报至药物监管部门，上报的形式可以是电话、传真、书面等方式。此外，在之后的8天均应完善药物不良反应的跟踪报告。

（3）严重、非预期但无死亡和生命威胁的不良反应事件，如符合快速报告要求，上市许可申请人应在首次获知后15天内进行备案。

3. 报告内容与形式

国际医学科学组织委员会（the Council for International Organizations of Medical Sciences，CIOMS）制定的CIOMS-I表是被广泛认可的不良事件快速报告标准，也是报告的基本内容与形式。一般情况下，无论使用何种报告的表格或版本，快速报告中都应包括患者详细资料、可疑的药物、不良反应详细资料、相关治疗信息、报告人的资料、许可申请人/持有人的资料等基本信息（数据）要素，如表8-3所示。

表8-3 建议在药品严重不良反应快速报告中包含的关键数据要素

类别	条目
1. 患者详细资料	姓名：其他有关的标识（如临床调查号码）；性别；年龄，年龄分组（例如，青少年、成年、老年）或出生日期；伴随疾病情况；病史；相关家族史
2. 可疑的药品	商标名；国际通用名；药品批号；适应证，药品使用指征；剂型和规格；每日剂量（说明单位，如mg·ml、mg·kg）和给药方案；给药途径；开始时间和日期；停药时间或治疗持续时间
3. 其他治疗	对于同时使用的药物（包括非处方药）和非药物疗法，必须提供同样的信息内容
4. 可疑的药物不良反应的详细资料	不良反应的详尽描述，包括身体部位和严重程度；关于报告作为严重的标准；描述所报告的体征和症状；不良反应的具体诊断；不良反应的开始日期（和时间）；不良反应的停止日期（和时间）或持续时间；撤药和再给药资料；有关的诊断性检查结果和实验室数据；场所（例如医院、门诊、家里或疗养院）；结局（痊愈和任何后遗症）；对于致命的结果，陈述死亡原因；有关尸体解剖和死后的发现；产品与不良反应/事件的关联
5. 报告人的资料	姓名；地址；电子邮箱；电话/传真号码；报告者类型（患者、卫生保健专业人员等）；职业（专业）
6. 行政和MAA/MAH/公司的详细资料	报告来源（自发的、流行病研究、患者调查、文献等）；生产厂商/公司首次收到事件报告的日期；发生事件的国家；报告给当局的病例资料的类型（初始报告或随访）和次序（第一次、第二次等）；MAH的姓名和地址；MAH联系人的姓名、地址、电子邮件、电话号码和传真号码；管理识别码和上市授权批准号；生产厂商/公司给病例的确定号码（对于同一病例的最初报告和随访报告须采用同一号码）

4. 报告提交频率

药物许可申请人/持有人提交报告的频率与药物上市的时间长短、对药物风险/收益特性的了解程度等相关，且没有硬性的提交频率规定。

一般情况下，如果药物上市已经多年，且实际使用结果显示其风险较小，则可适当延长报告期，减小报告频率。但当该药物的临床使用情况已经发生了改变时（例如新增了药物的适应证），则应该适当增加报告频率。

对于新批准上市的药物，通常规定在上市后的2年内，应每6个月报告1次，并在报告中应提供并更新药物使用中的阶段性信息；若评估的结果认为更新的内容与现有信息基本相同，则可不更新药物的整体评估数据中的相应内容。

5. 需要快速报告的范围

药物使用中存在以下情况时需要快速报告。

（1）药物不良反应严重且不良反应是非预期的病例需快速报告。

（2）存在潜在的能够显著影响药物的风险/收益评估结果的其他情况与信息需快速报告，包括评估结果提示对人体存在新的致突变、致畸、致癌等重大风险。

（3）特殊情况下反映/表明药物无效时需要报告，特殊情况包括在接种疫苗、使用避孕用具或治疗威胁生命的疾病等。

（4）使用药物过量且产生了严重不良反应的需报告。

6. 报告的最低数据要求

常规的不良反应报告的数据应至少包括1位患者、1种可疑药物、1位报告者和1种不良反应。

第五节　药物警戒机构与实践比较

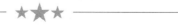

1. 我国药物警戒制度现状

我国的药物警戒工作在药物警戒机构设置、药物警戒机制确定、药物监测监管等方面借鉴了国际上的经验，在药物警戒内容、形式、标准等方面形成了自己的特色。

（1）我国药物警戒的机构设置　借鉴WHO、EMA、ICH等的机构设置，我国的药物警戒主管部门是国家药品监督管理局（NMPA）药品评价中心，主要负责在全国范围内组织开展药物不良反应（以下简称ADR）、药物滥用监测、药物上市后安全性评估等工作，并负责对接国际药物警戒工作，这种模式可提高不良反应报告的处理效率。

各省建立省级ADR监测中心，负责制定年度药物监测监管计划，开展本省ADR报告、监测工作。具体包括：分析各地提交上来的ADR报告，把分析结果及时上报省级药品监督管理局和国家药品不良反应监测中心。

在药物监测过程中，ADR报告的责任主体是药物上市许可持有人，因此，药物警戒具体工作的开展是通过国家ADR监测系统等途径报告/告知药物持有人、医疗机构、药物企业的ADR部门。

（2）我国药物警戒的工作机制　我国药物警戒的工作机制是建立了药物不良反应监测系统，包括被动和主动两种。

①不良反应被动监测系统　目前，我国的ADR报告系统是集中式管理，主要采用不良反应被动监测方式，由国家ADR监测系统具体实施，收集药物上市许可持有人、经营企业、医疗机构、监测机构自发报告。实践中，实行"可疑即报"，由药物使用相关方收集不良反应信息并录入数据库。

我国ADR被动监测系统（自发报告系统，SRS）由1个国家监测中心、34个省级监测中心和超过400个市级监测中心组成。经过多年发展已日趋成熟，但我国的自发报告系统尚存在一定局限性，如漏报、错报、信息填写不规范、信息不完善，同时存在系统对数据处理不科学或功能欠缺等问题，例如无法根据系统中数据计算不良反应发生率等。

②不良反应主动监测系统　虽然我国ADR监测主要采用被动监测方式，但不是唯一监测方式。目前，我国开始药物警戒的主动监测系统的建设，2016年国家ADR监测中心探索建设ADR主动监测系统——中国医院药物警戒系统（CHPS），在具体监测工作中促成建立了"国家药品不良反应监测哨点联盟（CASSA）"，通过该联盟建立药物监测各方合作机制，在药物警戒监测、信息分享、数据搜集分析等开展合作，实现药物风险信号验证。该监测系统是一种主动监测系统，主动监测的实施进一步推进我国的监测能力与水平的提升，并推动我国的ADR报告、监测和分析工作。

2.与欧盟、美国药物警戒制度的比较

（1）药物警戒机构设置　药物警戒机构的设置以欧盟、美国为代表，体现出成立时间早、相关法规与管理文件规范、体系较成熟等特点。

在具体机构设置上，欧盟、美国非常重视药物的安全性，设有风险管理部门专门负责药物警戒工作。欧盟设立人用药物警戒科学委员会（PRAC），美国FDA的CDER

机构专门设立风险管理部（PRAC），欧盟、美国上述部门的任务涵盖药物风险管理全部领域，包括负责提供风险管理专业知识、提供培训等。

（2）不良反应报告系统

①欧盟的不良反应报告系统　为便于收集药物不良反应报告，分析药物不良反应数据、信息并提出建议，欧盟药品管理局（EMA）建立了药物警戒数据库（Eudra Vigilance），并在此基础上形成药物不良反应报告系统。欧盟的药物警戒数据库的数据量已经非常庞大，EudraVigilance数据库2018年年报显示其已经有1450万份药物警戒个例安全报告，近年数据量仍然在较快增加。该数据库的案例主要是药物上市后的不良反应报告，当年累计疑似不良反应报告达到201.58万份，约占全部报告案例的13.90%，且2018年较2017年增长了37%，显示药物不良反应严重。除通过EMA的数据库集中搜集外，用药患者通过欧盟各国的药物监管部门或药物上市许可持有人等途径递交的不良反应报告的数量也在不断增加。

②美国的不良反应报告系统　美国有两个不良反应报告系统：自愿报告系统和企业强制报告系统。自愿报告系统是主要指医疗专家、消费者的MedWatch自愿报告系统，该系统目前平均每年能收集约2万份不良反应报告。提交报告者中药师最多（约占32%），其次为医师、护士以及消费者。为鼓励消费者积极主动上报，美国食品药品管理局（FDA）对上报的消费者都会以书面信函的方式表示感谢。企业强制报告系统主要指药物生产、经营企业的强制报告系统，强制要求药物相关企业对不良反应案例向上报告。美国实施的自愿报告与强制报告相结合的不良反应上报系统，能促进不良反应在药物研发与生产企业、监测监管部门、报告者之间的信息传播与共享，有效促进药物不良反应能够及时反馈至药物生产企业。同时也间接促使药物生产企业主动进行ADR报告，提高了企业的责任意识。在美国也存在漏报不良反应的情况，为减少这一状况，FDA不断努力通过其他渠道收集不良反应报告。例如，2015年，FDA与谷歌（Google）合作，探讨使用谷歌的技术和数据识别并分析药物不良反应事件，其中对常规不良反应报告分析时难以发现的长期服药副作用的研究取得了成效。

（3）不良反应监测系统

①欧盟的不良反应监测系统　按欧盟法律法规的规定，欧盟监管部门和药物上市许可持有人是主动监测的责任主体。其搜集药物不良反应数据与信息的途径与渠道是药物警戒系统和数据平台。目前，欧盟建立的EudraVigilance数据库是专门的药物监测数据库，可为欧盟提供药物监管的安全性数据分析报告（电子反应监测报告，eRMR）。在药物监测实践中，可对新收到的不良反应报告进行及时的数据分析与监测。同时，可根据所设定的监测标准、数据库数据分析结果等识别药物新风险或原风

险的新变化，持续支持药物不良反应监测。

②美国的不良反应监测系统　美国的药物不良反应监测系统较完善，采用了多种监测方式、方法与途径。例如，2013年启动了药物大数据共享策略（openFDA项目），目的是为检索和使用药物不良反应数据提供便利，提升药物监测监管效能。同时，FDA还通过"哨点计划"和通用数据模型（OMOP）建立起药物主动监测系统，"哨点计划"保障了数据安全与医疗隐私数据，通用数据模型则简化了数据的识别与处理，利于数据汇总、整理分析等。实践中，监测的途径与渠道包括充分利用电子健康档案、医疗保险、电子用药处方等数据库，从中采集不良反应特征进行主动监测。通过上述监测系统的建立与使用，有效预防了不良反应的发生、降低了不良反应的发生率，提高了药物使用的科学性与准确性。此外，该系统的建立及上述措施的使用，有利于识别与分析不良反应事件信号，可提高药物监测的效率。

（4）信息的公开与透明

①欧盟药物警戒信息的公开与透明度　欧盟的药物信息公开度、透明度均较高，药物警戒信息的推广、传播、分享都是自由的，相关方可使用专门的药物警戒信息化平台进行查询与沟通，因此信息能得到更充分地利用，信息也能够向更多公众开放、公开。在具体使用中，欧盟各成员国可自由访问EudraVigilance数据库；公众可通过指定的官方网站从EudraVigilance数据库查询匿名数据、可从数据库中查看已上市药物的不良反应情况；医务人员及科研机构也有部分权限可查看疑似不良反应的报告和使用相应的数据分析功能。

①美国药物警戒信息的公开与透明度　美国FDA会根据情况使用多种形式公开药物警戒信息，增加透明度。首先，会采用新闻媒介发布风险信息，例如FDA会通过MedWatch发布药物安全信息，具体包括公众警告与公告、药物安全指示标签的变更、药物安全信息查询网址、用药指南等。并且根据规定和指定的方式，社会公众可在指定的途径与渠道（通常是药品安全信息查询网页）上查询药物安全信息，也可与FDA沟通交流，沟通的方式多种多样，包括评论、留言等，也可订阅相关信息，或在FDA专门设立的"WarningLetters"网页中查询官方药物警戒信息等。上述措施有效促进了药物警戒安全信息的传播、提高了信息的社会知晓度。

（5）药物风险管理措施

①欧盟的药物风险管理措施　基于控制和降低药物上市后风险的目的，欧盟要求药物生产与经营企业建立药物风险管理体系。该体系对药物不同利益方的风险管理责任和相关事项进行了规定，主要包括：上市许可申请人（MAA）/上市许可持有人（MAH）负责制订风险管理计划，并且对风险管理体系的功能、使用方法

等进行说明；风险管理计划是药物审批、评价的内容，因此风险管理计划不合要求时，药物也将不能获得上市许可批准。

②美国的药物风险管理措施　美国的药物风险管理措施主要体现在已上市药物上（或者说已上市药物的风险管理更有代表性）。对于已上市药物，美国FDA推出"风险评估和减缓策略"（REMS），在该策略下，药物上市申请人需在申请时提供风险控制计划。药物上市后，在REMS官方网站上可查询REMS批准的药物信息及REMS的详细内容。此外，为推进和保障药物安全、推进风险管理计划的执行，FDA重视发挥药物企业在REMS实施中的主体作用，明确了由药物企业负责制定用药指南、与医务人员沟通、具体实施用药安全保障措施等。

（林德昌）

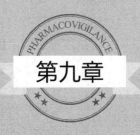

第九章　药物警戒质量管理

药品质量体现为三方面的特征，即安全性、有效性及质量可控性。药物警戒最终目标是确保、提升药品的安全性，是药品质量管理的重要工作之一。但药物警戒主要关注的安全性特征并非体现为物理化学指标，而是体现为满足患者健康需求的一系列特征总和。根据全面质量管理的思想，确保一个产品质量符合要求，不仅需要通过严格的检测过程，对产品质量进行把关；更重要的是需要对产品质量的形成过程进行严格管理，确保产品质量的形成过程受到严格控制。全面质量管理是质量管理学发展的高级阶段，是现代管理科学与质量管理实践高度融合的产物，可在不同行业广泛应用，并取得良好成效。在药品领域，全面质量管理的思想也获得深刻的认可与应用，从GMP的制定和实施开始，全面质量管理的思想渗透到药品生命周期的每一个环节，形成了丰富的GXP体系。GVP是药物警戒工作的质量管理规范，是全面质量管理与药物警戒深度融合的产物。在质量管理方面，监管科学与全面质量管理的理念完全一致，从这个角度来说，GVP可以理解为监管科学的思想在药物警戒中的重要应用。在具体实践中，GVP有很多的细节问题需要解决，监管科学的发展也可以继续在新方法、新工具、新标准方面为GVP的实施做出更多的贡献。

第一节　药物警戒质量管理及 GVP 概述

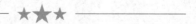

一、引言

世界卫生组织定义药物警戒（pharmacovigilence，PV）是与发现、评价、理解和预防药物不良反应和其他任何与药物相关问题的科学研究与活动。2021年5月13日国家药品监督管理局（简称"药监局"）正式发布《药物警戒质量管理规范》（GVP），该规范对我国药物警戒活动具有重大意义，是《中华人民共和国药品监督管理法》（简称"药品管理法"）自2019年修订后，第一个与药物警戒相配套的法律规范，在法律层面上明确了药物警戒的质量管理。

《药物警戒质量管理规范》明确规定了企业在药品上市前后药物警戒的人员配置、体系建立、工作范围和要求等，强调了在药品全生命周期内开展药物警戒的重要性。GVP的颁布，势必给医药企业的药物警戒工作带来挑战，也催生大量人员需求，尤其是具备成熟的药物警戒工作体系和思维的专业人才。对于药物来说，最重要的是两点：有效性和安全性，两方面的监测，都离不开药物警戒。药物警戒核心的是信号检测和风险控制，不是简单地收集监测安全信息，必须将安全信息定期总结分析，判断是否有危害公众健康的风险，将风险控制到最小，保证药品收益大于风险。

每一个行业都有历史规律，PV的发展也符合社会发展的趋势。在经济发展水平较低的阶段，缺医少药，物质水平低，保证大众用上合格的药品是主要目标，药品的安全性没有得到应有的关注。随着社会和经济不断发展，有药可用的问题基本解决，药品安全性逐渐成为药品监管的重要问题。

二、药物警戒质量管理

（一）药物警戒质量管理简介

药物警戒质量管理的主要要素包括：质量管理、质量目标、组织效能、委托管理、内审、风险管理和变更管理等。

质量管理是组织为了使其产品能满足不断更新的顾客质量要求而开展的策划、组织、计划、实施、检查、改进等管理活动的总和。在药物警戒中，质量管理是制药企业为了使其生产的药品能够满足人们对药品的安全性需求、保证风险收益平衡而开展的策划、实施、监查等管理活动的总和，是各级管理者的职责，其具体实施涉及制药企业内所有员工。由于组织管理的多变性和组织发展的导向性，质量管理活动必须围绕顾客和社会需求展开，讲求质量管理活动的经济效果，使组织的各相关方的利益都得到满足。

质量目标是指一个组织对质量的承诺，可以不断提升药物警戒体系运行的效能，确保药物警戒活动持续满足相关法律法规的要求，是质量政策和战略转化为可衡量的活动的一种手段。质量目标是提前设定好的目标，但不是一成不变的，要对目标进行定期监控、沟通并适时更新。

组织效能是基于质量目标，组织分解的具体工作流程。包括定义需要做什么，需要设立哪些部门，需要什么资源，需要什么系统，由谁来负责（包括药物警戒负责人），相关人员需要什么资质，如何确保相关人员的资质，如何确保系统中产生的数据和信息的可靠性，如何确保设备稳定等。

内审是组织内部审核各项制度及其执行情况，评估药物警戒体系的适宜性、充分性和有效性，是一个独立、系统、全面的过程。内审的制定需要基于风险，如内审计划和方案的制定应当考虑药物警戒的关键活动、关键岗位和既往审核结果等。

风险管理的工作是充分考虑实现质量目标的不确定性，并就如何管理这种不确定性做出科学的决策，确保组织实现目标，如考虑内部组织架构、系统、流程、外部的法规要求和供应商等。尤其是评估这些变化对药物警戒活动合规性和质量目标的影响以及相关的控制措施，包括变更后的相关法规报告要求。

（二）药物警戒质量管理中的QA与QC

1.QA 与 QC 的定义

质量保证（quality assurance，简称QA），定义为"为了提供足够的信任表明实体能够满足品质要求，在质量管理体系中实施并根据需要进行证实的全部有计划和有系统的活动"。质量控制（quality control，简称QC），定义为"为达到品质要求所采取的作业技术和活动，产品的质量检验，发现质量问题后的分析、改善和不合格品控制相关人员等的总称"。

2.QA 与 QC 的工作内容

QA的工作内容主要侧重于各种标准和文件的制定和批准、药品制造全过程的监督和控制、异常情况的调查和不合格品的处置以及检验报告的签发等，也包括做好与供应商的沟通和药品销售后的反馈信息汇总。QC的工作内容主要是根据QA制定的管理办法，依据药典及其他法律法规的操作规范和标准，对企业生产的药品全面检测分析，在对检验结果的准确性及真实性负责的基础上，将最终的结果上报QA乃至质量管理负责人裁决。QA与QC的主要职责和职能汇总如表9-1所示。

表9-1　QA与QC的主要职责和职能汇总表

QA	QC
负责本部门内部的全面工作，组织实施与GMP有关质量管理的规定，适时向公司领导提出产品质量的意见和整改建议	参与整个生产过程各项检验工作（包括原辅料，现场，半成品、成品）
保证本公司产品是在符合GMP要求下完成生产的	监督项目现场检验工作的具体实施情况，包括人员组织、技术实施、质量、进度、安全、成品保护等

续表

QA	QC
对全公司有关质量的人和事负有监督实施、改正及制止的责任	及时反馈质量问题，不合格信息的及时传递
对检验结果进行复审批准	为纠正质量问题，有权停止现场的生产
对新产品研发、工艺改进的中试方案及结论进行审核	检验工具的管理，记录的维护
审核上报药品监督管理部门的有关技术、质量书面材料	负责填写检验记录、台账等
审核批记录，给出成品是否出厂的结论	设备、仪器设施管理
负责组织制定原辅料、包装材料的质量标准	负责对进出厂产品、工艺用水、留样、稳定性考察样品进行微生物检验
因质量管理上的需要，会同有关部门组织编写新的技术标准或讨论修正技术标准	负责对进出厂产品、工艺用水、留样、稳定性考察样品进行仪器检验
处理用户投诉的产品质量问题，指派人员或亲自回访用户	负责西林瓶、胶塞、铝盖、纸箱等包装材料的取样及检验
定期（至少每年一次）会同各相关部门对企业进行全面GMP检查，并将检查情况及时报告企业负责人	负责天平、烤箱、冰箱等公用仪器设备的日常管理

　　每个药品生产企业QA、QC的工作都有依据的文件，不同企业的文件形式、文件格式会有所不同，但主要内容、要求规范、涉及面、操作标准、检验方法等基本一致。工作依据文件作为QA、QC两者的工作参照，体现了制药企业全过程全方位质量监控必须遵循的统一原则标准。

　　3.QA 与 QC 的区别

　　QC是为使产品满足质量要求所采取的作业技术和活动，包括检验、纠正和反馈，比如QC进行检验发现不良品后将其剔除，然后将不良信息反馈给相关部门采取改善措施。QC的控制范围主要是在工厂内部，其目的是防止不合格品投入、流转、出厂，确保产品满足质量要求。

　　QA是为满足顾客要求以提供信任，需从市场调查开始，从评审客户要求、产品开发、接单及物料采购、进料检验、生产过程控制及出货、售后服务等各阶段留下证据，证实工厂每一步活动都是按客户要求进行的。QA主要是提供确信，需对了解客户要求开始至售后服务的全过程进行管理，这就要求企业建立品管体系、制订相应的文件规范各过程的活动并留下活动实施的证据，以便提供信任。

三、药物警戒质量管理规范概述

（一）我国药物警戒质量管理规范的核心内容

　　作为我国药物警戒发展的里程碑，《药物警戒质量管理规范》（GVP）主要包括以下几个章节（表9-2）。

表9-2　我国GVP的章节

序号	章节	内容	当前版本
1	第一章	总则	正式发布
2	第二章	质量管理	正式发布
3	第三章	机构人员与资源	正式发布
4	第四章	监测与报告	正式发布
5	第五章	风险识别与评估	正式发布
6	第六章	风险控制	正式发布
7	第七章	文件、记录与数据管理	正式发布
8	第八章	临床试验期间药物警戒	正式发布
9	第九章	附则	正式发布

　　GVP共九章一百三十四条，包含了企业开展药物警戒活动的主要内容。所有药物警戒活动均围绕两条主线：一条是以药物警戒体系建设为主线，要求持有人建立、运行和维护药物警戒体系；另一条是以药品风险管理为主线，要求持有人对风险进行监测、识别、评估和控制。

　　药物警戒体系是开展药物警戒活动的基础和保障。GVP第一章总则中提出了药物警戒体系建设的总体要求，即"持有人和申办者应当建立药物警戒体系，通过体系的有效运行和维护，监测、识别、评估和控制药品不良反应及其他与用药有关的有害反应"。第二章第六条明确了构成体系的要素，即机构、人员、制度和资源等；第三章围绕各要素提出了更加具体的要求。体系运行是利用体系的各种要素开展各类药物警戒活动，尤其是与药品风险管理相关的活动，如第四章至第六章对风险监测、识别、评估和控制活动提出了具体要求。体系维护是"对药物警戒体系及活动进行质量管理"，目的是提升体系运行效能，实现药物警戒的目标。第二章对质量管理提出了总体要求，重点对内审进行了规范；第七章强调了质量管理中对文件和记录的管理要求。此外，第三章可以看作是对药物警戒体系要素的质量要求，第四章至第六章和第八章是对药物警戒活动的质量要求。

药品风险管理是药物警戒活动的关键和重点。GVP第四章至第六章诠释了对药品风险管理的理解，明确了风险管理的基本流程，即风险的监测、识别、评估和控制：①风险监测是收集药品不良反应及其他与用药有关的有害反应信息；②风险识别是从收集的信息中发现可能危害公众用药安全和身体健康的问题；③风险评估是进一步了解已识别风险的特征和影响因素等；④风险控制是采取措施尽可能将风险降低到最小程度，确保药品的收益始终大于风险。实行药品风险管理是药物警戒制度的重要特征之一，药物警戒不仅是收集和报告不良反应，更重要的是进行更高层次的药品安全管理活动，是否建立并实施有效的风险管理制度是监管部门监督检查的重点，也是企业提升药物警戒工作水平的方向。

（二）GVP对我国药物警戒发展的意义

GVP包含了企业开展药物警戒活动的主要内容，为持有人和申办者履行药物警戒法律责任提供了具体的指导。企业应认真研究GVP提出的要求，了解其核心要义，结合企业实际情况，参考国际经验，建立符合本企业规模和特点的药物警戒体系，按规范要求开展药物警戒活动，最大限度地保障公众用药安全。

根据新修订的《药品生产监督管理办法》，药品生产监督检查的主要内容包括对药物警戒质量管理规范等有关技术规范的检查。除相关法律法规外，GVP将成为药品监管部门检查持有人和申办者履行药物警戒法律责任的重要依据。对于发现重大违规行为，将依据2019年版《药品管理法》进行处罚。

我国药品上市前和上市后的管理是分开的，法规也是分开制定的，如有关临床试验期间的药物警戒要求在《药品注册管理办法》及GCP中体现，上市后要求在《药品不良反应报告和监测管理办法》中体现，中间缺少衔接。企业在开展药物警戒工作时，常会遇到上市前后交叉管理产生的矛盾和困惑。GVP首次将上市前和上市后的药物警戒写在同一部规范中，更直观地体现了药品全生命周期管理的理念，也为沟通上市前与上市后的药物警戒搭起了一座桥梁。

GVP是根据国际规则和最新发展形势制定的管理规范，出于法规之间相互匹配的要求，《药品不良反应报告和监测管理办法》也应随之修订，进一步明确企业、医疗机构等各相关方在药物警戒制度中的责任。GVP在我国刚刚诞生，需要逐步制定相关指导原则，为企业提供更加细化的指导，例如药品上市后研究指导原则、药物警戒计划撰写指南、药品风险沟通指导原则等。GVP的出台将推动我国药物警戒制度的全面完善，起到承上启下的作用。

　　企业遵从GVP开展药物警戒活动，认真履行法律法规义务，不但可以提升自身实力，更好地参与国际医药产业的竞争，也将牵动监管部门、相关单位和社会力量，积极投入到全面建设中国药物警戒制的进程中。

　　GVP作为2019年版《药品管理法》修订后首个关于药物警戒的配套文件，对构建药物警戒制度体系、规范药物警戒活动、引导我国制药企业逐步建立与国际接轨的药物警戒质量管理体系、提高药物警戒管理的能力和水平、保障公众用药安全，都具有重要意义。

第二节　质量管理体系

一、GVP的质量管理体系

　　《药物警戒质量管理规范》（GVP）规定药品上市许可持有人（以下简称"持有人"）和获准开展药物临床试验的药品注册申请人（以下简称"申办者"）必须建立药物警戒体系（pharmacovigilance system，PVS），对药物警戒活动进行管理。药物警戒体系是与药物警戒活动相关的机构（人员）、资源、数据资源、制度和环境的集合。

　　质量管理体系（quality management system，QMS）不等于药物警戒体系。质量管理体系主要是制定质量方针和质量目标等的组织战略决策，是实现药物警戒质量目标，控制和管理组织药物警戒所必需的管理模式。其流程和结构，涵盖了药物警戒体系的组织结构、程序、流程、资源和责任，包括了人员资源管理、文件管理以及合规管理等（图9-1）。

　　GVP中明确规定了质量管理的相关要求，规定持有人应当制定药物警戒质量目标，建立质量保证系统，定期开展内审，对药物警戒体系各项要素（如机构设置、人员和资源配备、制度和规程文件制定）及药物警戒相关活动开展情况（如风险识别、评估、控制等）进行审核，确保其满足药物警戒工作的需要，符合法律法规的要求。关于如何建立药物警戒的质量管理体系，可参考GMP质量管理体系的成熟经验，或者可以考虑直接将药物警戒纳入GMP的质量管理体系中。

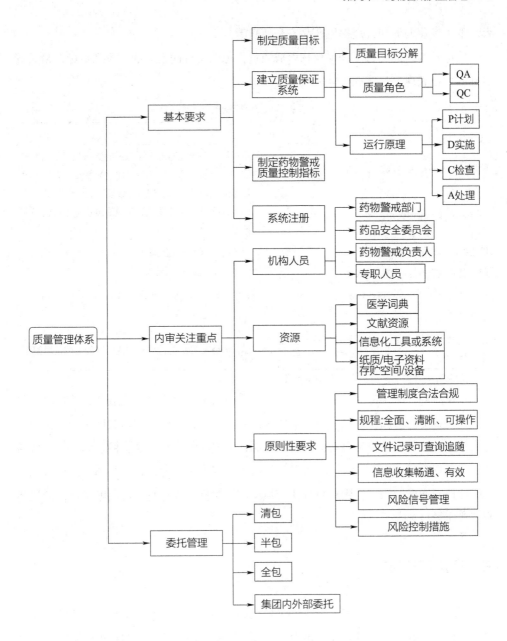

图9-1 质量管理体系流程图

二、质量目标和质量控制指标

药物警戒的质量目标，是为了保证药物警戒的任务和责任符合法律法规要求，防止因使用药品或职业接触产生的药物不良反应，促进药品的安全有效使用，及时向患者、卫生专业人员和公众提供药品安全信息等。

质量控制指标是为了确保药物警戒质量目标的实现而设立的一系列指标，是质量目标的量化表现，具体如表9-3所示。

表9-3　质量控制指标

质量控制指标	量化
药品不良反应报告合规性	合规性：报告及时地按照法规的要求在时限内完成递交，一般用合规率（百分比）来衡量。如个例报告递交监管机构的合规率可以设定为不低于95%，也可以根据自身的情况设定更高的目标，如合规率不低于98%
定期安全性更新报告合规性	
信号检测和评价的及时性	建议每月至少一次的频率
药物警戒主文件更新的及时性	建议每个季度检查更新一次
药物警戒计划的制定和执行情况	制定计划，用指标考核执行情况
培训与考核	每年至少一次
国家药品不良反应监测系统用户信息和产品信息变更及时性	已有信息发生变更后的30日内，需要完成信息更新

（注：资料来源：GVP逐条谈 | 9.质量指标解读）

根据法规，应当由药物警戒负责人设定质量目标，公司法人代表或其他部门主要负责人对目标进行确认。质量目标的实现需要多个角色、多个团队共同参与，例如，为实现保证药物安全委员会有效运行的机制，需要药物安全委员会的全体成员，包括公司的最高管理者的共同努力。质量目标可以按年度来设定，设定具体的质量目标及相应的控制指标后，需要跟踪目标执行情况，及时反馈并进行年度回顾考核，确认药物警戒质量目标是否达成。

三、质量保证系统

质量保证系统是保证质量目标能够达成的一套体系，也可以理解为质量保证体系。质量保证就是在质量管理体系中，企业按照国家药品监管部门提出的标准（法律法规或指南）有计划、系统地开展药物警戒活动，监管部门对企业药物警戒体系的运作现场进行必要的检查、审计，保证企业药物警戒体系符合标准要求。质量保证的重要内容就是提供充分证据"证明"企业药物警戒工作的真实性、规范性。

（一）内部和外部的质量保证

质量保证可以分为内部质量保证和外部质量保证。内部质量保证，即质量管理部门要提供充分的证据（规程、记录等）使本企业药物警戒负责人确信：本企业药物警戒体系是按照监管部门的标准（如GVP等）建立的，并且药物警戒工作质量符合标准。外部质量保证是指在委托第三方开展药物警戒的情况下，受托方提供充分的证据（规程、记录等）使委托方和药监部门确信：受托方是按照委托方和药监部门的标准（如GVP等）建立药物警戒体系和开展药物警戒工作，并且药物警戒工作质量符合标准。

（二）实现质量保证的重点

细化质量目标，即将已设定的大的质量目标拆解成多个小目标。企业在开展药物警戒管理过程中，可先设定一个质量目标及质量控制指标，再将其分解到所有相关的人员，持续跟进，并定期回顾目标的实现情况。

质量管理人员质量保证（quality assurance，简称QA）与质量控制（quality control，简称QC）是质量保证系统中的重要角色。QA是为使药物警戒工作符合规定的质量要求，必须进行的一切有计划的、系统的活动。QC是为达到质量标准采取的作业技术和活动，是通过有效的测量手段对质量特性的波动值（即质量特性围绕质量目标值波动的大小，若波动越小则质量水平越高）进行测量，对照质量标准，发现和消除所有引起药物警戒不合格或不满意效果（比如不良趋势等）的因素。

在药品生产质量管理规范中，采用QA、QC等角色系统监测药品生产，以保证药品质量。QA建立体系，QC检查产品是否符合设定的质量目标的要求。药物警戒开展同样也需要QA和QC的参与，QA人员负责质量与培训体系的检查（图9-2），QC人员负责开展结果的质量检查，检验是否达到了设定的质量目标。

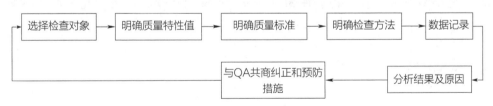

图9-2　质量控制过程

运行原理：质量保证体系（PDCA）是以过程管理为重心，以质量计划为主线，按计划（plan）—实施（do）—检查（check）—处理（action）的管理循环（PDCA）步骤展开控制，提高保证水平（图9-3）。PDCA循环的特点是：大环套小环、环环相扣、互相促进、呈螺旋式上升，进而形成完整的循环和不断推进。通过PDCA循环，不断提升运行效能，以保证达成质量目标。第二年再提出更高的质量目标，如此呈现螺旋式上升，不断提升企业药物警戒管理效能。

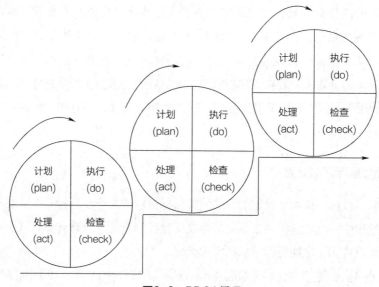

图9-3　PDCA循环

四、机构人员

（1）设置合理的组织机构。重点是"合理"。需要衡量组织设立的合理性，以及药物警戒活动的最终结果是否合理。

（2）配备满足药物警戒活动所需的人员、设备和资源。重点是"满足"，需要保证组织机构中人员的数量和质量都满足药物警戒活动需求。

（3）人员变动。当企业的药物警戒人员发生变动时，为保证信息安全，应当及时清除该人员在药物警戒相关系统中的账号权限，并及时在直报系统中更新。

五、设备资源

企业开展药物警戒质量管理应该具有的设备与资源包括：办公区域和设备、纸质和电子资料存储空间和设备、医学词典、文献资源、信息化工具或系统、安全稳定的网络环境等。

与药物警戒息息相关的系统主要有国家药品不良反应监测系统（直报系统）和中国医院药物警戒系统（CHPS）。为了更好地建立药物警戒质量管理体系，企业可开发适合本企业的药物警戒数据库，记录相关的药物警戒信息。药物警戒人员或产品的变更信息，要在直报系统和数据库中同时更新，且在数据库的更新一般要早于国家要求的30个工作日时限要求。

直报系统中的信息登记或更新，是为了保持内部的管理信息与国家系统备案信息同步的一种行为。为了更好地开展药物警戒及质量管理工作，持有人和申办者应当建立企业内的信息化系统来维护和更新人员及产品信息。

六、质量管理体系原则性要求

ISO9000质量认证体系中指出质量管理体系的八项原则分别是：以顾客为关注焦点、领导作用、全员参与、过程方法、管理的系统方法、持续改进、基于事实的决策方法、与供方互利的关系。八项原则可以指导管理者完善组织质量管理工作，其中心是以顾客为关注焦点。在药物警戒质量管理工作中，是以药品安全为关注的焦点，通过系统的方法，在药物警戒负责人的领导下，多角色多部门全员参与，为保证产品质量，持续改进药物警戒质量管理效能。企业建立药物警戒质量管理体系有如下要求。

（1）制定符合法律法规的管理制度。企业制定的药物警戒质量管理制度的基本要求是合法合规的，否则可能被定义为严重地违反GVP。

（2）制定全面、清晰、可操作的操作规程。需要有系统的方法检验操作规程是否达到"全面、清晰、可操作"。

（3）确保药物警戒相关记录和文件可查阅、获取和追溯。在药物警戒工作中"没有记录等于没有发生"，同时需要质量人员对记录文件进行检查，确认是否达到相关要求。

（4）建立畅通有效的药品不良反应信息收集途径。检验收集途径的有效和畅通性相对比较简单，如可以通过测试，验证接收安全性信息的电话是否能收集到信息。

（5）开展合法合规的报告与处置活动。质量检查人员首先要明确法律法规的要求，如内容、方法和时限等，检查所开展的活动是否合法合规。

（6）开展有效的风险信号识别和评估活动。检查活动是否有效，可设定相应的标准和控制指标。

（7）对已识别的风险采取有效的控制措施。有效性是关注的重点，欧盟的药物警戒管理规范中也有专门的章节进行讨论。因此，质量检查人员要对风控措施的有效性进行检查和确认。

七、药物警戒内部审核

内部审核是药物警戒质量管理体系的重要工作，主要内容是药物警戒体系内的各项规程、制度及其执行情况，评估规程制度的有效性、充分性和适宜性，特别是在药物警戒体系出现重大变化时，应当及时开展内审。重大变化包括：药物警戒法律法规的重大变更，如《药物警戒质量管理规范》《药品管理法》等法律法规的发布；企业内部结构的变化，如药物警戒工作的管理团队发生变化，交接工作完成后；药品范围发生重大变化，如开始研发创新药或者生产的药品开始走向海外市场。

（一）内审的时间安排

药物警戒体系内审的时间一般以"年"为单位，定期开展，一年一次或者两年一次，也可以根据上一次内审结果决定下一次内审时间，一般不超过三年一次。

（二）内审方案

内审工作开始前，首先要制定内审方案。包括内审目标、内容、方法、标准、审核人员等。

内审目标：通过科学客观证据的审查和评估，核实药物警戒体系的实施和运行的有效性和适宜性；建立药物警戒内审管理制度，确保药物警戒体系正常有效运行。

内审内容：药物警戒体系的文件体系及其执行情况；人员配备和培训；组织机构；药品不良反应报告和监测执行情况；了解药物警戒工作开展的正确性和规范性；检查各项档案资料的有效性、完整性和保存情况；检查相关人员对药物警戒管理制定、职责、药品不良反应上报的熟悉程度和掌握情况等。

内审方法：与药物警戒负责人或专职人员交谈，询问体系文件完整性、执行情况、体系运行情况和成效等；检查相关记录和资料；现场审核，查看设备资源等。

内审标准：即审核的依据，如《药品不良反应报告和监测检查要点》《药品管理法》《不良反应报告和监测检查指南》《药品不良反应报告和监测管理办法》《药物警戒质量管理规范》等法律法规和指导规范。审计结果科学性和可靠性的根本前提是明确审核标准，审计人员必须以法律法规和指南为前提，个人经验和感受不能作为标准。

内审人员：负责内审工作的人员必须保证独立性，持有人可以指定内审人员，也可以请外部专家或专业人员进行。作为审计人员，需要满足独立性和专业性的特点。企业内部如果有审计临床试验或医学相关工作的团队，可以由该团队负责药物警戒内审。如果企业内部没有合适的人选，可以请第三方开展药物警戒内审。一般而言，药物警戒负责人的直接下属，不能负责药物警戒内审，除非有明确的职责或机制保证其作为内审员的独立性。药物警戒内审人员不一定需要药物警戒工作背景，只要理解审计要求并且有深厚的质量管理体系的概念即可。

（三）内审记录

药物警戒内审要及时、详细记录内审情况，汇总发现的问题；指出的问题详细记录在《内部审核检查表》内；分析不合格项目，提出纠正和预防意见。内审结束时应填写《内部审核纠正措施报告表》，形成药物警戒内审报告，内审小组签字确认，确定处理措施，要求各相关部门落实整改，不断改进和完善药物警戒工作。

通过内审记录可以了解内审工作的开展情况，以及药物警戒质量管理体系存在的问题（表9-4）。检查人员查看内审记录，可以了解企业是否妥善解决了曾经发现的问题。内审报告必须具有客观性、准确性，当药物警戒人员发生变动时，内审报告可作为新上岗的药物警戒人员开展和完成药物警戒相关工作并解决存在问题的依据。

表9-4　内审发现的问题

问题等级	具体问题	
轻微发现项	某些偶然的失误或错误，可以将其视为轻微发现项	发现项（Finding）是审核过程中发现的问题，按其对整个体系的影响程度分为轻中重度三个等级
主要发现项	介于轻微和严重之间，如缺少某一流程或实际执行某一流程存在违背的情形	
严重发现项	非常严重的系统性问题，视为严重发现项。可能导致无法开展药物警戒活动，或者药物警戒的体系在某方面或者整体上没有效果。如对GVP要求一问三不知、没有明确的药物警戒负责人等	

（注：资料来源：GVP逐条谈 | 12.内审方案）

最后，根据内审结果，判定药物警戒体系是否通过审核，其判断标准通常和企业的质量标准有关。审核结果如果有严重的发现项，意味着药物警戒工作开展存在重大问题，相关负责人可能存在失责行为。

（四）纠正和预防措施

内审过程发现的问题，持有人不仅要调查问题产生的根本原因，还要采取相应的纠正措施和预防措施（CAPA）。

纠正措施（corrective action）是针对原因采取措施，是对现有不合格的补救措施，当即发生作用。从根本上消除问题，系统性地改变已有错误的做法，是已经发生不合格的被动情况下的积极反应（事后防范），如程序修订、改进体系等，需要跟踪验证才能看到效果。

预防措施（preventive action）是得出当前问题的根本原因后，为了避免同类错误再次发生，采取主动改进的措施（事前防范），此外还要避免未来可能发生但目前还没有看到或发生的问题。一般需要较长时期才能够看到效果。例如，个例报告未按照规定及时完成递交，分析其原因，根本原因在于对报告递交规则的误解（在某些时候可能会被定义为严重发现项），采取的纠正措施是改变错误的递交规则，确保后续的报告递交不再受错误规则的影响。

对于企业而言，良好的CAPA管理是保证药物警戒体系质量不可缺少的环节，在检查过程中发现问题，及时纠正问题和预防问题再次发生，有助于完善企业药物警戒体系。

（五）跟踪检查

药物警戒部门对内审提出问题的整改情况进行不定期的跟踪检查，可通过询问、抽查资料等方式。还需要评估整改的结果，如不合格，责任部门应再次进行整改。

以上具体的内部审核流程可参见图9-4。

八、药物警戒委托管理

药物警戒工作可以委托第三方开展，但责任不可转移，即持有人需要承担主体责任，包括民事、刑事责任。委托工作不是孤立存在的，也是药物警戒体系的一部分，且质量管理标准应该统一。

药物警戒委托事项可包括但不限于以下内容：药品重点监测；聚集性信号、药品群体不良事件以及药品风险信号监测、识别、评估和控制；文献检索和评价；个例药品不良反应和境外发生的严重药品不良反应收集、报告、评价；定期安全性更新报告；药品上市后安全性研究和年度报告等。

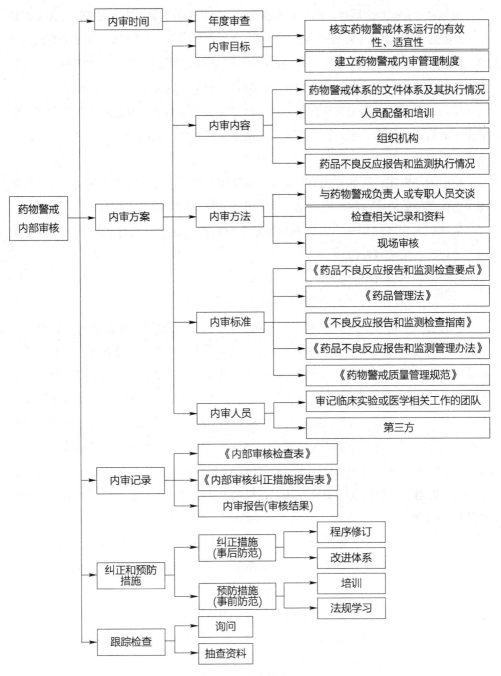

图9-4　内部审核流程图

（一）常见的委托情况

根据企业药物警戒体系的完整性不同，常见的委托情形分为：清包、半包和全包。

清包：甲方有非常明确清晰的标准和流程，但是人员不足，需要委托乙方来承担部分或全部药物警戒工作。甲方提供药物警戒工作的所有资源，乙方只负责具体工作执行。

半包：甲方有明确的标准，但是流程不够完整或者资源不足，乙方按照甲方的标准负责部分外包工作。在工作过程中，还需要完善甲方的体系、补足资源。

全包：甲方既没有流程和标准，也没有专业人员，因此需要乙方为其建立满足法规要求的流程与标准，甲方在合作过程中会逐渐建立自己的标准。在整个药物警戒活动中，甲方负责监管。

集团内部委托：这种方式的委托往往与集团药物警戒体系的设置有关，必须有集团层面的文件或协议，收费模式也可以更灵活，预算转移或内部结算等均可。

零基础的企业可以先全包，在逐步建立自己的药物警戒流程和标准后，逐渐半包、清包，甚至无需外包。

（二）委托协议

在持有人和第三方互相评估并确立药物警戒委托意向后，双方进入协议制订环节。协议的起草与制定主要包括双方药物警戒负责人、授权人、负责部门，其中药物警戒负责人或授权人的参与是保障委托工作顺利进行的基础之一。随后双方就各自责任和分工进行协商，明确详细内容。建议持有人将委托工作细化明确，如具体岗位、人员和具体时限的操作流程，确保委托内容细致具体，流程清晰。受托方要确保所承接的药物警戒工作符合法律法规要求，自身是否有能力承接委托方的药物警戒工作。最后，双方委托的药物警戒负责人、主要负责人或法定代表人签署委托协议，签署后生效。集团内部开展的药物警戒委托工作根据《药物警戒质量管理规范》第十七条的有关内容执行。

双方的委托协议需要包括明确的委托内容、范围及责任分工；协议内容的要求须文字准确、层次清晰、内容完整，包含但不限于以下主要内容：药物警戒范围、责任义务、设备和数据管理、质量控制和监督考核、各环节分工和委托事项、变更控制、争议的解决、保密条款、有效期和终止条款、违约责任等。

良好的委托协议强调双方应严格履行约定的责任和义务，能够体现出药物警戒工作的委托具体事宜和具体内容，不仅是对《指导原则》中相关文字的复制和简单的工作原则。

（三）受托方资质

为了确保受托方受中国法律法规的监管，有利于委托方与受托方的沟通，保障持有人和受托方的权利与义务，受托方必须为中国境内企业法人，一般来说，受托方应该是法人而不是自然人。

受托方要具备相应的工作能力，满足专业人员、设备资源和管理制度三方面的要求，建立质量体系、开展内审等工作。甲方评估受托方能力时，除了评估人员、资源外，更重要的是评估受托方是否有完善的制度流程。在选择第三方时，如果持有人仅关注特定个人的能力，在实际的合作中，由于人员变更，受托方可能无法保证当初约定的人员始终为甲方提供服务。此外，有良好制度的受托方，通常具备较多的药物警戒流程与指南文件，规模相对较大；内部有体系化培训、分工明确、细化等特征。

（四）受托方审计

持有人按规定应当定期对受托方进行审计，审计的目的是为了让受托方了解持有人的质量目标，并评估受托方是否将持有人的质量目标分解到相关工作中，判断受托方是否能够持续符合药物警戒工作的相关要求。因此，持有人应当将受托方作为企业的独立部门开展审计。

首次审计，也称为"尽职调查"（due diligence），即委托方在第一次合作前对受托方的第一次审计，也是对受托方资质的评估。持有人可以先通过书面的尽职调查表收集受托方信息，再决定是否开展现场首次审计；也可以直接对受托方开展首次现场审计。对于审计过程中发现的问题，可能成为后续合作的风险，甲方需要考虑风险是否可以接受。

委托工作开展后，持有人可进行跟踪审计，目的是定期评估受托方相关工作的执行情况，积极关注药物警戒委托工作的进展，必要时可进行现场审核，持有人根据审核结果要求受托方对相关问题进行纠正和预防。相关法规明确了持有人需要对药物警戒工作负责，建议持有人随时关注委托工作进展，认真做好审核与检查。受托方要求配合持有人开展现场检查，接受监管部门对持有人的延伸检查。

审计人员可以是持有人，也可以由持有人委托其他第三方对受托方进行审计。一般由持有人的药物警戒团队、质量团队或相关团队进行审计。审计人员资质应与开展内审时审计人员的资质相同。委托审计机构对受托方进行审计时，为保证审计独立性，要避免受托方的A部门对B部门进行审计。

具体的委托流程可参见图9-5。

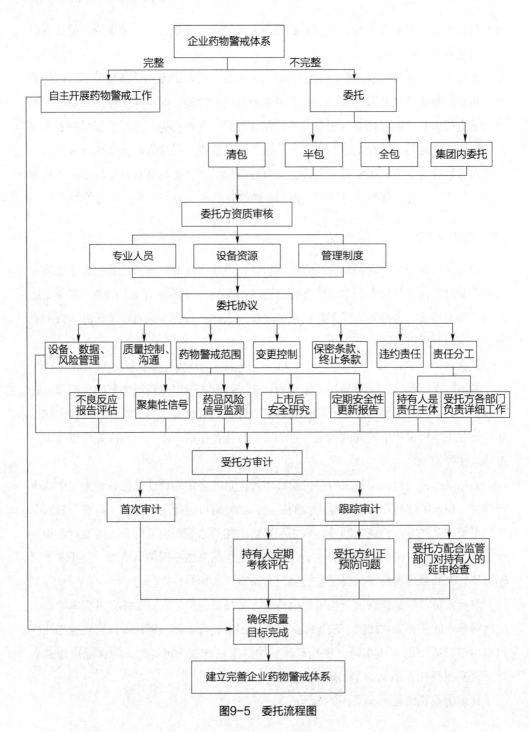

图9-5 委托流程图

（五）风险管理

风险管理是药物警戒技术工作的核心内容，上市后的风险管理涉及范围广，细节内容丰富，可能包括药物警戒活动、重要风险特征、实施时间周期、安全性概述、风险控制措施等。持有人应当充分考虑委托事项可能涉及到的药品风险监测、识别、评估和控制各环节，受托方发现风险后通过协议以明确的方式告知持有人，告知的情形、内容、程序及时限应当在委托协议中明确。

第三节　机构、人员与资源

药物警戒是药品安全性工作的关键环节之一，需要有特定的组织机构、人员等，并应与持有人的类型、规模、持有品种的数量及安全性特性等相适应。根据药物警戒相关法规，要求对药物警戒工作进行管理和实践，对相关信息数据进行妥善处理和保管。设置合理的机构、配备专职技术人员、储备必要的资源，是药物警戒制度建立的基础。我国《药物警戒质量管理规范》对与药物警戒有关的机构、人员以及资源部分进行了相关的规定和要求。许多已经建立药物警戒制度的国家也对这方面进行要求。

一、机构

（一）药品安全委员会

《药物警戒质量管理规范》第十九条规定："持有人应当建立药品安全委员会，设置专门的药物警戒部门，明确药物警戒部门与其他相关部门的职责，建立良好的沟通和协调机制，保障药物警戒活动的顺利开展。"药品安全委员会一般由持有人的法定代表人或主要负责人、药物警戒负责人、药物警戒部门及相关部门负责人等组成。药品安全委员会需要对产品安全性风险进行沟通、讨论临床应用中出现的风险、讨论对重大安全性问题的应对措施，并准确客观地进行评价。它的建立有利于持有人对药品的重大风险进行判断并作出科学决策，有利于建立药物警戒工作机制和工作程序。

药品安全委员会的职责包括：①负责处理企业重大药品安全事件；②制定、审核和批准药品不良反应报告；③组建内审小组，定期进行内审工作；④积极提高药品安全问题处理的有效性。除此以外，药品安全委员会根据企业药品不良反应重大事件的需要，及时召开相关会议，对药品不良反应重大事件进行分析和评价，作出具体处理意见，将药品不良反应事件产生出的影响降低。

药品安全委员会组织架构如图9-6所示。

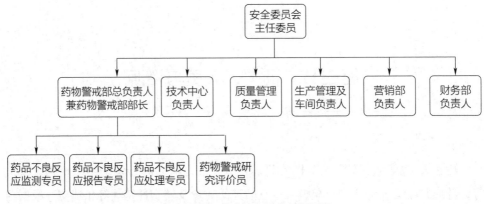

图9-6 药品安全委员会组织架构图

（二）药物警戒部门

GVP实施后，药物警戒部门从原本可能是属于质量部或医学部的下属部门变为一个独立的部门，可见药物警戒对于药品全生命周期安全管理的重要程度，也体现了国家对于许可人建立药物警戒制度的要求。

《药物警戒质量管理规范》对独立的药物警戒部门的职责作了要求：药物警戒部门的职责应当覆盖药品不良反应信息的收集、处置与报告全过程，能够有效开展药品风险的识别、评估、控制活动。在制定药物警戒体系文件、撰写定期更新安全性报告及药物警戒计划等方面应独立行使权利。

该部门的主要职责包括以下几项。

（1）疑似药品不良反应信息的收集、处置与报告。药物警戒部门作为负责处理与药品相关所有问题的独立部门，承担了对个例安全性报告（individual case safety report, ICSR）等信息的收集，并按相应流程对其进行处理，再按照具体情况向上级部门报告。

（2）识别和评估药品风险，提出风险管理建议，组织或参与开展风险控制、风险沟通等活动。需要主动从药品的数据信息中发现风险信号，对其进行识别评估，降低药品不良事件的发生率，预防风险的发生。

（3）组织撰写药物警戒体系主文件、定期安全性更新报告、药物警戒计划等。药物警戒工作主要通过药物警戒体系主文件来体现，药物警戒体系主文件规定了药物警戒工作的范围、流程等，对药物警戒活动的进行有很好的规范和促进作用。药品上市许可持有人在积累一定的数据信息后定期开展汇总和分析，需要对药品的风险和效益进行评估，并撰写定期安全性更新报告（periodic safety update report，PSUR），履行药品安全第一责任人的义务。

（4）组织或参与开展药品上市后安全性研究。药品的临床试验有一定的局限性，不能完全表现出其安全特性。药品上市后安全性研究可以帮助研究者和持有人对药品有更清晰的认识，可能会暴露出在临床试验阶段未曾发现的问题。

（5）组织或协助开展药物警戒相关的交流、教育和培训。人是药物警戒活动中的重要因素，任何研究和决策都离不开人。药物警戒部门对部门人员及相关部门人员展开药物警戒培训教育，与业内专家进行沟通交流，对药物警戒管理能力和水平的提升有重要帮助。

（6）其他与药物警戒相关的工作。

（三）药物警戒相关部门

除了药物警戒部门以外，《药物警戒质量管理规范》还对其他相关部门的药物警戒责任作了规定，要求持有人应当明确其他相关部门的药物警戒职责，包括药物研发、注册、生产等部门，其职能包括报告药品不良事件、接受药物警戒的相关培训、协助药物警戒体系其他相关文件的审核审批等。

相关部门的职责如下：①研发部门负责提供药物警戒工作所需的临床前研究资料，回复、跟进质疑；②注册部门负责提供药品临床试验申请时间计划、上市前后的药品信息、注册批件、产品说明书和质量标准等；③生产部门，在事件调查时，需要提供药品生产合格证明、生产过程调查等，生产部门还需要提供生产量等资料以支持PSUR的记录；④质量部门负责药物警戒部门按持有人的质量体系进行药物警戒体系的建设，质量部门与药物警戒部门相互合作；⑤销售部门通过与医生、药师等的沟通，负责对发现的药品不良反应事件进行上报，提供销售数据；⑥市场部门负责与药物警戒部门合作，建立机制，确保及时准确地识别药品安全信息以及汇总到药物警戒部门。

二、人员

我国对人员方面的要求借鉴了国际人用药品注册技术协调会（The International Council for Harmonisation of Technical Requirements for Pharmaceuticals for Human Use，ICH）E2系列的经验。在《药物警戒质量管理规范》中的第二十三条到第二十八条对

人员方面有明确的规定，持有人的法定代表人或主要负责人对药物警戒活动全面负责，且应当指定药物警戒负责人，配备足够数量且具有适当资质的人员，提供必要的资源并予以合理组织、协调，保证药物警戒体系的有效运行及质量目标的实现。

（一）药物警戒负责人

欧盟《药物警戒实践指南》（Guideline on Good Pharmacovigilance Practices, GVP）Module I中的I.C.1.1条对药品上市许可持有人在药物警戒负责人方面进行了要求："As part of the pharmacovigilance system, the marketing authorisation holder shall have permanently and continuously at its disposal an appropriately qualified person responsible for pharmacovigilance in the EU（QPPV）"，要求许可人必须永久（permanently）并持续（continuously）拥有药物警戒负责人。药物警戒负责人（qualified person for pharmacovigilance, QPPV）属于持有人中的管理人员，是药物警戒体系中的重要组成部分之一，我国要求其应当具有医学、药学、流行病学或相关专业背景，与欧盟要求相似。药物警戒负责人还需要本科及以上学历或中级及以上专业技术职称，三年以上从事药物警戒相关工作经历，熟悉我国药物警戒相关法律法规和技术指导原则，具备药物警戒管理工作的知识和技能。药物警戒负责人应建立药物警戒体系和工作流程，负责其运行及改进，以确保体系符合法律法规要求，并适应持有人的发展。

药物警戒负责人还需要承担以下职责。

（1）确保药品不良反应监测与报告的合规性。合规性是检验药物警戒工作运行的重要指标，药物警戒负责人需要通过合规性来对药物警戒工作和体系进行评估，若合规性不符合要求，则可能是某些工作环节出现问题，需要及时发现并解决问题。

（2）监督开展药品安全风险识别、评估与控制，确保风险控制措施的有效执行。药品安全风险是药物警戒工作的重要因素，需要对其进行识别、评估与控制，因此药物警戒负责人需要通过自身的知识储备、经验和技术等对其进行监督，以确保药物警戒活动的顺利开展。

（3）负责药品安全性信息沟通的管理，确保沟通及时有效。药品信息与药物警戒工作息息相关，及时掌握准确的药品安全性信息对药物警戒工作是很有必要的，药物警戒负责人应展开多渠道的沟通方式，保证药品安全性信息的高效传递，保证相关人员对信息的掌握以及人员之间的有效沟通。

（4）确保持有人内部以及与药品监督管理部门和药品不良反应监测机构沟通渠道顺畅。保持部门与部门之间或持有人与机构之间的高效联系，能够对药品不良反应等信息进行及时的上报，并且机构能够及时将药品的安全性问题反馈给持有人，使药物警戒工作高效运转。

（5）负责重要药物警戒文件的审核或签发。重要文件主要包括了定期安全性更新报告、风险管理计划、信号检测相关文件等。药物警戒部门或PSUR计划制定人将撰写完成的定期安全性更新报告提交至药物警戒负责人处进行审核，药物警戒负责人应对报告和信息的完整性和准确性进行审阅，审核通过后应对定期安全性更新报告进行签署并给予意见。

（二）药物警戒专职人员

药物警戒部门需要配备一定数量且具备资质的专职人员。专职人员应当具有医学、药学、流行病学或相关专业知识，还需要接受药物警戒相关培训并且具有与药物警戒相关法律法规的知识储备。在知识方面，专职人员需要对药物警戒体系和法规有充分的认识和理解；在技能方面，还需要掌握一些系统软件的使用，例如MedDRA、WHODrug等；在软技能方面，专职人员应该主动提升沟通，将能力，加强与患者之间、部门之间以及与药监机构之间的沟通有助于药品安全信息的有效传递，同样也有助于对信息的采集。药物警戒部门专职人员应该多参与相关培训，使其工作素养持续不断的提升。在配备专职人员时，持有人还需要对专职人员的配备情况、岗位职责和人员资质等进行进一步的筛查，确保符合《药物警戒质量管理规范》的要求，并使药物警戒工作稳定地推进。

（三）药物警戒相关人员

药物警戒的相关人员主要来自于研发、销售、质量、生产等部门。研发部门人员在研究过程中需要针对相关文件（如DSUR）向药物警戒部门提供信息；注册部门人员要向药物警戒部门提供上市前产品信息等；生产部门人员要向药物警戒部门提供生产量等信息，以便药物警戒部门人员工作的顺利开展；质量部门人员要时刻关注产品的药物警戒并且在持有人内部建立相应体系；销售部门人员在工作过程中要及时与医生、患者等进行沟通，了解产品的不良反应事件，并且向药物警戒部门报告；市场部门人员要对公众进行药品不良反应的宣传和讨论，把收集到的药品不良反应信息及时向药物警戒部门报告。

（四）人员的培训

根据《药物警戒质量管理规范》《药品上市许可持有人药物警戒检查指南（征求意见稿）》2021版，持有人需要对药物警戒专职人员和其他相关部门的人员进行药物警戒培训，制定适合持有人和药物警戒人员发展的药物警戒培训制度和培训计划，其内容包括药物警戒知识法规、工作制度和操作规程等，还要对培训活动进行记录，定期对培训人员进行考核。

欧盟对于药物警戒工作人员的培训也进行了要求，在欧盟制定的《药物警戒实践指南》（Guideline on Good Pharmacovigilance Practices，GVP）Module I的I.B.7条款中提到："All personnel involved in the performance of pharmacovigilance activities shall receive initial and continued training [IR Art 10（3），Art 14（2）]. For marketing authorisation holders, this training shall relate to the roles and responsibilities of the personnel [IR Art 10（3）]." "The organisation shall keep training plans and records for documenting, maintaining and developing the competences of personnel [IR Art 10（3），Art 14（2）]. Training plans should be based on training needs assessment and should be subject to monitoring." 表明欧盟要求企业应对药物警戒人员进行持续的培训，制定并保存药物警戒培训计划和记录并要求人员接受监测。对于药物警戒负责人，欧盟要求QPPV获得足够的理论和实践知识，以便药物警戒工作的顺利开展。

以某公司为例，其药物警戒培训分为对内培训和对外培训。对内培训对象为该公司内的药物警戒团队，而对外培训的对象为除了该公司药物警戒团队以外的所有员工以及可能接收到药物警戒信息的外部供应商员工。该公司药物警戒培训体系概况如表9-5所示。

表9-5　某公司药物警戒培训体系概况

	对内培训	对外培训
对象	公司内药物警戒团队	公司内所有员工及可能接收到药物警戒信息的外部供应商员工
内容	1.与岗位职责相关的公司内部药物警戒流程文件 2.与岗位职责相关的药物警戒法规要求 3.与商业合作伙伴的药物警戒合同	1.识别和上报ICSR 2.强化对可能收到ICSR员工的培训
目的	1.掌握工作的必备知识 2.掌握系统的使用方法 3.提升自身专业技能	1.了解药物警戒相关报告要求和报告途径 2.及时向药物警戒部门传递ICSR信息
方式	1.职前培训 2.在职培训	1.职前培训 2.在职培训

（注：数据来源：《J公司药物警戒管理改进研究》）

（五）现状

绝大多数持有人均配备了专职人员，少部分持有人的药物警戒工作未配备专职人员或配备兼职人员；在培训方面，大部分持有人对药物警戒相关人员进行了培训，但由于培训力度不足和专业性的欠缺造成效果不佳。在人员与培训方面，个别持有人暴露出人员非专职、数量未满足需求、培训覆盖面不足、培训内容单一等状况。持有人对于药物警戒人员方面的管理仍然需要加强，包括营造药物警戒和企业文化融合的工作环境，加强人员业务培训，提高人员对药物警戒工作的重视等。

三、设备与资源

设备与资源是药物警戒体系建设和顺利运行的基础，国家药品不良反应监测中心和药品上市许可持有人分别对药物警戒的设备与资源提供一定的技术支持。通过药物警戒的设备与资源，药品监督管理部门、医疗机构和药品上市许可持有人等对用药人群的信息进行收集、储存、处理和追溯。《药物警戒质量管理规范》第二十九条到第三十一条对设备与资源有明确的规定，其定义是包括办公区域和设施、安全稳定的网络环境、纸质和电子资料存储空间和设备、文献资源、医学词典、信息化工具或系统等。一些药物警戒工作相对比较成熟的国家和地区已经建立完善的数据库支持药物警戒工作的顺利开展，例如美国FAERS（FDA Adverse Event Reporting System）数据库、日本JADER（Japanese Adverse Drug Event Report）数据库和欧盟EudraVigilance数据库，主动监测和被动监测同时进行，收集药品安全信息，识别、评估风险信号，保障公众的用药安全。欧盟GVP Module I的I.B.8对企业在设备和资源方面进行了要求："Facilities and equipment should include office space, information technology（IT）systems and（electronic）storage space. They should be located, designed, constructed, adapted and maintained to suit their intended purpose in line with the quality objectives for pharmacovigilance and also be available for business continuity."药物警戒设备与资源中最核心的是数据库，美国、日本和欧盟药物警戒数据库的对比如表9-6所示。

表9-6　美国、日本和欧盟药物警戒数据库的对比

国家/地区	数据库	监管机构	报告来源	报告类型	报告中的产品类型	时期
欧盟	EudraVigilance	EMA	医疗机构、生产企业	自发报告、文献、同情用药、登记试验、观察性研究、干预性临床试验	（新药）化学药品、生物医学制品、疫苗、血液制品等	上市前、上市后

续表

国家/地区	数据库	监管机构	报告来源	报告类型	报告中的产品类型	时期
美国	FAERS	FDA	医疗机构、生产企业、患者	自发报告、文献、同情用药、登记试验、观察性研究、干预性临床试验	（新药）化学药品、生物医学制品、血液制品以及其他所有在美国获批上市的医药产品	上市后
日本	JADER	PMDA	医疗机构、生产企业、患者	自发报告、文献、同情用药、登记试验、观察性研究、干预性临床试验	（新药）化学药品（包括非处方药）、生物医学制品、疫苗、血液制品、草药	上市前、上市后

（一）国家层面

1. 国家药品不良反应监测系统

国家药品不良反应监测系统是由国家药品不良反应监测中心设计研发的，用于持有人或医疗机构等提交药品不良反应报告的直接报告系统，属于药品不良反应被动监测途径，于2011年开始使用，实现了药品不良反应的在线报告和评价。该系统不仅能够对药品不良反应报告进行检索，还能够辅助专业人员对药品不良反应安全性信号进行挖掘，及时对药品群体不良反应事件进行预警。如图9-7所示，为国家药品不良反应监测系统的网站示意图。

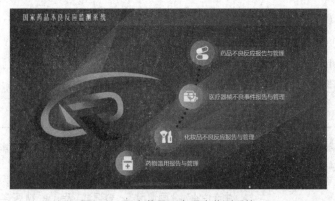

图9-7　国家药品不良反应监测系统

经过数十年的发展，我国基本形成了国家级、省级、市级、县级四级监测体系，基本实现药品不良反应的及时准确上报。目前我国药品不良反应监测主要依赖自发报告收集全国的药品不良反应病例，以被动监测的形式为主。但被动监测存在着一定的不足：安全性信息获取滞后，不利于风险早发现早控制；报告质量及可利用性有待提高；报告内容不足，缺乏审核评价依据；与生产企业、特别是医疗机构的风险沟通需要进一步加强。

2. 中国医院药物警戒系统

主动监测通过实施事先制定好的监测计划，达到全面收集药品不良反应的目的，更贴近于研究活动，欧盟将主动监测列为药品上市后研究的一种方式。与被动监测不同，主动监测依靠对上报者的强制性，在信号识别方面更加及时，在信息收集方面更加全面；被动监测主要依靠报告者的自觉性，由于职业素养的参差或是对非已知的反应识别较差，导致滞后性的出现。

我国正在实行的主动监测主要是通过中国医院药物警戒系统（China Hospital Pharmacovigilance System，CHPS）进行，该系统是由国家药品不良反应监测中心于2016年建立（图9-8）。CHPS基于医院信息系统（Hospital Information System，HIS）建立，主要功能有ADR辅助报告、ADR主动监测、药物警戒信息、医院信息查询、检查规则设置、标准数据管理、医院数据配对、预警及统计查询、公告管理、系统设置几个方面（图9-9）。与医疗卫生系统和医疗数据进行对接，直接深入临床，及时获取药品不良反应报告信息，为全面提升上市后药品安全监管能力和有效促进医疗机构安全合理用药服务。我国还建立了国家药品不良反应哨点联盟（China ADR Sentinel Surveillance Alliance，CASSA）。使用CHPS的医疗机构组成哨点联盟，通过建立各方合作机制，建立CHPS打通数据源之间的通道，并通过建立风险分析模型验证药品安全性问题。

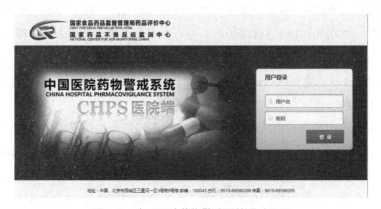

图9-8 中国医院药物警戒系统登陆界面

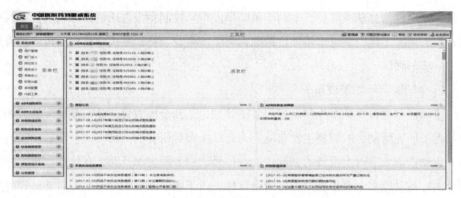

图9-9 中国医院药物警戒系统主界面

（二）企业层面

1.文献资源

药品上市许可持有人应具备文献数据库的使用权限，包括CNKI（China National Knowledge Infrastructure）、万方数据知识服务平台、PubMED、Embase等。持有人能通过使用文献数据库获取和参考相关文献资源，及时获取国内外药物警戒工作的最新进展和研究成果。

2.医学词典

MedDRA是由ICH开发、在医药事务管理活动中使用的一套医学标准术语（Medical Dictionary for Regulatory Activities），中文翻译为《ICH国际医学用语词典》，它的作用是提供一个全面、特异的术语集，简化药事管理过程，促进管理过程的标准化。

持有人通过MedDRA对新药上市前后不良事件报告进行电子传输、对临床试验数据进行编码。使用MedDRA进行编码时，持有人需要提供必要的条件，即高质量的数据和经验丰富的编码人员，还要对日常监测中的数据集进行及时更新。目前我国持有人对于MedDRA的了解和使用还不够透彻完善，需要对MedDRA给予足够的重视，加强对监测人员的培养。

世界卫生组织药物词典（WHODrug）是WHO国际药物监测项目的重要部分，包括药物词典（WHO-DD）、药物词典增强版（WHO-DDE）、草药词典（WHO-HD）和综合词典（combined dictionary）。持有人在临床试验报告和药品不良反应监测中使用WHODrug，有助于对药物的安全性进行分析，提高不良反应报告的质量。

3.信息化工具或系统

按照《药物警戒质量管理规范》规定，持有人应该建立合适的信息系统，包括专业的药物警戒数据库，发现药品安全性信号时，能够向药监部门及时上报。持有人应当支持药物警戒部门配置药物警戒数据库，高效管理药物安全信息，进行信号检测，编撰定期安全性更新报告。有企业研发出药物警戒系统对持有人药物警戒工作进行协助，例如"洞悉药物警戒系统""太美eSafety药物警戒系统""易迪希Clinflash Safety药物警戒系统""里恩药物警戒系统""云端药物警戒系统"等；国外的制药企业也有对应的药物警戒系统，例如葛兰素史克（GSK）的"OCEANS系统"、罗氏（Roche）的"ARISgTM系统"、拜尔（Bayer）的"Argus系统"、阿斯利康（AstraZeneca）的"Sapphire系统"等（表9-7）。以洞悉药物警戒系统为例，持有人通过该系统对药品不良反应监测进行报告采集、数据分析、风险预警、PSUR报告等（表9-8）。

表9-7 国外制药企业药物警戒系统的比较

公司名称	系统名称	建立时间	数据来源
葛兰素史克（GSK）	OCEANS	1999年	传统药物信息、观察性研究、临床前安全信息、文献综述、临床试验中的严重不良反应以及自发呈报系统数据等
罗氏（Roche）	ARISgTM	2011年	各个收集报告中心的卫生专业人员及消费者的自发呈报报告以及临床试验中的严重不良事件报告
拜尔（Bayer）	Argus	2001年	临床试验中的严重不良反应数据、自发呈报系统数据
阿斯利康（AstraZeneca）	Sapphire	2008年	临床试验中的严重不良反应数据、自发呈报系统数据

表9-8 洞悉药物警戒系统的功能及介绍

功能	介绍
报告采集	采集途径方便快捷，支持电脑端和手机端上报药品不良反应，报告数据永久保存
数据分析	从药品、临床、患者和地域的维度对ADR报告进行分析，按实践跨度分析数据，以图形展示结果便于观察
风险预警	通过聚集性、贝叶斯风险评估等多种算法，从各个角度实时甄别、监测风险信号，工作人员通过短信推送的方式获知风险信号
文献资料	系统能够自动检索国内外的权威文献库，精准匹配文献资料，减少时间成本、人力成本
PSUR报告	向导化操作自动生成PSUR报告，大幅提升工作效率，节约工作时间成本
权限控制	企业自定义用户角色，便于企业内部的岗位管理，保障企业内部的数据安全
国际行业标准	符合ICH人用药品注册技术要求国际协调会议标准；支持E2A、E2B（R3）、E2C、E2D、E2E等；实现WHO ACT药物分类编码、WHODrug（DD）药品术语标准集、WHO-ART临床术语标准集；采用MedDRA标准和美国FDA MIMS（敏思）化药临床相互作用标准
人工智能	在产品、批次聚集信号、风险信号侦测和告警领域为企业提供智能防护；人工智能技术在电子病例、数据、文件的识别、翻译、训练等方面为企业和用户提供创新服务

目前约有75%的企业并没有建立药物警戒系统，数据信息储存和记录方式大多数为U盘、Word、Excel等。在已建立药物警戒相关计算机系统的企业中，大部分通过第

三方的途径购买。由此侧面体现出大多数企业对于设备与资源这方面的理解和执行还不够完善，没有清晰的计算机系统建设目标，药品上市许可持有人仍需要对企业内部药物警戒相关的设备和资源进行强化，确保工作顺利进行。

对设备与资源的总结如表9-9所示。

表9-9 设备与资源总结

设备与资源	用户	功能
国家药品不良反应监测系统	国家、企业、医疗机构	收集药品不良反应数据、处理不规则数据；将数据标准化并进行统计汇总分析、数据共享
中国医院药物警戒系统（CHPS）	医疗机构、企业、国家	有效的实施药品主动监测，有利于企业开展药物警戒活动，实现快速追踪药品不良反应信号与聚集性信号
文献资源	企业、医疗机构	为药物警戒工作提供充足完备的信息和参考
药物警戒系统	企业	记录、管理企业相关的药物警戒信息，及时发现药品安全性信号并通过系统向药监部门及时上报
医学词典	企业、医疗机构	规范医药管理活动中的相关术语，加强国际间的合作交流，减少数据转换、检索和分析问题

《药物警戒质量管理规范》落实了对药品上市许可持有人在药品全生命周期的主体责任，明确了其药物警戒工作要求，持有人应该在人、机、料、法、环等方面开展药物警戒质量管理工作，包括成立专门的药物警戒部门、配备药物警戒专职人员；建立专业的药物警戒数据库；多渠道对药物警戒信息进行收集处理；基于《药物警戒质量管理规范》制定企业SOP；培养专业人员职业素养，提升药物警戒能力等。近年来，我国对药物警戒工作的重视程度不断提升，企业、医疗机构等多方面共同协作，才能够使药物警戒工作更好发展，保障公众用药安全。

第四节 文件管理

一、文件的类型

根据2021年发布的《药品质量管理规范》，药品上市许可持有人（MAH）和药品注册申请人应当建立相应的GVP体系，其中人员是关键，硬件是基础，软件是保证。从目前的实际情况来看，软件系统的完善是建立GVP体系的首要任务。GVP在描述文件、记录与数据管理的章节中主要包括两种类型的文件，分别是药物警戒体系主文件（PSMF）和药物警戒活动的记录与数据。根据GVP要求，药物警戒体系主文件至少包括以下内容。

（1）组织机构：描述与药物警戒活动有关的组织架构、职责及相互关系等。

（2）药物警戒负责人基本信息：包括居住地区、联系方式、简历、职责等。

（3）专职人员配备情况：包括专职人员数量、相关专业背景、职责等。

（4）疑似药品不良反应信息来源：描述疑似药品不良反应信息收集的主要途径、方式等。

（5）信息化工具或系统：描述用于开展药物警戒活动的信息化工具或系统。

（6）管理制度和操作规程：提供药物警戒管理制度的简要描述和药物警戒管理制度及操作规程目录。

（7）药物警戒体系运行情况：描述药品不良反应监测与报告，药品风险的识别、评估和控制等情况。

（8）药物警戒活动委托：列明委托的内容、时限、受托单位等，并提供委托协议清单。

（9）质量管理：描述药物警戒质量管理情况，包括质量目标、质量保证系统、质量控制指标、内审等。

（10）附录：包括制度和操作规程文件、药品清单、委托协议、内审报告、主文件修订日志等。

二、文件的内容

在文件的正文之前，均有表头说明文件的基本属性。文件题目应能清楚说明文件性质；文件编码按照相应规程编制；文件的起草、审核、批准经责任人签字后，由药物警戒负责人签发生效。

（一）药物警戒岗位职责类文件

岗位职责类文件规定一个岗位需要完成的药物警戒工作内容、应当承担的责任范围。包括以下部分。

（1）药物警戒部门职责；

（2）药物警戒负责人职责；

（3）药品安全委员会职责；

（4）药物警戒专职人员职责；

（5）相关部门药物警戒职责。

（二）药物警戒管理标准类文件

管理标准类文件是持有人为顺利开展药物警戒活动而制定的具体管理规程，是对药物警戒标准化领域中需要协调统一的管理事项所制定的标准性文件。具体包括如下几种。

（1）药物警戒文件管理规程；

（2）药物警戒记录管理规程；

（3）药物警戒数据管理规程；

（4）药物警戒体系管理规程；

（5）药物警戒委托工作管理规程；

（6）药物警戒培训管理规程；

（7）药物警戒信息化系统管理规程；

（8）药物警戒风险管理规程；

（9）药物警戒安全性信息沟通管理规程；

（10）药物警戒数据库管理规程。

（三）药物警戒操作标准类文件

操作标准类文件是持有人为了规范地管理药物警戒活动，将重要操作记录下来，确定标准流程，形成具体作业文件。药物警戒重要的操作标准类文件包括如下几种。

（1）药物警戒体系内审操作规程；

（2）药物警戒信息化系统验证与测试操作规程；

（3）药物警戒个例药品不良反应报告和处理操作规程；

（4）药物警戒药品聚集性事件报告和处理操作规程；

（5）药物警戒境外发生的严重不良反应报告和处理操作规程；

（6）死亡病例报告处理操作规程；

（7）药品安全信号检测操作规程；

（8）说明书（安全性信息）更新程序操作规程；

（9）对于药品监管机构提出问题的回复程序；

（10）评价与控制操作规程；

（11）资料存档（文件管理）操作规程；

（12）人员培训操作规程；

（13）药品安全委员会工作开展操作规程；

（14）定期分析评价操作规程；

（15）药品风险评估和控制操作规程；

（16）药品召回操作规程；

（17）药物警戒年度报告撰写和报告操作规程；

（18）药物警戒体系主文件撰写和维护操作过程；

（19）药物警戒文献检索操作规程；

（20）药物警戒数据处理操作规程；

（21）药物警戒风险管理计划操作规程；

（22）药品重点监测（上市后安全性研究）操作规程；

（23）定期安全性更新报告操作规程；

（24）处理医学咨询和投诉操作规程；

（25）产品质量追溯操作规程。

（四）药物警戒记录类文件

记录类文件是指上述管理标准/操作标准等相关记录。根据GVP的要求，主要的记录类文件有如下几项。

（1）药物警戒文件存档操作规程；

（2）药物警戒文件分发/回收记录表；

（3）药物警戒文件销毁记录表；

（4）药品安全性信息收集表；

（5）直报系统反馈数据下载记录表；

（6）药品安全性信息汇总表；

（7）药品安全性信息传递与接收记录表；

（8）药品不良反应/事件上报记录表；

（9）不良反应重复病例汇总表；

（10）不良反应随访信息表；

（11）未上报病例记录表；

（12）药品安全性信息审评表；

（13）境外发生的药品不良反应/事件报告表；

（14）境外药品撤市/暂停信息记录表；

（15）不良反应文献检索表；

（16）不良反应文献资料提取表；

（17）药品监管机构提出问题记录表；

（18）药品医学咨询/投诉处理记录；

（19）药品安全性信号检测与确认表；

（20）药品安全性信号评估表；

（21）药品安全风险分析/控制记录表；

（22）药品安全性信号风险沟通记录表；

（23）药物警戒文件归档登记表；

（24）内部审核检查表；

（25）内部审核纠正措施报告表。

三、文件的制定

根据GVP的要求，持有人需要制定完善的药物警戒制度和规程文件。制度和规程文件有以下要求：按照文件管理操作规程进行起草、修订、审核、批准、分发、替换或撤销、复制、保管和销毁等，并有相应的分发、撤销、复制和销毁记录；应当标明名称、类别、编号、版本号、审核批准人员及生效日期等，内容描述应当准确、清晰、易懂，附有修订日志；应当分类存放、条理分明，便于查阅；应当根据相关法律法规等要求及时更新。

（一）文件制定的原则

（1）完整性　文件的完整性是指持有人指定的文件应当互相配套，使各部门、各环节都能按文件规定的机制自如地正常运转，使各部门（环节）相互制约、相互促进，以最佳状态进行药物警戒活动。

（2）协调性　文件的协调性是指纵向、横向的相互协调，纵向上符合国家相关法规，横向上在内部各系统协调一致。

（3）准确性　文件的准确性是指文件的文字叙述要准确。

（4）正确性　文件的正确性是指文件的图样、表格、数字、公式等技术内容和目标值正确无误。

（5）一致性　文件的一致性是指文件中的术语、符号、代号等，前后应当是统一的、一致的。

（6）可操作性 文件的可操作性是指制定的文件应确保能够顺利贯彻执行，产生应有执行效果。

（7）动态性 药物警戒活动是一个持续变化的动态过程，应当不断地更新和改进（根据法律法规变化及监管部门的要求，药物警戒体系运行的情况，审计中发现的问题等）。

（8）适用性 根据持有人的实际情况，按有效管理的要求制定出切实可行的药物警戒质量管理规范文件。

（9）严密性 文件的书写与应用词确切，不可模棱两可，标准应量化。

（10）可追溯性 文件中的标准涵盖了所有要素，记录反映了执行的过程，文件的归档要充分考虑其可追溯性要求，为药物警戒活动开展的持续改进奠定基础。

（二）文件制定的程序

药物警戒体系文件的制定要经过起草、审查、批准、生效、修正和废除等程序，这一程序也是一个SOP。具体如图9-10所示。

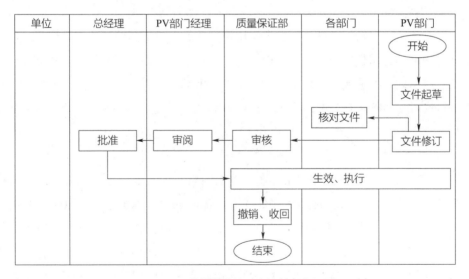

图9-10 药物警戒体系文件制定流程图

1.建立起草文件的组织机构

持有人要建立一个由总经理、总工程师、质量管理部负责人或其他负责人组成的文件起草组织机构。该机构名称可以命名为"GVP文件管理委员会"或"GVP文件起草领导小组"，可以是常设或临时机构。起草文件的领导机构成立后，要从持有人实施GVP的实际出发，确定文件制定的运作程序，挑选合格的文件起草人员，提出编制文件的相关规定和要求。组织机构的建立，可以使文件制订工作真正起到高效协调、运作良好的作用。

2. 参与文件制定的人员要求

参与药物警戒质量管理规范文件制定的人员包括起草人员，审阅、审核人员和批准人，以上人员都有相应的知识和技能要求。

（1）起草人员　①经药物警戒学习和培训，了解、掌握药物警戒的要求；②熟悉本专业的技术和管理，实践经验丰富；③掌握文件撰写基本要求。

（2）审阅、审核人员　①经药物警戒学习和培训，掌握、熟悉药物警戒的要求；②熟悉本专业的技术要求和管理要求，善于管理、善于协调；③掌握文件制定的要求；④有能力对文件的内容和形式进行审查并对审查结果负责。

（3）批准人　①经药物警戒学习、培训及其他相关学习、培训，熟悉药物警戒要求；②懂技术、善于管理，敢于承担责任；③具权威性，有平衡、协调能力；④具有规范化、标准化、科学化管理的概念和不断提高管理水平的观念；⑤有能力对批准的文件负责。

3. 起草文件

起草的文件为新增文件，一般由使用该文件的人或部门的相关人员起草，以保证文件内容的完整性、协调性、准确性、正确性、一致性、可操作性、动态性、适用性、严密性、可追溯性。起草后，由文件使用部门组织文件相关使用人员和管理人员讨论研究，以保证文件的可操作性。起草完成后由起草人员在该文件上签名并注明日期。

4. 文件的修订

修订的文件一般为持有人原有文件体系中已有的文件，已不能满足药物警戒管理活动的需要。一般由使用该文件的人或部门的相关人员修订，以保证文件内容的完整性、协调性、准确性、正确性、一致性、可操作性、动态性、适用性、严密性、可追溯性。修订后，由文件使用部门组织文件相关使用人员和管理人员进行讨论研究，以保证文件的可操作性。修订完成后由修订人员在该文件上签名并注明日期。

5. 文件的审核

与药物警戒体系有关的文件均由质量保证部进行审核，审核完成后，审核人在该文件上签字确认并注明时间。审核人对文件在法律法规、注册要求等的符合性、适用性进行审核并对其负责，必要时可组织会审。

6. 文件的审阅

审阅人一般是起草人的上一级管理人员，必须对文件内容的完整性、协调性、准确性、正确性、一致性、可操作性、动态性、适用性、严密性、可追溯性有很深入的了解。审阅人负责对文件编码、格式及内容的完整性、协调性、准确性、正确性、一致性、可操作性、动态性、适用性、严密性、可追溯性等进行审查并对其负责，必要时可组织会审。审阅完成后，审阅人应在该文件上签字确认并注明时间。

7. 文件的批准

批准人一般为部门负责人，应在批准该文件上签字确认并注明时间，并签署执行时间。批准人对文件生效时间负责，在批准生效时间时，应充分考虑验证、人员培训等的时间要求。财务部文件、行政部文件、质量手册由企业负责人批准，其他文件由各部门负责人批准。

8. 文件的生效和执行、撤销（失效）和收回

（1）生效和执行　生效日期当天文件即生效，正式按照文件规定内容执行。从执行之日起，文件相关各部门和人员应认真执行，相关管理人员应注意监督检查文件执行情况，以保证文件执行的有效性。质量保证部应对现行文件执行情况进行定期回顾，检查文件内容是否是最新的并适用。

（2）撤销（失效）和收回　文件失效时，应及时撤销，防止错误使用过期失效文件。文件撤销应有记录；质量保证部在发放新文件的同时，应及时收回旧文件；使用部门应仔细检查，已撤销的或旧版本文件不得在工作现场出现，确保分发、使用的文件为批准的现行文本。质量保证部收回的失效文件只留一份存档，其余收回的失效文件需销毁并作记录。被撤消的失效文件编码不再使用。

（三）文件的格式

文件的格式：表头、正文的内容可以不按照此文件要求，具体可参考以下示例。

1. 标准类文件

（1）标准类文件由表头、正文组成。

（2）标准类文件表头可按以下格式编写。

"部门"指该文件归属部门；"题目"指文件的标题；"文件编码"指文件的编号；"替代"指本文件替代的原文件的编码；"起草、修订、审阅、审核、批准"指相关人员；"生效日期"指本文件正式执行的日期；"份数"指本文件分发份数；"分发部门"指本文件应分发到的部门。当文件为新增文件时，修订栏内划"/"；当文件为修订

时，起草栏内划"/"。表头"标准管理规程，Standard Management Procedure；标准操作规程，Standard Operating Procedure"。可见表9-10示例。

表9-10　标准类文件表头示例

颁发部门：	题目：		
文件编码：	替代：	起草： 日期：	修订： 日期：
审阅： 日期：	审核： 日期：	批准： 日期：	生效日期：
份数：	分发部门：		

（3）标准类文件正文可按以下格式编写。

目的：简要说明文件制定的目的。

范围：说明文件的适用范围。

责任：指操作人员或操作部门、相关领导。

内容：指文件的正文。

（4）首页、后续页、末页文件的首页有表头，后续页不再有表头但均有页眉，末页以变更历史内容结束。

（5）页眉、页脚

①页眉格式及内容如下。

xxx-aa-bbbb-cc-dd

内容包括：公司图标、记录编码，字体。

②页脚无特殊格式及内容。

2. 记录格式及要求

（1）记录根据内容的需要自行安排，以可操作性强为主。

（2）记录类文件首页应有记录名称。

（3）记录正文格式如下。

①编排格式与标准文件大致相同。

②特殊情况根据页面的需要可适当调整行间距。记录采用表格式，形式根据内容调整。

③记录应根据药物警戒的要求进行编制，不得遗漏重要内容。记录的排版应充分考虑记录书写时字符数的需要，留有足够空间以便填写内容。具体内容可包括标明标题；准确填写记录时间、收集时间，格式为××××年××月××日，如2019年05月20日；准确填写药品通用名称、规格、用法用量、批准文号、批号

等；准确填写药品不良反应/事件名称、发生时间等；药物警戒记录按类归放，负责人签名要明确。

（4）向外发的文件可以不按照此要求进行。

3. 文件及记录编码

（1）文件及记录编码要求

①为使持有人的管理文件便于查阅、识别、控制、追踪，避免使用或发放过时的文件，药物警戒文件分类编码应按照本规程进行编制。编码系统应能反映文件的要素和分类，以便帮助使用者方便使用。

②每份文件均应有唯一的文件编码，一旦文件编号确定，便作为此文件的终生编号。文件发生变更时，不得重新编号，只能对版本号进行改变，表示文件修订的次数。

③文件编码应由文件起草者向文件管理员申请编码，避免产生文件编码重复等错误。

（2）验证或确认类文件、偏差处理类文件、风险评估类文件等的编码由其管理规程进行规定。

四、文件的管理

（一）文件管理原则

文件是药物警戒体系的基本要素。持有人必须有内容正确的药物警戒岗位职责类、药物警戒管理标准类、药物警戒操作标准类、药物警戒记录类等文件。文件的内容应当与药品注册、药品不良反应检测与报告等相关要求相一致，并有助于追溯每一批产品的历史情况。

文件的起草、修订、审核、批准、替换或撤销、复制、保管和销毁等应当按照文件管理规程进行，并有相应的分发、撤销、复制和销毁记录。文件应当分类存放、条理分明、便于查阅。文件应当定期审核、修订；文件修订后，应当按照规定管理，防止旧版本的误用。分发、使用的文件应当为批准的现行文本，已撤销的或旧版文件除留档备查外，不得在工作现场出现。

与药物警戒有关的每一项活动应当有记录，以保证可追溯性。相关活动的记录与数据，应当及时填写，内容真实，字迹清晰、易读，不易擦除。使用电子记录系统，应当建立业务操作规程，规定系统安装、设置、权限分配、用户管理、变更控制、数据备份、数据恢复、日常维护与定期回顾的要求。

（二）文件管理与使用

文件的管理是指包括文件的分发、使用、归档、文件变更以及销毁等一系列过程的管理活动。如图9-11所示。

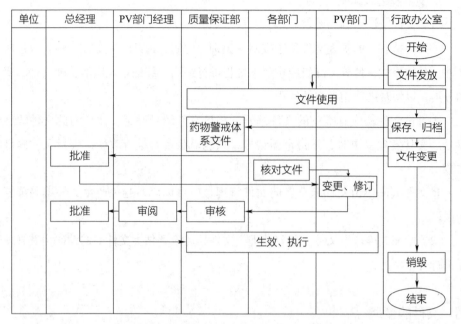

图9-11 药物警戒体系文件的管理与使用过程

1. 文件的发放

文件管理员在收到批准后的文件原件及电子文件后，按分发目录复印相应份数分发至相应人员，并做好记录。复印件应能清晰可辨，文件接收人需在文件分发登记表上签名。指令性文件在发出新版本的同时应收回旧版本，这是保证文件受控的重要措施。发放的应为正式复印件，并盖上红印章。

2. 文件的使用与培训

为确保文件的正确执行，应制定以下使用管理措施。

（1）建立文件编制记录，分发文件时由领用人签名。

（2）建立文件总目录，发放新版文件时同时收回旧版文件，由文件管理人员统一处理；对保存的旧版文件应另行明显标识，与现行文件隔离保存。

（3）制定现行文件清单供随时查阅最新文件修改状态。

（4）文件的复制由文件管理部门统一制作，经审核后加盖印章，登记发放。

文件在执行前应对文件使用者进行专题培训，保证每个文件使用者知道如何使用文件。

3. 文件的保存和归档

（1）文件应当分类存放、条理分明，便于查阅，各种归档文件应建立台账并进行登记。

（2）文件归档包括现行文件归档和各种原始记录文件归档。

（3）文件管理部门保留一份现行文件或样本，并记录在案。

（4）公司颁发的药物警戒体系文件由质量保证部归档保存。

（5）用电子方法保存的药物警戒体系文件，应当采用磁带、缩微胶卷、纸质副本或其他方法进行备份，以确保记录的安全，且数据资料在保存期内便于查阅。

（6）药物警戒记录和数据至少保存至药品注册证书注销后十年，并应当采取有效措施防止记录和数据在保存期间损毁、丢失。

4. 文件的变更

文件一旦制订，未经批准不得随意更改。必须更改时应提出理由，按有关程序执行，即文件的使用及管理人员提出理由，提出变更申请，交给该文件的批准人，批准人评价变更可行性后签署意见。变更文件再按新文件起草程序执行。文件管理部门负责检查文件变更引起的其他相关文件的变更，并将变更情况记录在案，以便跟踪检查。

5. 文件的销毁

文件的销毁一般由文件管理室负责。所有作废文件均应交回文件管理室，由文件管理员收集后统一销毁。文件应定期审阅，及时修订，并按文件的修改、撤销程序办理。文件修改、审阅、批准程序应与制订时相同。文件一经修订，应立即检查该文件的相关文件（或记录、报告、表格等）是否应作相应的修订。

第五节　药物警戒活动的质量管理

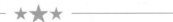

一、药物警戒活动质量管理的目的和必要性

质量管理是组织为了保证产品质量而开展的一系列计划、组织、实施、检查、改进的管理活动。药物警戒工作的最终成果包括有形的产品和无形的产品。有形产品主

要是最终得到并上报的不良反应报告、药物警戒年度报告等；无形产品主要是降低企业药品安全风险、提高临床合理用药水平并且确保公众的用药安全。药物警戒质量管理不能只依赖对最终产品的检查，同时应该对药物警戒活动进行管理。

建立药物警戒质量管理体系的目的是为了保证药物警戒工作活动高效、高质量开展。《药物警戒质量管理规范》（GVP）第七条规定："持有人应当制定药物警戒质量目标，建立质量保证系统，对药物警戒体系及活动进行质量管理，不断提升药物警戒体系运行效能，确保药物警戒活动持续符合相关法律法规要求。"对药物警戒活动实施质量管理是必不可少的，也是药物警戒质量管理的重要组成部分。

二、药物警戒活动质量管理的流程

欧盟《Guideline on Good Pharmacovigilance Practices》（欧盟GVP）认为药物警戒质量管理应该按以下基础流程运行：①质量计划，设立目标、结构，并且计划流程；②质量依从，按照质量要求执行；③质量控制和保证，监测和评估结构和流程在执行中的有效性；④质量改进，在评估后进行纠正和改进。其核心原理是PDCA循环，PDCA循环在前文中已有详细介绍，包括计划、执行、检查、改进四个步骤。

（一）药物警戒活动的计划

要对药物警戒活动的质量进行管理，必须预先确定质量要求。在这一阶段，首先要根据实际情况和规范要求制订药物警戒活动计划和质量目标。质量目标是期望或者预期能达到的质量状态，可以通过设定质量控制指标来体现。因此，MAH应该设定与药物警戒活动相匹配的质量控制指标，并且贯穿药物警戒活动的整个流程。《药物警戒质量管理规范》（GVP）第九条对质量控制指标的设定做了规定："持有人应当制定并适时更新药物警戒质量控制指标，控制指标应当贯穿到药物警戒的关键活动中，并分解落实到具体部门和人员，包括但不限于：（一）药品不良反应报告合规性；（二）定期安全性更新报告合规性；（三）信号检测和评价的及时性；（四）药物警戒体系主文件更新的及时性；（五）药物警戒计划的制定和执行情况；（六）人员培训计划的制定和执行情况。"药品不良反应报告合规性、定期安全性更新报告合规性、信号检测和评价的及时性分别对应药物警戒活动中的不良反应收集与报告、定期安全信息分析、信号监测与评价。上市许可持有人（MAH）应该将控制指标进一步量化，如不良反应报告的合规率达到95%、不良反应上报及时率达到100%等。同时还应该按照GVP要求，将控制指标贯穿到所有的药物警戒关键活动，以更好地帮助上市许可持有人（MAH）对药物警戒活动进行质量管理。

（二）药物警戒活动的执行、检查和改进

执行阶段是按照流程和计划开展工作并进行监测。在执行阶段，药物警戒活动应该按照制定的药物警戒活动计划进行，同时在开展过程中遵守制度和操作规程，保证顺利完成质量目标。在这个过程中，要保留完整的质量管理记录，呈现质量管理的过程与结果。这不仅是检查部分的数据基础，也可以保证质量管理活动的可追溯性。

检查阶段是对工作流程和计划执行进度的合规性进行检查。在检查阶段，主要是由质量人员对药物警戒活动的执行进行检查和评估，检查内容主要包括两个方面：一是药物警戒活动是否按计划执行；二是药物警戒活动执行效果。在此基础上对出现的偏差进行评估，评估该偏差出现的原因、风险大小以及是否需要改正。

改进阶段是对检查的结果进行评估和处理，对活动流程和执行计划进行修订。在改进阶段中，要根据检查阶段得到检查结果和评估结果来进行处理。对于药物警戒活动成功的经验加以肯定，并予以标准化。对于与预期目标不符的偏差，要提出解决办法和改进措施，并在此基础上对原有药物警戒活动计划和质量目标进行修正。修正后的计划、质量目标可以投入下一个PDCA循环，不断地对药物警戒活动进行改进，保证药物警戒活动的质量。也可以在保证原有质量目标能够达成的基础上，第二年可以提出更高的质量目标，如此呈现螺旋式上升，让药物警戒活动的运行效能不断提升，如图9-12所示。

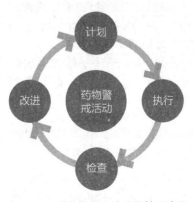

图9-12　药物警戒活动质量管理流程

三、药物警戒活动

世界卫生组织（WHO）对药物警戒的定义是"与发现、评估、理解和预防各种不良反应或与其他任何可能的药物问题有关的科学研究和活动"。随着药物警戒的发展，MAH的药物警戒活动已经从简单的提交不良反应报告表，发展到了包含个例不良反应报告的收集和提交、信号检测和评价、风险评估和控制、风险沟通、上市后安全性研究等的整个药品安全流程。从广义上来说，MAH药物警戒活动包含了从药物警戒体系建立到药物警戒实际操作的整个药物警戒工作过程。从狭义上来讲，MAH药物警戒活动是从不良反应信息的收集到风险控制等的实际操作流程。关于药物警戒体系的构建前文已有详细描述，此处不再赘述，本节的提到的药物警戒活动是指狭义的MAH药物警戒活动，根据《药物警戒质量管理规范》及相关的法规指南，其内容、参与部门的总结可见表9-11。

表9-11　MAH药物警戒活动

序号	活动	内容	涉及部门
1	不良反应报告的收集、评价和提交	建立全面、畅通、有效的疑似不良反应信息收集途径并对疑似不良反应信息进行收集；对不良反应的严重性、预期性、关联性等进行评价；及时提交不良反应报告	药物警戒部门、销售部门、市场部门、研发部门等
2	随访	对严重药品不良反应报告、非预期不良反应报告中缺失的信息进行随访	药物警戒部门、销售部门、市场部门等
3	加强监测	对创新药、改良型新药、省级及以上药品监督管理部门或药品不良反应监测机构要求关注的品种	药物警戒部门、销售部门、市场部门、研发部门等
4	信号检测	对收集到的所有药品安全性信息进行信号检测	药物警戒部门
5	信号评价	对检出信号进行优先级判定并开展评价，判断是否构成新的药品安全风险	药物警戒部门
6	风险评估	对新的药品风险进行评估，分析影响因素，描述风险特征、判定风险类型、评估是否需要采取风险控制措施等	药物警戒部门
7	风险控制	根据风险特征等对已识别的药品风险采取适宜的风险控制措施，如修订药品说明书	药物警戒部门、销售部门、市场部门、研发部门、质量部门、生产部门等
8	风险沟通	向医务人员、患者、公众传递药品安全性信息	药物警戒部门、销售部门、市场部门等
9	上市后安全性研究	根据监管部门要求开展或者根据药品风险主动开展	药物警戒部门、研发部门等

续表

序号	活动	内容	涉及部门
10	药物警戒计划的制定	对存在重要风险的药品制定并实施药物警戒计划	药物警戒部门
11	PUSR/PBRER的撰写与提交	以报告期内开展的药物警戒工作为基础撰写PUSR/PBRER并及时提交，对收集到的安全性信息进行回顾、汇总和分析	药物警戒部门、注册部门等
12	药物警戒年度报告的撰写与提交	根据年度药物警戒工作为基础撰写年度报告并及时提交	药物警戒部门
13	死亡事件、聚集性事件的调查处置	对收集到的死亡事件、聚集性事件进行跟踪调查，并按照相关要求向监管部门报告	药物警戒部门、销售部门、市场部门、研发部门、质量部门、生产部门等
14	信息处置	及时查看监管部门的要求并按要求进行回复	药物警戒部门
15	信息更新	按要求及时对持有人信息、药品信息进行更新	药物警戒部门

四、药物警戒关键活动

《药物警戒质量管理规范》（GVP）第八条规定了重点考虑的药物警戒关键活动基本要求："持有人应当以防控风险为目的，将药物警戒的关键活动纳入质量保证系统中，重点考虑以下内容：（一）设置合理的组织机构；（二）配备满足药物警戒活动所需的人员、设备和资源；（三）制定符合法律法规要求的管理制度；（四）制定全面、清晰、可操作的操作规程；（五）建立有效、畅通的疑似药品不良反应信息收集途径；（六）开展符合法律法规要求的报告与处置活动；（七）开展有效的风险信号识别和评估活动；（八）对已识别的风险采取有效的控制措施；（九）确保药物警戒相关文件和记录可获取、可查阅、可追溯。"这九个要点遵循了药物警戒工作的基本逻辑，组织机构、人员设备与资源、管理制度、操作规程、文件和记录是药物警戒体系所包含的关键要素，而报告与处置、风险信号识别和评估、风险控制措施都是药物警戒活动的关键过程。

欧盟《Guideline on Good Pharmacovigilance Practices》（欧盟GVP）将以下药物警戒过程视为药物警戒的关键活动。

（1）对已获得许可药品的持续安全性监测和效益风险评估；

（2）风险管理体系建立、评估和实施以及风险最小化措施的有效性评估；

（3）对所有途径收集的个例报告进行收集、处理、管理、质量控制、对丢失信息进行跟踪、编码、分类、重复检测、评估和及时电子传输；

（4）信号管理；

（5）定期安全性报告的计划、准备（包括数据评估和质量控制）、提交和评价；

（6）履行承诺，对监管机构的要求进行回复，包括提供完整和正确的信息；

（7）药品警戒与产品质量缺陷体系之间的信息互通；

（8）药品上市许可持有人和监管机构对于药品安全风险的沟通，尤其是关于风险–收益平衡的变化；

（9）向患者和专业医护人员传达有关产品风险–收益平衡的变化，以促进药品安全有效使用；

（10）保证药品的信息随着科学知识更新，其中包括来自监管机构的评价结论和建议；

（11）上市许可因紧急安全性原因发生变化时的执行情况。

我国和欧盟的GVP关键活动总结可见表9-12，从中可以看出，药物警戒的关键活动主要有不良反应报告的收集和报告、信号识别和评估、风险评估和控制、定期安全性报告的填写和上报、风险沟通。这些活动是药物警戒工作的核心流程，决定了药物警戒工作的质量和有效性，应该是质量管理需要重点关注的部分。

表9-12　中国GVP和欧盟GVP中药物警戒关键活动简述

序号	中国药物警戒质量管理规范	序号	欧盟药物警戒管理规范
1	设置合理的组织机构	1	履行承诺，对监管机构的要求进行回复
2	配备满足药物警戒活动所需的人员、设备和资源	2	药品警戒与产品质量缺陷体系之间的信息互通
3	制定符合法律法规要求的管理制度	3	药品上市许可持有人和监管机构对于药品安全风险的沟通
4	制定全面、清晰、可操作的操作规程	4	向患者和专业医护人员传达有关产品风险–效益平衡的变化
5	建立有效、畅通的疑似药品不良反应信息收集途径	5	对已获得许可药品的持续安全性监测和效益风险评估
6	开展符合法律法规要求的报告与处置活动	6	个例报告的收集、处理、管理、质量控制、对丢失信息进行跟踪、编码、分类、重复检测、评估和及时电子传输
7	开展有效的风险信号识别和评估活动	7	信号管理
8	对已识别的风险采取有效的控制措施	8	风险管理体系建立、评估和实施以及风险最小化措施的有效性评估
9	确保药物警戒相关文件和记录可获取、可查阅、可追溯	9	定期安全性报告的计划、准备（包括数据评估和质量控制）、提交和评价
10	—	10	保证药品的信息随着科学知识更新
11	—	11	上市许可因紧急安全性原因发生变化时的执行情况

五、药物警戒关键活动的质量管理

（一）不良反应报告收集和上报的质量管理

不良反应报告的收集和上报是药物警戒最重要的活动之一，上市许可持有人（MAH）应该开展质量管理，保证信息收集、信息传递、信息管理、信息评估、缺失信息随访、数据编码、个例不良反应报告上报等各个阶段都符合相关法律法规要求。

首先应该建立相应的制度和操作规程文件，如个例不良反应报告的收集与处置规程。制度和规程文件应该覆盖整个工作流程，并对工作方法和流程进行详细的规定，以保证工作的规范和有效。应该遵循通用的文件管理规程（如文件的起草、批准、分发、替换或撤销、复制、保管和销毁等）、数据和记录管理规程（采集与处理、复核、修改、报告、存储等），确保活动的可追溯性。

其次是建立确定质量目标并设置质量控制指标。在信息收集阶段，《药物警戒质量管理规范》（GVP）详细规定了信息收集的方式和途径，包括以下几项。

（1）通过电话、传真、电子邮件等方式从医疗机构收集信息；

（2）通过药品生产企业、药品经营企业收集信息；

（3）通过检索学术文献；

（4）通过在上市后相关研究和数据收集项目中告知相关方信息收集责任。

GVP规定药品上市许可持有人需要保证收集途径的畅通。对本阶段的质量控制指标可以参照法律法规要求来设定，例如已建立收集途径的通畅率达90%、文献检索合规率100%等。

对于缺失信息的随访，《个例药品不良反应收集和报告指导原则》中规定了如果首次报告时限内无法获得随访结果，应先将首次报告提交至监管部门，再提交随访信息，随访报告也应按报告时限提交。对随访报告的提交有时限性，因此在对随访进行质量管理时可以将随访报告提交及时率作为控制指标。

在不良反应报告的填写和上报阶段，药品上市许可持有人应该重点关注报告的质量和上报及时性。为了保证报告质量，我国监管部门将在2022年全面推行医学编码词典，药品上市许可人（MAH）应该对编码过程进行质量管理。罗氏制药在其药物警戒质量管理系统中就对这个过程建立了质量管理方法：首先是建立了标准操作程序（SOPs）、全面编码手册以及质量目标。在药物警戒人员对病例进行编码时，药物警戒管理团队会对所有数据输入人员、所有处理团队和所有个人电脑的月度统计数据进行监测。然后独立的质量顾问小组（QAds）会选择样本进行检查，在每个月会对所有数据录入人员的工作进行检查。这些检查的结果由QAds输入到一个访问数据库中，并每月将统计数据提供给罗氏药物警戒全球处理中心（The Roche Pharmacovigilance Global Processing Centre，PC）经理。最后PC经理能得到统计数据，比如错误数量或百分比。药品上市许可持有人（MAH）在建立质量管理控制指标时可以参考以上方法，以报告填写的错误百分比等作为指标。

及时提交不良反应报告也十分重要，《药物警戒质量管理规范》（GVP）第四十九条规定："个例药品不良反应报告应当按规定时限要求提交。严重不良反应尽快报告，不迟于获知信息后的15日，非严重不良反应不迟于获知信息后的30日。跟踪报告按照个例药品不良反应报告的时限提交。"因此，药品上市许可持有人（MAH）应该将上报及时率纳入质量控制指标，以保证上报时间满足监管部门的要求。在建立指标时可以关注以下时间节点：①收到病例的时间；②报告填写并评价完成的时间；③报告审核完成的时间；④报告提交给监管部门的时间。

此外，在不良反应报告收集和报告阶段，药品上市许可持有人（MAH）应该确保原始数据（如电子邮件、电话通话记录、文献原文、监管部门的通知）真实、完整且不丢失，并且要确保原始数据易于查找和访问。药品上市许可持有人（MAH）可以考虑对原始数据的完整性建立指标来进行质量管理。

（二）信号识别和评估

欧盟《Guideline on Good Pharmacovigilance Practices》（欧盟GVP）指出药物警戒信号管理包含以下流程：①信号检测；②信号验证；③信号分析和优先级判定；④信号评估；⑤行动建议；⑥信息交换。其中，行动建议和信息交换贯穿在整个信号管理过程。同样，《药物警戒质量管理规范》（GVP）对信号管理也做了明文要求，规定了监测范围、检测方法、检测频率、优先级判定、信号评价等，对信号检测的质量管理也应该关注这些要点。

我国GVP规定信号检测的范围应该涵盖所有途径收集到的不良反应信息，包括个例报告、上市后安全性研究、文献等。检测方式可以是个例不良反应报告审阅、病例系列评价、病例报告分写等人工检测方法，也可以是数据挖掘等计算机辅助检测方法。而检测频率除了要根据药品上市时间、药品特点、风险特征等确定外，还应该对新上市的创新药、改良型新药、省级及以上药品监督管理部门或药品不良反应监测机构要求关注的其他品种等增加检测频率。药品上市持有许可人应该根据以及其他自身情况和产品特征来确定检测方式和检测频率，并在相应的制度和操作规程文件明文规定，而后在此基础上建立质量控制指标。整个信号管理过程的步骤都需要进行系统化的记录和跟踪，并且对记录和跟踪情况做好存档。同时要保证存档的安全性和有效性，以便质量人员检查和评价。

（三）风险评估和控制

药品上市许可人（MAH）应该及时发现信号中可能存在的药品风险，并对新的药品安全风险开展评估。评估的过程包括分析影响因素，描述风险特征，判定风险类型，并且判断是否需要采取风险控制措施等。风险评估还应当综合考虑药品的风险/收益平衡。MAH首先要根据GVP要求建立评估标准，其中应该包括合理的风险分级标准，再根据影响因素、风险特征、风险类型和风险等级确定相应的风险控制措施。该过程应该被记录和存档。在风险评估的过程中，可以考虑根据评估结果是否合理或是否出现错误来设置指标，质量人员应该检查每次风险评估的结果是否符合评估标准。

在风险控制阶段，药品上市许可人（MAH）应该保证风险控制措施的及时性和有效性。有效性包括过程有效性和结果有效性，过程有效性是保证控制措施按照相应的规章制度和流程进行，结果有效性则是保证药品安全风险经过控制措施后能有效降低。MAH可以根据流程合规性等方面来建立质量目标和控制指标，并且通过指标的监测、检查和优化来达到对风险评估和控制阶段的质量管理。

（四）定期安全性更新报告的撰写和上报

定期安全性更新报告（PSUR）的填写和上报是药物警戒工作中的关键活动之一。我国GVP第七十九、八十条规定："定期安全性更新报告应当以持有人在报告期内开展的工作为基础进行撰写，对收集到的安全性信息进行全面深入的回顾、汇总和分析，格式和内容应当符合药品定期安全性更新报告撰写规范的要求；创新药和改良型新药应当自取得批准证明文件之日起每满1年提交一次定期安全性更新报告，直至首次再注册，之后每5年报告一次。其他类别的药品，一般应当自取得批准证明文件之日起每5年报告一次。药品监督管理部门或药品不良反应监测机构另有要求的，应当按照要求提交。"可以看出，PSUR的质量和上报时限都是MAH需要重点关注的点。在报告填写上，我国监管部门出台了《药品定期安全性更新报告撰写规范》，MAH应该保证PSUR的填写符合规范。

PSUR是总结性的安全性信息报告，药物警戒工作的很多流程都会直接影响其质量。因此，MAH要明确各个流程间的沟通渠道和责任划分，并且应该在制度和规程文件中明文规定。PSUR的数据收集、填写、修改等都应该在制度和规程文件中有所描述。在质量指标的设定上，MAH可以从数据收集的完整性、数据与原始数据的相符性、报告填写的合规性等方面来考虑，并且根据法律法规要求和自身情况来量化指标。

现将部分药物警戒关键活动质量要点总结于表9-13。

表9-13　部分药物警戒关键活动质量要点

药物警戒活动	阶段	质量要点
不良反应报告收集和上报	信息收集	收集途径通畅
		收集范围完整
	填写	填写完整
		编码正确
	上报	报告及时上报
	随访	随访报告及时提交
信号识别和评估	信号识别	检测范围全面
		检测方式合理
		检测频率合规
风险评估和控制	风险评估	风险评估流程合规
		风险评估结果合理
		风险控制措施合规合理
PSUR的撰写和上报	PSUR的撰写	格式符合规范
		撰写内容全面
		数据连续性
	PSUR的上报	上报及时性

（徐梦丹）

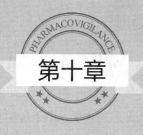

第十章 特殊人群及特殊药品的药物警戒

　　特殊人群及特殊药品的药物警戒工作有以下两个特点：①明确的或潜在的药物安全性问题更突出，特殊药品本身具有比普通药品危害性更大、发生率更高的不良反应，而且有滥用的可能性，特殊人群具有与普通人群不同的生理特点，药物在体内的药效学与药代动力学机制不同，易产生不良反应；②相关的数据较少，一些通过大样本资料研究总结药物不良反应发生规律的方法和工具使用受到限制，深入研究不良反应问题存在较大困难。世界各国对特殊人群及特殊药品的药物警戒给予高度关注，通过严格的特殊药品管制措施预防、减少药品不良反应的发生，鼓励包括企业在内的各类机构积极开展与儿童、孕妇、老年人安全用药方面的研究。从实施成效来说，至今为止，特殊人群和特殊药品的药物警戒工作仍然存在很多问题。新兴科学技术的应用为解决上述问题提供了更多的可能性，特殊人群及特殊药品的药物警戒工作在监管科学领域是值得重点关注的、具有广阔发展空间的。

第一节　儿童群体的药物警戒

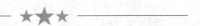

一、儿童群体药物警戒概述

（一）儿童群体药物警戒的概念

　　儿童作为处于身体生长发育阶段的一类特殊人群，器官及生理功能尚未完全发育成熟，在药物代谢动力学及药效学上有着与成人不同的规律及特征。在讨论儿童群体药物警戒时，首先需要明确的是儿童群体的年龄界限。《联合国儿童权利公约》把18岁以下的人群界定为儿童，呼吁各国给予儿童充分的保护，保障其生命健康权，并呼吁各国应保护儿童不涉及非法使用毒品或毒品生产贩运。我国的《未成年人保护法》明确提出保护未满18岁的青少年。作为人生的起始阶段，儿童群体需要被呵护照顾并接受正确的教育。实践中，还有新生儿、婴幼儿的概念与儿童的边界存在重叠，新生儿是指出生未满28天的婴儿，婴幼儿是婴儿和幼儿的统称，年龄范围一般界定为0~3

岁。婴儿与孕产妇有密切联系，在本节和第三节中均有涉及。

儿童群体药物警戒，主要研究儿童用药后可能发生不良反应的相关问题。实际中，由于伦理学等方面的限制，药品上市前的临床研究通常不包括儿童。由于缺乏临床研究数据，儿童药品不良反应的风险存在较大的不确定性，同时儿童不能或很难准确地表达服药后的感受，给药品不良反应监测增加了难度，增加了儿童发生药品不良反应的风险，因此对儿童群体的药物警戒工作需要加强完善。

（二）儿童群体药物警戒的特征

1. 机体发育的特征

儿童正处于快速成长阶段，其器官及生理功能还没完全发育成熟，在药物代谢动力学及药效学上有着与成人不同的规律及特征。以药物代谢的主要器官肝脏为例，肝脏占成年人体重的2%，对于新生儿来说占其体重的40%，但新生儿及儿童肝微粒体酶发育不全，肝药酶的数量及活性远不如成人，若按成人标准给儿童服用，将有可能导致药物蓄积，引起不良反应，无法达到预期的治疗效果。

从新生儿、婴幼儿、儿童直至青春期，在不同的发育阶段，药物代谢能力随机体发育成熟度增加而逐渐增强，药物耐受性呈递增趋势，且为非线性递增。因此，在儿童每个年龄阶段中用药的标准均有不同。

2. 用药方面的特征

由于幼儿发育速度快，成熟度难以形成统一标准，且存在伦理方面的约束，药物在上市前的临床试验对象中通常不包括儿童，药物缺乏儿童服药后产生相关不良反应的报告，许多药物产品的说明书中也没有标明适用于儿童人群。另外，儿童缺乏完整表达和描述药品不良反应的能力，即使出现药品不良反应，儿童也有可能无法准确表达，一定程度上加大了儿童用药研究工作难度。

由于缺乏药物代谢动力学数据与临床剂量研究，药品上市前后的儿童用药资料非常有限，临床儿童用药广泛存在超剂量使用或剂量不足的情况，产生很多特殊的药品不良反应，如四环素引起的牙釉质发育不良、氯霉素引起的灰白症、甲氧氯普胺（胃复安）引起的肌张力异常等。在临床实践中，针对儿童用药需要严格掌握用药剂量，常用的有按年龄折算、按体表面积计算、按体重计算等方法，大多数采用体表面积计算方法，因为其更为科学合理。儿童肾功能发育不成熟，药物排泄缓慢，药物剂量应随儿童成熟程度及病情情况及时调整，不宜长期用药。儿童用药还应通过监测患儿血药浓度、间隔时间给药以调整用药剂量，不可出现给药次数过频、过多。在儿童用药给药途径的选择方面，一般情况下，采取口服用药方式较为安全，临床提倡根据患儿病情选择给药途径，轻症采用口服给药，急、重症采用静脉滴注给药，静脉滴注给药不可过快。

在国家疾控中心报道的儿童不良反应/事件中，报告次数最多的药物为抗感染药。张宇靖等研究的197例儿童药品不良反应报告中，涉及78种药物，抗微生物药物（61.4%）、中药制剂（16.2%）和生物制剂（5%）占据前三位。儿童滥用抗生素药物后果较成人更为严重，儿童体内器官发育不成熟，抗生素容易影响儿童的身体器官，尤其是肝肾功能损害，还会引起儿童抵抗力下降，增加药物过敏反应等不良反应症状。

二、儿童群体用药相关政策法规和措施

（一）我国儿童用药相关政策法规和措施

目前我国尚未有单独对儿童用药安全性监测的法律规定，但近十年来，多次发布相关政策文件鼓励儿童用药的研发，同时发布相关标准规范儿童合理用药，明确儿童用药临床试验研究的技术要求。

在鼓励儿童用药的研发方面，2011年，《中国儿童发展纲要2011—2020》明确鼓励儿童专用药品研发生产，完善儿童用药目录。2013年发布的《关于深化药品审评审批改革进一步鼓励药物创新的意见》中同样鼓励儿童用药的研制，鼓励生产企业积极开发仿制药的儿童专用规格和剂型；同时完善儿童用药规定，鼓励企业积极完善说明书中儿童用药信息，积极向医师和患儿家长普及儿童用药知识。2016年发布《首批鼓励研发申报儿童药品清单》（以下简称《清单》），对清单上所列的儿童药，从研发、审批到销售给与"及时指导、随到随审、加快审批、鼓励生产、优先采购"一条龙的优惠扶持。《清单》的制定有利于引导儿童药品研发，引导企业合理组织生产，突出儿童适宜剂型、规格的申报审评重点，更好地满足儿科临床用药需求，提升我国儿童用药水平，维护儿童健康权益。直至2021年，我国已印发了三批鼓励研发申报儿童药品清单。

在规范儿童合理用药方面，2013年，国家卫生部发布《中国处方集（化妆品与生物药品卷）儿童版》，充分结合国际儿童临床经验，提出了临床儿科常见疾病的用药原则及药物治疗方案，规范儿童临床用药行为、指导儿童临床合理用药。2014年，国家卫生计生委等部门发布《关于保障儿童用药的若干意见》不仅提出建立科学规范的儿童用药指南，对部分已临床使用多年但药品说明书缺乏儿童用药数据的药品，组织论证、补充儿童用药数据，引导企业修订药品说明书。2018年，国家卫健委发布

的《关于持续做好抗菌药物临床应用管理有关工作的通知》指出，研究建立针对儿童的抗菌药使用监测体系，全面掌握儿童抗菌药物临床应用和耐药的各项指标数据，建立儿童医院门急诊和住院抗菌药物使用监控制度，进一步规范和管理儿童使用抗菌药物，防止出现药物滥用而导致耐药性的场面。

在明确儿童用药临床试验研究的技术要求方面，2016年起，CFDA陆续发布相关技术指南，明确儿童用药药学研究、药理毒理研究、临床试验等各个环节的技术要求。2016年发布的《儿科人群药代动力学研究技术指导原则》指出儿科人群药代动力学研究方案设计的首要考虑是保障受试儿童的安全，符合伦理和科学要求，并确保研究数据的质量及可靠性；对于应用目标是儿科整体人群的药物，应在儿科人群各个年龄组进行研究获取相应的药代动力学数据；在研究期间还应考虑对给药剂量进行调整。在研究实施中，一般应按照成人、青少年、儿童、婴幼儿等年龄段顺序逐步进行，并密切监测安全性。尽可能使受试者从临床研究中直接或间接获益。同年，《儿科人群药物临床试验技术指导原则》发布，指出要充分利用已有成人研究数据，采用新的研究方法，例如基于模型和模拟等，按照数据特征的同质性从成人向目标儿科人群逐步外推，最大程度减少儿科人群不必要的重复研究，获得最大信息量的知识，用于支持全面的科学评价。

（二）国外儿童用药相关政策法规和措施

《儿童最佳药品法》（Best Pharmaceuticals for Children Act，BPCA）和《儿科研究公平法》（Pediatric Research Equity Act，PREA）是美国儿童药品法律法规体系中最重要的两部，加强了对儿童药品上市后的安全性监管。在这些法律法规实施并落实的基础上，美国的儿童用药安全性监测管理得以发展。

《儿童最佳药品法》规定企业必须反馈儿童药品上市前以及上市后一年内的所有药物不良事件，并需向儿科咨询委员会公开提交安全性评价报告（safety reporting）；儿科咨询委员会综合相关信息对企业提交的安全性评价报告进行评估审核。《儿科研究公平法》中，同样要求企业反馈儿童用药上市后1年内的药物不良事件，提交报告给儿科咨询委员会审核。

美国FDA在法律法规中加强儿童用药安全性监测后，明显提高了儿童用药安全性。迄今为止，儿科咨询委员会已提交数百份产品安全报告，基于这些报告，FDA更新了多个儿童药物说明书中的儿科安全信息。例如，1990年推出的芬太尼贴剂，12年内仅报告过4名儿科患者死亡；2005年11月，儿科咨询委员会开展关于达菲（磷酸奥司他韦，抗流感药）的精神/神经不良事件调查（达菲曾在日本导致1例青少年自杀，

5例行为异常）；2007年11月FDA要求其说明书增加对精神/神经不良事件的描述，包括致死的伤害性行为，这一标签变化后来又推广至所有抗病毒类感冒药。以上案例均说明儿童用药安全性监测措施得到落实后，在提升药物安全性、避免更多药品不良反应/事件发生、保障儿童健康方面起到一定作用。

美国FDA警告称，长期或重复使用全身性麻醉镇静药可能会影响儿童脑部正常发育，对3岁以下的儿童和处于妊娠晚期的孕妇进行手术时要慎重使用。自1999年第一篇关于全身性麻醉镇静药对儿童脑部发育的不良反应的动物研究发表以来，FDA一直在跟进该类研究。为了推进研究，FDA曾与国际麻醉研究协会建立合作，提出减少婴幼儿麻醉相关神经毒性的策略。研究显示，单次、相对短时间的全身性麻醉镇静药暴露不会对婴幼儿行为发育和学习能力造成不良影响，但多次麻醉药物暴露是否会影响儿童的大脑发育，尚需更多深入研究。

麻醉镇静药对于必须手术或某些非常痛苦的治疗手段，尤其是危及生命情况下的婴幼儿及孕妇是非常必要的。不加以控制的疼痛对儿童尤其是儿童神经系统的发育来说不利，医务人员应酌情考虑麻醉镇静药的应用。建议医务人员对婴幼儿（3岁以下）及孕妇进行麻醉应权衡利弊，特别是超过3小时或多程序的治疗或手术时，应告知家属、孕妇本人及看护者相关利弊，并商量合适的手术/操作给药时机。患者及家属也应积极与医务人员交流沟通。美国FDA要求在全身性麻醉及镇静药的说明书中增加这一警告信息，同时也将继续监测和更新相关药品不良反应信息。

第二节　老年人群体的药物警戒

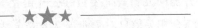

一、老年人群体药物警戒概述

药物警戒贯穿整个药品生命周期，不仅局限于安全性，也包含有效性等其他与药品相关的所有活动和问题，体现了对药品问题的全方位管理。老年人身体代谢机能下降，是处方药的主要使用人群，通常同时服用多种药物，药品不良反应（ADR）的发生更为普遍。随着我国药品不良反应监测系统和预警机制的建立和完善，在药品生产、监管和实际使用中开展药物警戒将为老年患者临床提供更多的不良反应循证数据，指导临床合理用药。

（一）老年人群体药物警戒的概念

依据世界卫生组织的划分标准，60到74岁的人群被称为年轻老年人，75岁以上的称为老年人，把90岁以上的称为长寿老人。我国将年龄60岁以上作为划分老年人群体的通用标准，《老年人权益保障法》第二条规定：老年人的年龄起点标准是60周岁。

药品不良反应监测理论和实践工作是药物警戒工作开展的基石。老年群体药物警戒主要研究老年群体用药后可能发生不良反应的相关问题。老年人属特殊用药群体，由于受到临床试验的限制，不宜进行临床试验研究。有关老年群体的药物警戒临床数据和文献大多为记录已上市药品对老年群体的不良反应。为实现对老年患者合理用药，应当根据其病理、生理特点及药物代谢动力学、药效学等情况，提高药物有效性，并制定个体化用药方案，减少或避免药品不良反应，保障老年患者用药安全、有效。

（二）老年人群体药物警戒的特征

1. 老年人群体生理机体的相关特征

随着年龄的增长，老年人群生理机能逐渐衰退，人体器官的功能储备趋于减少，患心脑血管疾病、肝肾功能不全、癌症等疾病的概率大大提高。

老年人因受体质量、血清白蛋白水平、肝脏血流量和肾功能下降等影响，可能导致许多药物的药代动力学和药效学在老年人群中发生改变，对于主要经肾脏代谢和排泄的药物，可能会导致部分药物出现蓄积，增加药品不良反应的风险。

当代医学水平和生活质量逐步提高，使得人们预期寿命的增加，癌症患者中老年人比例逐渐增加，这些老年患者可能同时伴有高血压、心力衰竭、肝功能或肾功能不全等共病和生理功能障碍。在老年患者身上出现的混杂因素较多，用药时不利于药物安全性的判断。

2. 老年人群体在用药方面的特征

老年患者普遍用药需求量大，常患有高血压、动脉粥样硬化、冠心病、脑梗塞、糖尿病、痛风、肾功能不全等多种慢性病，存在多种药物同时使用的情况，药物之间的相互作用可能会造成不良反应。而且身体各器官及其功能随年龄的增长呈生理性衰退，容易导致其对药物的反应性低、耐受性差、不良反应发生率高等问题。

药品不良反应在老年人群中非常普遍。老年人占全球人口总数的近20%，使用了33%的处方药，巨大的药物使用量是导致不良反应显著上升的原因之一。老年人用药采用"小剂量用药法则"，即用药剂量是成人的四分之三，在初始治疗阶段给予成人四分之一或三分之一的小剂量，根据病情及时调整剂量，后期缓慢调整。对于某些特殊的药物，如抗癫痫药苯妥英钠、强心苷类药物地高辛、抗心律失常药物胺碘酮等安全范围较窄且需长期服用的药物，需要进行血药浓度监测。每隔3~6个月对老年患者的肝肾指标进行监测和评估，根据评估结果调整患者用药方案，禁用或慎用损害肝脏、肾脏的药物。

大多数老年人因患多种疾病，在用药方面通常会同时服用多种药物，发生药物相互作用而导致不良反应的风险较其他人群亦明显提高。老年人使用非甾体类抗炎药（nonsteroid anti-inflammatory drugs，NSAIDs）药物的同时口服抗凝剂，发生出血性消化性溃疡的风险增加近13倍；降血脂药物他汀类和贝特类合用时，老年人发生肝损伤、肌炎和肌病等不良反应的风险增加；年龄超过75岁、既往有胃肠疾病史、慢性肾脏病史、心脑血管病史者应禁止或避免使用NSAIDs；禁止老年患者同时服用1种以上的NSAIDs药物等。

患有多种慢性疾病的老年人群对药物的耐受性低于一般人群，更容易发生不良反应。甘肃省天水市中医院对2019年全年院内筛选出的314例老年人的ADR情况进行报告分析，发现致老年患者发生ADR的前2位药物为抗感染药（27.71%）、中药制剂（22.61%），两者构成比之和达到50%以上。老年群体长期服用NSAIDs引起特异性COX-2抑制剂的心血管不良反应、噻唑烷二酮类药物可能有增加水肿和心力衰竭发生的风险等。

二、老年人群体用药相关政策法规和措施

（一）我国老年人群体用药相关政策法规和措施

根据国家药品不良反应监测中心编撰的《国家药品不良反应监测年度报告》显示，药品不良反应按年龄分布中，65岁以上老年患者药品不良反应报告比例达21.5%，严重报告比例达28.7%。国家药品不良反应监测数据库分析显示，自2009年以来，该两项比例持续7年上升。由于老年人生理功能减退和多种疾病共患，常常含有多科就诊、多药并用、药物治疗方案复杂、易发生药品不良反应等用药安全情况，用药安全的问题已经严重关系到老年人的生命健康质量。虽然我国对老年人用药的研究及政策建立发展较慢，但是随着我国对老年问题的不断重视，近年来，我国逐步加

强相关政策法规的建立和措施的完善。

60岁以上的老年人生理代谢及身体机能逐步减退，特别是老年人的肾脏功能和消化系统功能、吸收排泄功能降低、肝脏代谢速度减慢，同时血液循环、水盐代谢、内分泌等活动也存在不同程度的下降，老年人用药的品种及剂量方面需格外谨慎。《中华人民共和国药典》针对老年人的药物用量进行专门的规定，60岁以上的老年人，用药量应为成年人用药量的四分之三，不可自行增加药量；80岁以上老年人，只能用成人量的二分之一，为了减少不良反应，一般不推荐合用超过3种以上药物。

老年人机体功能的衰退不仅导致自身对药物吸收的限制，还会引起自身各类疾病的发生。老年慢性病患者群体庞大，常见的慢性疾病包括糖尿病、脑血管疾病、心血管疾病等。老年人一般存在一种或多种慢性病，导致了多重用药情况的发生。多重药物的使用与药物不良效应的产生往往相伴而行，轻者造成身体不适，重症可能致残或者死亡，明确老年人药物种类的使用规范有助于降低多重用药的风险。2018年由中国老年保健医学研究会老年内分泌与代谢疾病分会牵头并编写了我国第一个多重用药安全管理相关的重要文件《老年人多重用药安全管理专家共识》，涵盖老年患者多重用药的现状、药物相互作用及原因、风险管理原则、潜在危害及处置等。

药物说明书是药物使用的重要指引，其根据每种药物自身的性质做出解释说明，包括药物用量、功效、不良反应等重要信息。我国药物说明书针对老年人等特殊用药群体的使用在内容表述上也做出相关规定。原国家食品药品监督管理局（SFDA）对我国药品说明书中有关"老年用药"的项目标注做了明确规定，主要包括"老年人由于机体各种功能衰退的关系而对于该药品在药理、毒理或药代动力学方面与成人的差异，并写明可否应用本品及用药注意事项"。未进行该项实验且无可靠参考文献的，应当在该项下予以说明。随着我国老龄人口比例日益增加，老年人合理用药的要求也在不断提高，相关政府部门也对药物说明书的内容表述不断规范化。

（二）国外老年人群体用药相关政策法规和措施

发达国家对老年人的安全用药问题十分重视，制定有一系列的指南、法规与技术规则，多个国家通过开发应用药物管理系统方式提高老年患者用药的合理性和安全性。

美国老龄化程度日趋严重，老年人口占总人口的17.4%，常常使用一种或者多种的处方药。1991年由Beers教授牵头研究创建了关于老年人合理用药的比尔斯（Beers）

标准，该标准可以判断老年患者潜在不合理用药的情况。该标准列出了老年人应该避免或慎用的药物，包括患有常见或特殊病症的患者，旨在改善老年人的用药、减少药物不良事件，并可作为一种评估医疗花费、药物使用模式和医疗质量的工具，公布后即被国际广泛关注和引用。自2011年起，美国老年医学会（AGS）一直是比尔斯标准的管理者，并以3年为周期进行更新。2019版比尔斯标准更新，包括去除不再在美国销售，使用率低，提供低伤害证据和（或）潜在伤害的以及并非老年人独有的药物。

65岁以上老年人的药物治疗通常被认为是复杂的问题。2010年，瑞典国家卫生福利委员会发布了"老年人适当药物治疗指标"的文件，以此作为改善老年人处方的用药指南。文件中主要包含药物特异性和诊断特异性两个药物质量指标，老年人年龄的增长与其药物敏感性的增强间存在较强的相关性，文件中的药物使用质量指标更适用于75岁以上的人群。

德国预测到2060年，80岁以上的老年人口将占总人口的13%。老年患者是德国药品使用的主要人群，其中65岁以上人群的平均处方药物消费量随着年龄的增长而增加。由于老年人常常存在多重用药和药品不良反应的易感性，德国在药物开发、批准和使用过程中不断加强药物管理。德国老年用药管理遵循欧盟的标准，国际协调会议（ICH）和欧洲药品管理局（EMA）设立的相关用药指南来确保老年患者药物的开发和安全使用。结合欧洲药品管理局的老年医学健康战略，相关部门发布了文件草案《关于脆弱性的考虑因素：2015年临床试验人群基线表征的评估工具》和2018年的《关于身体虚弱的反思论文：临床试验中老年人群基线表征的工具》，不断传达老年人用药安全相关问题的讨论和用药标准的界定。自2012年7月起，欧盟开始实施新的药物警戒法规。为了更好地促进新法规的具体实施，制定了《药物警戒实践指南》，作为欧盟药物警戒工作的新准则。其中对中老年用药的重要性及安全性检测也做了比较重点的阐述。

荷兰学者报告，服用抗精神病药物的老年患者，患肺炎的危险增加，特别是用非传统抗精神病药物的患者。荷兰Utrecht大学医学中心Knol医师说，有研究表明，用传统和非传统抗精神病药的老年患者死亡危险增加。他们研究的目的，是确定用抗精神病药与老年人肺炎危险之间的关系。这项研究中，共有22944例老年人用抗精神病药1年以上，其中有543例因肺炎入院，每例肺炎患者与4名随机选择的对照者相比较。结果显示，用抗精神病药物的老年患者，肺炎危险几乎增加60%；在开始用抗精神病药物后第一周，肺炎危险最高。与用传统抗精神病药的患者相比，用非传统抗精神病药者肺炎危险更高。上述结果提示，尽管抗精神病药使肺炎危险增加的潜在机制尚不清楚，但其作为肺炎的潜在致病因素不应被忽略。医师在推荐老年患者开始用抗精神病药之前，应小心权衡利弊。

第三节　孕妇群体的药物警戒

一、孕妇群体药物警戒概述

据美国疾控中心的调查数据显示，90%的孕妇在妊娠期间有服药经历。孕妇由于所处的特殊的生理状态，在使用处方药时会出现许多不适症状。怀孕初期4~6周的女性很难发现自己已经怀孕，可能已经暴露于各种药物中，但此时是胎儿发育成熟的最重要的阶段，同时也是药物致畸的易感期。所以，孕妇用药安全的重要性不言而喻。

（一）孕妇群体药物警戒的概念

关于孕妇群体的药物警戒，首先需要明确的是，孕妇群体的理解需要做扩展解释，不仅包括怀孕妊娠期间，同时也包括产后哺乳期间，有的学者认为还应包括女性经期。国际劳工会议年会通过的"生育保护公约"（第3号）的宗旨是：保证妇女劳动者在产前产后的全部假期内，产妇本人及其婴儿得到支持和照顾。在1988年我国发布《女职工劳动保护规定》，提出要保障女职工的合法权益，减轻并避免女职工在劳动和工作中因生理特点造成的特殊困难，达到保护孕妇人身健康的目的。2001年，我国发布《中华人民共和国母婴保健法实施办法》，明确女职工保健包括月经期保健、婚前保健、孕前保健、孕期保健、产前保健、产后保健、哺乳期保健、更年期保健，并对女职工定期进行妇科疾病及乳腺疾病的查治。孕妇属于弱势群体，需要法律保障孕妇及哺乳期妇女的身体健康，维护合法权益。

孕妇群体药物警戒，主要研究孕妇用药后可能发生不良反应的相关问题。由于伦理学等限制，药品上市前的临床研究通常不包括孕妇。由于缺乏临床的研究数据，孕妇药品不良反应的风险存在较大的不确定性。同时，由于孕妇孕育着新生命，孕妇用药有可能对胎儿产生不良影响，且孕育时间长，用药的风险增加，孕妇群体的药物警戒工作需要加强完善。

（二）孕妇群体药物警戒的特征

1. 孕妇机体发育相关的特征

整个妊娠周期的持续时间大概为280天（40周），可分为妊娠早期、妊娠中期及妊娠晚期这三个阶段。妊娠早期：妊娠13周末以前，妊娠早期服药致畸的风险最大，新生儿主要畸形的数量占整个新生儿总数的2%~4%，大多数病例找不到原因；药物等外源性因素占整个致畸原因的1%~5%，大部分均可预防。妊娠中期：第14～27周末，胎儿畸形的风险最大，也是最重要的阶段，对人类有致畸风险的药物包括ACE抑制剂、雄性激素、部分抗肿瘤药物、卡马西平、乙二基己烯雌酚、乙醇、米索前列醇、青霉胺、苯妥英钠、四环素、沙利度胺、丙戊酸、维生素A衍生物（如异维A酸）、华法林等。妊娠晚期：第28周及其以后，畸形的风险较低，但仍可能发生一些异常，如器官/组织、中枢神经系统、牙齿和生殖器官等；例如，接触乙醇可能会影响中枢神经系统的发育，四环素可能影响乳牙的健康发育并抑制骨骼。

妊娠期孕妇的身体会发生明显变化。首先孕妇的雌性激素会不断增加，在妊娠早期导致恶心、呕吐等症状，并在妊娠中期达到峰值，促进孕妇乳腺导管发育及乳房增大。其次，妊娠期会导致孕妇的子宫颈的腺体组织变厚，子宫颈产生黏稠的黏液以密封子宫，便于孕育胎儿，在妊娠晚期子宫会显著软化，为胎儿的出生做准备。再者，妊娠期会导致孕妇的骨盆前倾，影响体型。妊娠晚期由于胎儿的挤压，会导致孕妇产生尿频尿急症状，还有可能出现抽筋、情绪不稳定、水肿等症状。哺乳期妇女乳房会增大、产生乳汁，产后子宫会明显收缩，身体将进入修复期。近几年来，产后抑郁症被广泛关注。产后母体雌孕激素水平骤降，产妇的心理脆弱程度、敏感程度增加，易引起情绪的上下波动，最终出现抑郁症状。

2. 孕妇用药方面的特征

由于存在伦理方面的约束，药物在上市前的临床试验对象中通常不包括孕妇及哺乳期妇女，大部分药物缺乏孕妇及哺乳期妇女服药后产生的相关不良反应报告，许多药物产品的说明书中也没有标明适用于孕妇及哺乳期妇女群体。但有少部分药物明确禁止孕妇及哺乳期妇女使用。

国内一项调查妊娠期妇女用药情况的研究结果中，57.1%研究对象至少曾使用1种药物，孕妇及哺乳期妇女用药均有可能影响胎儿或婴幼儿。对于孕妇而言，孕期前4周左右妊娠反应不明显，孕妇用药时可能没有留意妊娠期禁用药，导致胎儿畸形。研究表明，治疗癫痫、双向性情感障碍及偏头痛的丙戊酸钠及类似的药品可使婴儿存在出生缺陷的较高风险；Costa等发现接受重症监护的高危妊娠妇女近1/3的治疗病例中出现了ADR症状，患病风险与入院时的高收缩压和舒张压、低体温和高血红蛋白浓度等临床指标相关。

妊娠期间，孕妇会出现一系列生理变化，这些生理变化改变了药物代谢动力学和药效学。比如，胃排空时间延迟、胃肠道转运时间延长、胃内酸度降低等会减少对弱酸性药物的吸收。孕妇体液总量、器官血流量（如肾脏、子宫）增加，使药物在全身的分布更为广泛，血药浓度会下降。孕妇血浆蛋白水平下降，与药物结合能力下降，游离药物浓度增加，药物不良反应发生的风险升高。孕妇体内黄体酮、雌二醇等激素水平升高，可能会提高或降低药物在肝脏中的代谢。妊娠早期肾小球滤过率增加，肾血流量增加，使药物排泄相应增加；在妊娠晚期，常处于仰卧体态，有些患者患有妊高征，肾功能下降，可能会降低药物排泄率。《抗菌药物临床应用指导原则》认为哺乳期妇女接受抗菌药物后，某些药物可由乳汁分泌，但一般母乳中药物含量不高，在哺乳期患者每日用药量的1%以下；少数药物如喹诺酮类、四环素类、大环内酯类、氯霉素、甲氧苄啶、甲硝唑等在乳汁中分泌量较高。也有一些药物在乳汁中含量低，如青霉素类、头孢菌素类等β-内酰胺类和氨基糖苷类等。然而无论乳汁中药物浓度高低，均存在对乳儿潜在的影响，出现不良反应，例如乳儿听力减退可由氨基糖苷类导致，乳儿骨髓抑制可由氯霉素导致等。因此治疗哺乳期患者时应避免用氨基糖苷类、喹诺酮类、四环素类、氯霉素、磺胺药等。不仅是抗菌药物，哺乳期妇女服用其他药物同样会通过乳汁传递给婴儿，因此哺乳期用药需十分注意。

对新生小鼠进行的大量蛋白质组研究显示，产科和儿科的一些常用药物，即便是减少剂量，也会引起严重且长期的不良反应。发育中的神经系统极为脆弱，对孕妇和新生儿使用镇静剂、麻醉剂及抗惊厥类药物时需要特别谨慎。

临床中使用的麻醉剂或治疗癫痫、失眠类的药物通常是在大脑中阻断刺激性N-甲氨-D-天门冬氨酸（NMDA）受体或者激活抑制性γ-氨基丁酸（GABA）受体的化合物。但是，就像其他能够产生类似安神作用的化合物一样（如乙醇），过量使用这类药物是有害的，尤其是对发育中的个体。

为了检测这种"麻药"究竟会对身体产生多大的影响，德国研究人员Angela Kaindl及其同事们利用6日龄的小鼠，给以两倍于正常剂量的NMDA受体阻断剂双素西平或GABA受体激动剂苯巴比妥，然后分析其大脑中蛋白质表达的变化。他们发现，两种药物都引起了剧烈而持久的作用，仅仅24小时之后，大脑皮质（调控记忆、思考、意识和语言的区域）就发生了显著变化，这些变化在给药当天之后的一周甚至一个月仍能检测到。受影响的这些蛋白质都参与了关键生理过程，如细胞生长、细胞死亡以及神经网络的形成（在近期的另一项研究中，研究人员确认这些药物对学习和记忆有负面影响）。

研究人员指出，如果用类似的剂量饲喂成年小鼠就不会发生这些变化，这说明婴儿的大脑比成年人更容易受到影响。此外，值得注意的是，该研究的结果还说明，即便只是偶然一次的过量使用药物（例如在孕妇生产过程中），也会带来长期影响。

二、孕妇群体用药相关政策法规和措施

（一）我国孕妇群体用药相关政策法规和措施

目前我国尚未有单独对孕妇用药安全性监测的法律规定，但有关于指导孕妇群体使用具体药物及科学用药的政策文件。

在指导孕妇群体使用具体药物方面，2004年国家卫生部发布的《抗菌药物临床应用指导原则》中对妊娠期及哺乳期患者用药作了具体要求。对于妊娠患者而言，对胎儿有致畸或明显毒性作用者，如利巴韦林等药物，妊娠期禁用；对母体和胎儿均有毒性作用者，如氨基糖苷类等，妊娠期避免应用，但在有明确应用指征，经权衡利弊，用药时患者的受益大于可能的风险时，也可在严密观察下慎用，同时氨基糖苷类等抗菌药物有条件时应进行血药浓度监测；药物毒性低，对胎儿及母体均无明显影响，也无致畸作用者，妊娠期感染时可选用，如青霉素类抗菌药物。对于哺乳期患者而言，应用任何抗菌药物时，均宜先暂停哺乳。2010年出版的《中成药临床应用指导原则》中具体指出：妊娠期妇女必须用药的情况下，应选择使用对胎儿无损害的中成药；对于妊娠期妇女来说，使用中成药时应尽量采取口服途径给药，慎重使用中药注射剂；根据中成药治疗效果，应尽量减短妊娠期妇女用药疗程，及时减量或停药；可以造成妊娠期妇女流产或对胎儿有致畸作用的中成药，均为妊娠期禁忌。

在指示孕妇群体科学用药方面，2011年国家卫生部发布的《关于加强孕产妇及儿童临床用药管理的通知》中指出了关于孕产妇科学用药的措施：建立孕产妇药物遴选制度，加强购用管理；加强孕产妇药物处方权及调剂资质管理；规范孕产妇药物临床应用管理；加强孕产妇用药处方和医嘱点评工作。

（二）国外孕妇群体用药相关政策法规和措施

美国FDA在1979年提出ABCDX字母风险分类法，协助医护人员为孕妇提供安全的药物处方。1997年致畸协会呼吁修改字母风险分类后，1999年FDA开始着手孕妇用药规则的改革。经历了2006年医用说明书规则（PLR）的出台、2008年妊娠期和围产期孕妇用药规则修改版发布、2014年妊娠期和围产期孕妇用药规则草案发布、2015年

妊娠期和围产期孕妇用药规则正式实行。在2018年，说明书已完全除去ABCDX字母风险分类。

美国在2015年颁布实施怀孕和哺乳标签规则（pregnancy and lactation labeling rule，PLLR），要求药品生产企业在说明书中必须列明妊娠期、哺乳期妇女药物风险/收益的相关详细信息。同传统的ABCDX妊娠期用药分级系统相比，PLLR对妊娠期和哺乳期间使用处方药和生物产品信息设置了严格的标准，同时增加备孕相关须知。这一规则强调完善用药信息的必要性，为建立妊娠期药物警戒系统提供了充分的依据。据此，可以通过药物警戒系统，收集整理妊娠期药物使用的具体情况和一些特殊药品不良反应，为孕妇药物的安全使用提供更多的信息和价值。

第四节 特殊管理药品的药物警戒

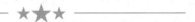

一、特殊管理药品药物警戒概述

特殊管理药品是指《中华人民共和国药品管理法》中规定的，实行比其他药品更加严格的管制措施的药品，主要包括麻醉药品、精神药品、医疗用毒性药品、放射性药品，简称为"麻、精、毒、放"。根据《易制毒化学品管理条例》《戒毒药品管理办法》和《反兴奋剂条例》，我国对药品类易制毒化学品、戒毒药品和兴奋剂，也实行了一定程度上的特殊管理制度。

（一）特殊管理药品药物警戒的概念

麻醉药品指连续使用后易产生生理依赖性、能成瘾癖的药品。包括天然、半合成、合成的阿片类、可卡因、可待因类、大麻类、药用原植物及其制剂等。目前我国有121个品种纳入《麻醉药品品种目录（2013年版）》，我国生产及使用的品种包括制剂、提取物、提取物粉共有27个品种。

精神药品指直接作用于中枢神经系统，使之兴奋或抑制，连续使用能产生依赖性的药品，包括兴奋剂、致幻剂、镇静催眠剂等。我国《精神药品品种目录（2013年版）》中共收录149个品种，其中第一类精神药品有68个，第二类精神药品有81个，有7个第一类精神药品和29个第二类精神药品在我国生产及使用。

医疗用毒性药品（简称"毒性药品"）系指毒性剧烈、治疗量与中毒剂量相近，使用不当会致中毒或死亡的药品。我国有27种毒性中药（指原药材及其饮片）和13种毒性西药被纳入毒性药品的管理。

毒性中药品种包括：砒石（红砒、白砒）、砒霜、水银、生马钱子、生川乌、生草乌、生白附子、生附子、生半夏、生南星、生巴豆、斑蝥、青娘虫、红娘虫、生甘遂、生狼毒、生藤黄、生千金子、生天仙子、闹羊花、雪上一枝蒿、白降丹、蟾酥、洋金花、红粉、轻粉、雄黄。

毒性西药品种包括：去乙酰毛花苷C、阿托品（包括其盐类）、洋地黄毒苷、氢溴酸后马托品、三氧化二砷、毛果芸香碱（包括其盐类）、升汞、水杨酸毒扁豆碱、氢溴酸东莨菪碱、亚砷酸钾、士的宁（包括其盐类）、亚砷酸注射液、A型肉毒毒素及其制剂。

放射性药品是用于临床诊断或者治疗的放射性核素或其标记药物。我国药品标准收载了由14种放射性核素制备的36种放射性药品。

特殊管理药品的药物警戒主要涉及药物误用、药物滥用、假药和劣药、药品过量引起的急慢性中毒、药物相互作用、药物的用法错误等一系列可能影响药品安全性的问题。特殊管理药品受到国家的严格管控，相对于一般药品而言，不论是上市前还是上市后，对其安全性和有效性进入深入研究的样本量少，药物警戒信息数据不够充分，在临床应用中，面临的未知风险较多；另一方面，特殊管理药品本身的不良反应较多，有些不良反应的危害较大。因此特殊管理药品药物警戒工作更为重要，面临的困难也更多。

（二）特殊管理药品药物警戒的特征

1. 麻醉药品与精神药品药物警戒呈现药物依赖性

根据WHO的定义，药物依赖性分为身体依赖性和精神依赖性。身体依赖性是指机体对该药产生适应，一旦中止用药或减少用药剂量，可出现一系列以中枢神经系统反应为主的戒断综合征，如流泪、肌肉抽动等。无论是用于医疗还是非医疗途径，当此类药品的使用达到一定程度后都会产生身体依赖性。能够产生身体依赖性的典型药品主要有阿片类（如吗啡、鸦片、海洛因等）、镇静催眠药（巴比妥类和苯二氮类）和乙醇。精神依赖性则是药物（或毒品）对大脑"奖赏中枢"产生非生理性刺激，滥用者为体验或追求滥用药物所致特殊精神刺激（如愉悦、满足、幻觉）的，表现出对药物的强烈的渴求和周期性强迫性觅药行为。与上述身体依赖性不同的是，若想要在精神依赖性产生后根除，是十分困难的。

阿片类药物属于典型麻醉药品。阿片类药物的依赖性具有精神依赖性、身体依赖性和耐受性三方面的明显特征。其戒断后的痛苦体验驱动患者继续采取强迫用药行为。一旦产生依赖性，严重的戒断症状就会在中断用药者中出现。其中精神症状表现为：①情绪低落、消沉，易激惹；②服药后情绪高，活跃，性格变化极为严重；③自私、说谎、不关心他人，对社会失去责任感；④记忆力下降，创造能力和主动性降低，难以集中注意力；⑤睡眠质量差，甚至失眠，昼夜节律颠倒；⑥身体症状表现为一般营养状况差，食欲丧失、多汗、便秘、体重下降、皮肤干燥、性欲减退，可见脸红、头晕、体温波动、心悸、心动过速等；⑦白细胞升高，血糖降低；⑧神经系统检查可见震颤、动作和步态不稳、言语困难、腱反射亢进、瞳孔缩小，也可发现吸吮反射；⑨霍夫曼征阳性及感觉过敏，部分患者脑电图轻度异常。

镇静剂是典型的精神药品，是可减少某些器官或组织活性，抑制中枢神经系统以起镇静作用的药物，大剂量使用可引起全身麻醉，有助于缓解抑郁和焦虑情绪，通常用来治疗精神疾病，并不影响大脑的正常活动。镇静剂也表现出种种不良反应，特别是使用不当，也会发生中毒和成瘾。长期服用大剂量镇静药品患者，短时期内停药或迅速减少药量，会发生戒断综合征。突然停药12~24小时后，主要表现有失眠、头痛、畏食、无力、焦虑、易激惹、震颤。停药2～3日后，戒断症状便会达到高峰，患者易出现恶心、呕吐、高热、体重减轻、血压下降、抽搐、癫痫、谵妄等症状。

2. 医疗用毒性药品药物警戒特征

医疗用毒性药品具有"毒性剧烈、治疗剂量与中毒剂量相近"的显著特点，药物安全性尺度难以把控。对于患者出现的不良反应，首先需要确定剂量是否准确，其次要核实是否是毒性药物本身自带的毒性所致。我国对毒性药品的监督管理起步较晚，各项法律法规并不完善，体系仍不健全，加强毒性药品的药物警戒显得尤为重要。

医疗用毒性药品分为中药和西药两大类，中药毒性药品使用更为广泛，中药药物警戒有自身特点，而且更应该受到重视。现有药物警戒体系主要是以西药为对象发展起来的，中药药物警戒需要在已有药物警戒体系基础上融入中医药特色的新内容。中药药物警戒的特点主要体现在以下几方面：一是与化学药相比，中药成分复杂，甚至一些成分是未知的，准确界定有效成分或毒性成分存在一定困难，或者有时界定并不准确，增效减毒可调性丰富、风险/收益比较化学药而言不清晰；二是中药治疗疾病一般利用药物的偏性来纠正疾病所表现的阴阳失衡现象，利用药物偏性调节阴阳平衡是一个平缓的过程，不一定能在第一时间完全展现其功效，影响对药效的分析与判断；第三，临床大多采用中药复方制剂，出现不良反应后具体归因到某味中药或者某一具体成分存在较大难度；第四，中药材生产有自身独特的质量管理体系，在种植养殖、采收时间、炮制与贮存、制剂工艺等环节均有可能受到如污染、造假等影响，并且种类多样、质量控制不稳定，中药药物警戒工作应适当前移，对上述安全风险环节加以考虑；第五，中西药联用及自我医疗现象普遍，中药药源性损害因果关系评价更为困难。开展中药药物警戒时，不能将中药"毒"与现代的"毒"混为一谈。中医药通过独特的炮制减毒、配伍减毒和辨证用药减毒等多种方式，实现中药安全风险最小化，保证用药安全。某种中药含毒性成分或试验显示有毒性，并不等于该中药就是有毒中药或高风险中药，更不等于含有该中药的所有复方均有毒性或高风险。

3. 放射性药物的特殊性制约其药物警戒研究

从市场份额看，放射性药物是一个比较小众的品种，所有产品的年产值总和可能只相当于一个大的化学药品，但又是不可或缺的。放射性药物作为药物要符合药品管理的体系，但因为与化学药物不同的属性，它在实际中很难达到统一的管理要求。例如放射性核素有半衰期，过了几个半衰期就无法使用，这和化学药物的有效期不一样。

不恒定性放射性药物中的放射性核素是不稳定的，会自发的变为另一种核素或核能态，这种按照一定规律变化的过程称放射性核素衰变。与普通药物不同的是，普通药物在生产上市后，在有效期内，其纯度、含量应该是不变的，但放射性药物则不同，不仅放射性的量随时间增加而不断减少，其内在质量也可能改变。在放射性药物生产、制备、质量控制和临床使用中，均须给予足够的重视。在放射性药物使用量少和时效性强的影响下，放射性药物不良反应相关的数据较少，研究不够充分，对其认知依旧处于较为粗浅的阶段。

二、特殊管理药品使用相关法规和措施

（一）我国特殊管理药品使用相关法规和措施

《中华人民共和国药品管理法》（2019修订）规定国家对麻醉药品、精神药品、医疗用毒性药品、放射性药品实行特殊管理。特殊管理药品本身具有不可替代的医疗价值，但有明显的毒副作用，如果管理、使用不当将严重危害公众的身心健康及社会利益，国家出台了一系列法规和措施，对特殊管理药品进行严格管制。

1. 麻醉药品和精神药品的使用管理

为了防止麻醉药品和精神药品因管理使用不当，流入非法渠道引发各类不幸事件，2005年国家发布《麻醉药品和精神药品管理条例》，从法规层面明确了麻醉药品和精神药品的使用要求，以此作为规避和预防麻醉药品和精神药品不良反应以及防止药物滥用的重要措施。

（1）使用单位采购麻醉药品和精神药品的管理　国家对使用单位采购麻醉药品和精神药品的管理主要体现可见表10-1。

表10-1　麻醉和精神药品的使用审批

麻醉药品和精神药品使用	审批流程
药品生产企业以麻醉药品和第一类精神药品为原料生产普通药品	向所在地省级药品监督管理部门报送年度需求计划，由省级药品监督管理部门汇总报国家药品监督管理部门批准后，向定点生产企业购买
药品生产企业以第二类精神药品为原料生产普通药品	年度需求计划报省级药品监督管理部门，向定点批发企业或定点生产企业购买
生产企业以咖啡因为原料生产食品、食品添加剂、化妆品、油漆等非药品	经所在地省级药品监督管理部门批准，向定点批发企业或定点生产企业购买
科研、教学单位使用麻醉药品和精神药品开展实验、教学活动	经所在地省级药品监督管理部门批准，向定点批发企业或定点生产企业购买

另外，国家对医疗机构需要使用麻醉药品和第一类精神药品有明确规定，医疗机构需经所在地设区的市级卫生主管部门批准，取得"麻醉药品购用印鉴卡"和"精神药品购用印鉴卡"，凭印鉴卡向省内定点批发企业购买麻醉药品和第一类精神药品。医疗机构购用麻醉药品和第一类精神药品审批流程如图10-1所示。

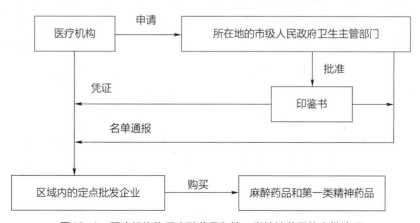

图10-1　医疗机构购用麻醉药品和第一类精神药品的审批流程

（2）医疗机构使用麻醉药品和精神药品的管理　具有执业医师资格的医务人员，需经省级卫生行政部门考核合格，授予麻醉药品和第一类精神药品的药品处方权。麻醉药品和精神药品药品单张处方最大量规定，如表10-2所示。

表10-2　麻醉药品和精神药品药品单张处方最大剂量规定

分类	剂型	一般患者	癌痛患者，慢性中、重度非癌痛患者
麻醉药品、第一类精神药品	注射剂	一次用量	不得超过3日用量
	其他剂型	不得超过3日用量	不得超过7日用量
	缓控释制剂	不得超过7日用量	不得超过15日用量
第二类精神药品		不得超过7日用量，特殊情况应注明	

医疗机构抢救患者急需麻醉药品和第一类精神药品而本医疗机构无法提供时，可以从其他医疗机构或定点批发企业紧急借用。抢救工作结束后，医疗机构应将借用情况报所在地设区的市级药品监督管理部门和卫生部门备案。

医疗机构应当对麻醉药品和精神药品的药品处方进行专册登记，加强麻醉药品和第一类精神药品全流程管理，实现来源可查、去向可追、责任可究的全程闭环式管理。其中，麻醉药品处方保存3年备查，精神药品处方至少保存2年。

因治疗疾病需要使用麻醉药品和第一类精神药品的，个人应凭医疗机构出具的医疗诊断书、本人身份证明购买。

截止2021年，该条例于2013年、2016年被分别修订，仍在根据社会经济及医疗卫生发展情况不断调整、更新内容。

2. 医疗用毒性药品和放射性药品的使用管理

（1）医疗用毒性药品的使用　为防止医疗用毒性药品使用不当导致中毒或死亡事故的发生，国家于1988年12月开始施行《医疗用毒性药品管理办法》，从药材的选取、加工、炮制到收购、经营活动，使用等环节都有相应要求。毒性中药的炮制必须按照《中华人民共和国药典》或者省、自治区、直辖市卫生行政部门制定的炮制规范的规定进行；药材符合药用要求的，方可供应、配方和用于中成药生产；毒性药品的收购、经营由药品监督管理部门指定的药品经营企业承担；配方用药由有关药品零售企业、医疗机构负责供应，其他任何单位或者个人均不得从事毒性药品的收购、经营和配方业务；毒性药品的包装容器上必须印有毒性药品标志。对于药物警戒最关键的调配使用环节，具体要求如表10-3所示。

表10-3　我国医疗用毒性药品调配使用要求

单位	凭证	要求
医疗单位供应或调配	凭执业医师签名的正式处方	认真负责、计量准确，按医嘱注明要求，并由配方人员及具有药师以上技术职称的复核人员签名盖章后方可发出
零售药店供应或调配	凭盖有执业医师所在的医疗机构公章的正式处方	
科研和教学单位	持本单位的证明信	经单位所在地县级以上药品监督管理机构批准后，供应单位方能发售
群众自配	本单位或城市街道办事处、乡（镇）人民政府的证明信	购买量不得超过2日极量

（2）放射性药品的使用管理　为防止放射性药品使用不当导致不幸事故，国家1989年颁布《放射性药品管理办法》，并于2017年3月进行修订。

开办放射性药品生产、经营企业，必须具备《药品管理法》规定的条件，符合国家放射卫生防护基本标准，并履行环境影响报告审批手续，经有关部门审查同意，药监部门审核批准后，由所在地省级药品监督管理部门发给"放射性药品生产企业许可证""放射性药品经营企业许可证"。

医疗单位必须获省级公安、环保和药品监督管理部门联合发给的《放射性药品使用许可证》，才能使用放射性药品。《放射性药品使用许可证》有效期为5年，期满前6个月，医疗单位应向原发证部门重新提出申请，经审核批准后，换发新证。

对于放射性药品的使用，国家严格规定使用者及使用单位必须达到一定的专业标准。非核医学专业技术人员未经培训，不得从事放射性药品使用工作；所在地省、自治区、直辖市的公安、环保和药品监督管理部门，根据医疗单位核医疗技术人员的水平、设备条件，核发相应等级的《放射性药品使用许可证》，无许可证的医疗单位不得临床使用放射性药品。

医疗单位的核医学科（室），在研究配制放射性制剂并进行临床验证前，应当根据放射性药品的特点，提供该制剂的药理、毒性试验材料，报省、自治区、直辖市药品监督管理部门批准，并报国家药品监督管理局备案。该制剂仅限本单位使用。持有《放射性药品使用许可证》的医疗单位，必须负责对使用的放射性药品进行临床质量检验，收集药品不良反应等工作，并定期报告。

（二）国外特殊管理药品使用相关法规和措施

英国是最早通过立法方式对特殊药品进行管制的国家，管理组织构建具有独特的"英国体系"特征，采用治疗和管制两种方式，加以组织结合对管制药品进行监管。英国第一部法律为《药房法》（Pharmacy Act），1868年制定，用来管制易被误用或错用的药品。《药房法》内有一张涵盖15种药品的附表，该附表分为两部分，士的宁、氰化钾与麦角碱属于第一部分，鸦片、鸦片制剂以及罂粟制剂属于第二部分，从事这类药品相关活动的人员必须注册登记。1920年，英国议会通过了《危险药品法案》（Dangerous Drugs Act，DDA），这是第一部专门针对麻醉药品的法案。法案规定只有得到内政部授权的人，才能从事阿片、可卡因、吗啡或海洛因的生产、进出口、销售或分销活动，否则将会受到严厉的处罚。

19世纪末20世纪初，美国药物成瘾问题严重，政府对管制物质的管制力度不断增强。1914年12月美国国会通过了第一部从国家层面对管制物质的应用进行限制的联邦法案，即《哈里森麻醉药品税法》，简称《哈里森法》，要求从事麻醉药品相关活动需要缴纳一定的税金，限制麻醉药品的使用量。

1922年，美国国会通过了《麻醉药品进出口法案》，增加了麻醉药品的管制范围。同时成立了联邦麻醉药品管制署（Federal Narcotics Control Board，FNCB），以监管阿片、古柯类药品的进出口活动，控制医疗用制剂的数量。

1930年，联邦麻醉药品管制署与麻醉药品处合并，组建联邦麻醉药品局（Federal Bureau of Narcotics，FBN）大大提高了麻醉药品的管制效率。美国不断扩大管制物质的品种范围，相继通过了《海洛因法》《统一州麻醉药品法》《大麻税法》《博格斯法》《麻醉药品控制法案》等，《博格斯法》和《麻醉药品控制法案》实行强制处罚，成年人最高可量刑为死刑。

由于资金和技术有限，FNCB只对成瘾性较高的品种进行管制，精神药品的管制缺失，制药公司开始研发推广此类药品，造成药物滥用日益严重。1965年，国会通过了《药品滥用控制修正案》（Drug Abuse Control Amendments，DACA）遏制药物滥用事态，规范了精神药品的使用。法案规定在食品药品管理局下设药品滥用管理局（Bureau of Drug Abuse Control，BDAC），监管巴比妥、安非他明等精神药品，BDAC利用独立的办事机构，专门负责监管精神药品。

1969年尼克松执政后，发布了"毒品战争"计划。1970年，美国司法部发布《毒品滥用与综合控制法》，其中包括《管制物质法案》（Controlled Substances Act，CSA）及该法案的实施条例。CSA是一部综合性法案，它将管制物质分为传统麻醉药品、精神药品和新型毒品，并且涉及其生产、销售、贮存、使用、进出口等各个环节，严格规定各类物质的管制等级和具体处罚措施。

1971年，英国议会通过了《药品滥用法案》。主要内容包括：第一，明确管制药品的概念；第二，建立药品滥用咨询委员会（Advisory Council on the Misuse of Drugs，ACMD）；第三，严格监管管制药品的生产、供应、使用及持有行为，并设立严厉的惩罚，严格限制医师的处方权；第四，采用强制性手段要求医师和药剂师上报给内政部关于药物滥用监测信息。

长期以来，美国无专门针对放射性药品的法律法规，但是对放射性药品的管理非常严格，除研究用放射性药品外，所有放射性药品都适用《食品、药品和化妆品法》中新药的规定。1997年11月，美国总统克林顿签发《食品和药品现代化管理法》，首次对放射性药品注册管理提出新的要求。

美国的特殊药品管控主要由管制（特殊）药品监督管理局（DEA）进行管理。DEA是美国司法部联邦调查局（Federal Bureau of Investigation，FBI）的下属单位，成立于1973年7月，其前身是麻醉药物和危险药物管理局，负责对特殊药物进行强制管控的一个联邦机构，是美国《联邦特殊药物管理法案》（Controfied Substance Act，CSA）的执法机构。

（唐伟，李缘）

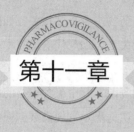

第十一章　信息技术及其在药物警戒中的应用

药品监管科学产生的重要背景是现代科学技术快速发展，新兴知识体系爆发式增长，这里所指的科学技术可以分为两种类型，一种与药物本身直接相关，如医学、化学、生物学等学科，另一种与药物本身不一定有直接关系，如现代信息技术。现代信息技术的快速发展对药品监管产生两个重要影响：第一，数据的存贮、加工、传递成本迅速降低，可以很方便地获取丰富的药品监管数据资源，其中蕴含丰富的信息；第二，新兴数据分析技术和方法不断涌现，可以更深层次地揭示大规模数据中包含的规律。大量的药物警戒工作是建立在大样本数据分析基础上的，一些复杂的数据处理技术是几十年前无法完成的，现代信息技术的发展对药物警戒的影响更大。积极吸纳现代信息技术的最新成果，从已有的药品相关数据中挖掘出更多与用药安全相关的信息，是监管科学促进药物警戒工作发展的重要方向。

第一节　信息化给药物警戒带来的机遇和挑战

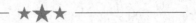

一、信息化给药物警戒带来的机遇

近数十年来，信息基础设施随着经济社会高速发展不断完善，信息化持续发展具备了坚实基础。与信息化密切相关的数据积累、计算能力及算法的不断优化，网络带宽与速率以及存储资源的不断提升，使信息技术呈现出与各领域更为紧密和深度融合的态势。各领域在产业发展中所形成的现实技术需求，为信息技术提供了创新所需的强劲动力，也为技术创新提供了坚实的物质基础，形成良性循环。

信息技术范畴广泛，其中，以大数据、人工智能技术为代表的前沿技术，把信息化提升到一个新的高度。近年来，作为国际竞争焦点的大数据和人工智能技术，深刻影响着经济社会的发展。数据、算法、算力是人工智能技术发展的三大要素：数据方面，在业界，每天都在产生海量的数据，如医疗、金融、城市治理等领域的数据不仅数量大，而且数据获取能力强；算法研究方面，我国研究人员在人工智能领域已经公开发表全球近30%的研究成果，并且众多的科研院所或企业研发中心在人工智能技术的研究中，不断加大资源要素投入；算力方面，我国已有计算性能领先世界的超级计算机，如天河系列、曙光序列等。随着人工智能三大要素的积累和发展，药物警戒的研究也具备了良好的发展条件。

以大数据、人工智能技术为代表的前沿技术，为药物警戒的发展带来良好机遇。从国际药物警戒工作可以清楚地看到：国际上出色的药物警戒工作监测评价机构，无一例外都有强大的信息系统支撑。在我国，以全面实施药物警戒制度和信息化带来的契机，全力推进监测评价信息系统建设，探索应用大数据、人工智能等技术和方法，打造开放、共享、便捷、智慧、高效、支持药物警戒工作的信息系统。2020年3月11日，《药品上市许可持有人和生产企业追溯基本数据集》等5项信息化标准公告（2020年第26号）在国家药监局官网发布，可以看出国家药监部门正在大力着手医药行业的信息化建设。首先药物警戒工作的信息化可以帮助企业较快地搭建起完整的药物警戒体系，提高效率，节省人力成本；其次随着电子化递交时代的来临，药物警戒信息化可以帮助企业满足法规的E2B递交要求；另外企业药物警戒信息化后，相关的数据可以准确完整地储存下来，满足对数据的可分析评价，可溯源的要求，保证工作的开展都能有迹可循。按照国家药品监督主管部门的整体部署，为实现药品不良反应（ADR）监测信息与国家药品监管数据共享平台的对接，助力智慧监管，将药品不良反应报告数据纳入品种档案。同时，如上所述，随着信息化在各领域的快速发展，信息技术与各领域日益密切融合，越来越多的政府职能部门、医疗卫生机构、企业生产和研发中心等，采用电子化和信息化方法来存储、处理和共享医药和管理信息，对于药物安全性监测和开展药物流行病学研究，这些快速积累的海量数据已经成为基础性重要资源。对这些资源的研究方面，研究机构和各级药品监管行政部门等，均在努力联合进行了相关的探索和研究，并建立专门的机构进行系统交叉研究。比如2019年，深圳市建立全国首个药物警戒和风险管理研究院；2021年，由国家药品监督管理局药品评价中心和清华大学共建"药物警戒信息技术与数据科学创新中心"也揭牌成立。

随着上述与药物警戒相关数据的积累，大数据、AI与医药研发等技术结合，对医药行业产生深刻影响和强大推力。与国家药监局具有良好业务往来的英国药品与健康产品管理局MHRA（Medicines and Healthcare products Regulatory Agency，MHRA）表示，在采用AI的药物警戒部门，生命科学家虽然依然重要，但考虑到AI解决方案完成核心安全报告任务的速度来看，药物警戒部门内部的平衡正在改变。与未采用AI技术的药物警戒部门相比，报告完成的速度日益加快，而数据科学家的作用越来越为重要。MHRA进一步指出，在药物警戒领域的AI工具应用中（如：Nature Language

Processing，NLP），制药企业大多用来完成重要、繁琐但与任务相关的工作，如，传统的手动输入ADR条目以及录入到不同的安全数据库中。通过使用AI，制药企业不是让员工完成重复的"复制粘贴活动"，而是让员工发挥才能完成核心战略且更有益的活动，这才是真正创造价值的地方。对于政府主管部门（比如各级药监局），MHRA表示，药品安全信号检测是使用AI最有价值的方面之一。这一方向已有非常成功的应用，不仅能够支持多个数据源的分析，而且能够帮助理解已识别的药品安全问题。另一在药物警戒领域具有影响力的ProductLife Group咨询公司表示，在过去几年中，随着信息化和人工智能技术的发展，药物警戒正发生了重大变化，从传统的反应性，到主动性，再到目前的预测性转变。人工智能的出现，允许研究机构和制药企业收集和使用现有的数据，对药品安全做出现实模拟和未来预测。

最近的研究，为制定更高效的化学合成计划，化学分子用机器学习的数学模型加以表示。DeepMind的AlphaFold应用深度学习技术在数十年来的蛋白质折叠生物学挑战中获得重大突破。这一重大突破，也有望为药物警戒带来革命性的改变。

信息化以及以人工智能和大数据为代表的前沿技术，为药物警戒领域带来前所未有的历史机遇，同时，也带来诸多挑战。在药物警戒实践中，需要着力解决信息化发展过程中带来的一些主要问题。

二、信息化带来的挑战

（一）信息化理念滞后问题

由于部分地区对应用信息技术的认识不足，尚停留在比较初级的通信、图文处理等阶段，在利用信息化方法提高管理水平和提高生产效率等方面的理念滞后。特别是一些基层医疗机构，目前信息化理念难以普及到位，也难以跟随和追踪技术前沿发展。在药物警戒领域，信息化理念滞后的问题也比较突出。中华医学事务年会（Chinese Medical Affairs Conference，CMAC）药物警戒专委会调查研究报告显示，近八成的160家国内头部药企建立了独立的药物警戒部门，其中不乏企业在药物警戒方面的工作达到国际水平。但调查报告也显示，如果把调查范围放到4000多家甚至更多的国内药企，拥有独立的药物警戒团队的企业比例不足一成，甚至有些企业仍在思考药物警戒到底要不要做。在信息化已经高度发展，前沿技术不断迭代更新的背景下，应根据各地区各部门的条件，不断更新信息化理念，结合实际，因地制宜，统一规划，更好地发挥信息化的强大作用。

（二）信息基础设施不均衡导致信息采集不全问题

信息基础设施类似有形的交通大动脉，是经济社会发展无形的"大动脉"，对信息相关领域的发展影响重大。目前，不平衡和不充分的问题在我国信息基础设施建设中仍然较为突出，这也为药物警戒的研究带来挑战。城市的互联网普及率已经非常高，但对于不少农村地区，由于互联网相关基础设施建设比较滞后，互联网普及率不高。而这些地区人口基数大，卫生事业从业人员多，导致潜在的和可能的大量药品不良反应事件，由于信息基础设施的不完备，导致数据的漏报。从区域发展的角度看，区域之间信息化程度差异也比较明显，西部地区信息基础设施建设不足和滞后，也导致部分数据漏报和缺失。信息基础设施建设不平衡、不充分问题对药物警戒最直接的影响，是导致数据收集过程中的漏报，从而对后续的数据处理带来潜在的不确定性。因此，应进一步加大投入城乡和区域之间的信息基础设施建设，防止"数字鸿沟"导致的数据缺失不全。

（三）AI药物研发中带来的标准化和信息安全挑战

在采用AI进行的药物研究中，各类数据库的建立极大地便利了有关药物信息和不良反应案例的提取和分析，但同时在数据库标准化上带来了挑战。美国药品不良事件报告系统（Adverse Event Reporting System，AERS）中的ADR事件和用药错误信息，是使用药品监管活动医学词典中的术语进行编码，而我国的药物不良反应事件数据库没有用户标准化的术语来进行编码，这可能会给应用AI进行ADR信号检测时带来困难。另外，在多源数据的情形下，各种数据的非标准化带来了的低质量数据问题也依然突出。

此外，目前国内还没有建立起符合ADR数据质量的信号检测方法。多种检测方法的共存给信号检测带来了挑战。而且中国ADR数据库包括中药、西药、生物制品等所有药品，但信号检测不按药品类型分类。由于大量的数据，各种各样的方法和数据处理的复杂性，中国国家药物不良反应监测中心需要大概两周的时间对所有数据进行信号检测，并且大量的信号选择仍然需要专家手工分析。

基于信息化和AI的药物警戒的工作，从信息获取到安全报告的形成，最终都以表格或其他形式存储在系统中。目前有些企业在药物警戒工作中，由于包括人员信息素养问题等原因，将安全报告以表格的形式存储在系统中，并表示在使用数据库，这种方式无论对数据安全和数据追溯，还是对数据利用都是不利的。采用AI的企业需考虑其配备的药物安全性人员与这些信息系统相匹配的专业水平，比如能够排除并解决由机器学习算法本身所产生的错误。

在人为导致的信息安全问题之外，技术手段不全也是药物警戒中安全问题。药物安全数据库（如，eSafety）越来越受企业青睐，企业通过药物安全数据库，持续累积数据，汇总分析和挖掘，实现数据价值利用。药物安全数据库已成为开展药物警戒工作必需的、基础性资源。

（四）人才的缺乏与职位会被AI替代的矛盾

由于发展进程的差异，药物警戒人才梯队在我国尚未形成。从别的部门抽调人手是过去许多药企在组建药物警戒团队时的常用方式。同时，又存在一种职位方面的担忧：AI对药物警戒专业人员的影响深入，是否导致其职位在未来被IT专业人员"完全取代"。在药物警戒中，人力因素始终是需要的，以便能够从安全角度了解对我们重要的事情，而机器算法依然不能保证完全不出错。显然，需要具备适当的技能来管理AI系统，这意味着企业和监管机构中的药物警戒人员必须具备必要的技能，并确保与所管理系统相匹配。人员技能是否匹配，与上述第三点人为信息安全问题也息息相关。因此，随着AI技术应用的深入，如何平衡药物警戒人才队伍和拥有相应的专业技能，是目前药物警戒中的挑战之一。

总之，由政府和企业的逐步重视，以信息化及大数据、人工智能的前沿技术为支撑，既为药物警戒带来良好的契机和机遇，同时，又存在信息化基础设施、企业信息化意识和技术革新带来的一些挑战。在实践中，如何融合各行业各学科的优势，共同面对这些挑战，是药物警戒活动中需要解决的命题。

第二节　现代信息技术在药物安全预测与防范中的应用

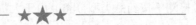

药物警戒是发现、评价、理解和预防ADR或其他任何可能与药物有关问题的科学研究与活动，其内涵广泛，不仅包括ADR，还包括药品不良事件以及药物过量、药物相互作用、用药错误等。药物警戒贯穿药物自研发至上市的全生命周期，从生命周期上分为上市前和上市后。

在药物的前期进行临床化学试验的过程中，由于需要选取患者，样本的体积过小不能够具有一定的代表性，以及实验观察时间不足、实验范围不够大等诸多问题，导致药品在上市之前，除了一些药品生产说明书上临床试验发现的可以预防和避免的ADR之外，还有很多ADR仍然是未知的。由于药物上市前的临床试验不能发现该药物ADR的全部可能性，这些问题不仅迫切要求出现新一代的ADR信号检测技术对上市后ADR监测，也需要在上市前通过新技术新方法对可能导致不良反应的规律进行研究和预测。

一、药物上市前后的安全问题

为了研发部门分析不良反应的原因和更新安全性信息，上市前需根据法规要求，收集上报临床试验过程中的不良反应（AE）或者严重不良反应（SAE），这是上市前的主要工作，该工作具有时效性，并且不同病例的上报时限不同。其次的工作是，研发期间的安全性更新报告（DSUR）编制，内容包括该期间的安全性内容，主要收集不良反应病例，特别是SAE和非预期的不良反应。对于临床试验中收集的不良反应，同时对比已上市同类药品的不良反应情况，通过搜索文献，完成安全性报告。更进一步的要求是制定风险管理计划，目前国家药品审评中心只给出了少数重大疾病的风险管理计划模板。

CTCAE5.0（Common Terminology Criteria Adverse Event，CTCAE）作为上市前临床试验的常见不良反应事件评价标准，主要是标准化不良反应的症状用语与严重程度。药企依据该标准，完成药物安全信息的收集评估、报告和随访、信号检测以及SAE、CIOMS、PSUR、E2B（R3）等报告的递交。通过该标准，助力药企构建药物警戒和安全管理体系，实现药物上市前的安全风险管理和新药上市后的安全监督目标。随着计算机的快速发展以及人工智能的突飞猛进，高效地利用现有ADR数据资源对上市前的ADR信号预测变成现实。应用统计学原理与数据挖掘技术，有效地分析ADR数据，吸引了众多学者在ADR数据挖掘领域进行探索与研究。从而有助于药企完成上市前的药物安全信息的报告和制定风险管理计划。

近年来，网络健康社区吸引了大量的用户，用户往往倾向于与自己面临着类似问题的人分享他们的经验，包括他们的诊断和治疗意见、药物和副作用，甚至分享自己在与疾病抗争中的情感。这使得此类社交媒体成为独特和强大的获得健康、药物和治疗信息的重要来源。在这些平台（国外的如Daily Strength、MedHelp，国内的如39健康网、寻医问药网），患者在社交媒体的自述，经常会包含一些临床医生可能错过或忽视的不良反应，网络健康社区中积累了大量来自患者对药物使用后的评论数据，这些评论信息是来自用药者的第一手资料，其中蕴含了丰富的潜在药物不良反应信息。

自然语言处理、机器学习、数据挖掘、语义分析、人工智能等技术的快速发展，为针对社交媒体的药物不良反应知识发现与利用提供了强有力的技术支撑。

二、预测药物安全性的方法

不良反应事件产生的成因复杂，不同于上述对健康网站或社交媒体对ADR信息的挖掘，在微观层面的预测更具有前瞻性，而要在微观层面对ADR信号做出预测和解释也具有非常大的挑战性。这个层面的研究传统方法是采用实验室环境方法，比如常用的免疫共沉淀法、荧光能量共振转移法等，但这些方法耗时费力，实验环境也容易受污染，可重复性差；相比于计算方法，试验所用信息也较为有限；随着高通量和人工智能技术在数据、算力和算法方面的发展，采用高性能计算和模型的设计为ADRs的预测开辟了新的空间。人工智能技术在医药领域蓬勃发展，并随着研究广度和深度的不断发展，必将为药物警戒领域的发展提供强劲动力。

人工智能背景下产生了新一轮技术革命，对医药行业的发展也提供了历史性契机。不同于视觉和听觉，人类可以感知，对于药物以及分子相互作用，大脑神经从未直接对化学物质在时空中的相互作用处理过。人工智能技术在模拟人类大脑的学习过程，通过读取药物和蛋白质等化学成分的各种信息，解决了模型（类似大脑神经）对化学信息的感知问题。因此，人工智能技术中的计算模型能够用于分子相互作用的预测。

在分子相互作用关系的研究中，按照信息学的角度，蛋白质和药物信息既可以是分子图，也可以是字符串甚至文本，因此，可以采用基于图的计算模型对这些关系进行预测。近年来，虽然计算模型在图像、语音和自然语言处理等领域取得巨大成功，但对于具有图结构的蛋白质和药物数据，计算模型并不自然适应。主要因为图数据的非规则性、图数据结构的多样性、基于图数据处理的任务多样性，这些因素导致计算模型并不直接适应非清晰的网格化图结构数据。根据蛋白质和药物分子图结构数据的特点，最新的图神经网络和图卷积网络等基于图表式知识学习的学习模型在药物相互作用关系的预测上取得进展，将根据药物警戒的具体任务设计相应的图计算模型。

在药物警戒的预测中，数据在图结构的特点之外，也有序列特征，因此，常用的方法是作为字符串处理，因此，自然语言处理中的深度学习模型，比如长短记忆模型、注意力机制还有经典的隐马尔可夫模型等，也将是我们模型的一部分。

第三节　信息技术在药物安全信号检测与识别中的应用

一、药物安全信号来源

　　药物警戒最普通、最重要的日常工作是个例安全性报告（Individual Case Safety Report，ICSR），这些报告也是安全性信号和资料的重要来源。目前ISCR的主要来源是国家不良反应中心通过信息平台收集来自各地的安全信息，再反馈给企业的个例不良反应数据，同时，企业也在增加自发收集的不良反应报告，形成ISCR反馈到国家不良反应中心。

　　一方面，平台收集根据不同病例情形和不同时限所形成的ISCR报告，从而形成药品安全信号，病例情形一般包括：死亡不良反应病例、严重不良反应病例、一般不良反应。另一方面，制药企业对国家中心反馈的不良反应信号进行分析、评价和再上报。对于部分有价值的ADR，譬如新的或严重的不良反应以及由多个个例组成的风险信号，在进一步分析甚至到现场调查后，从而进一步形成药品安全信号。

　　药物安全性信号的另一重要来源是触发器，触发器通过检查清单方式，把药物使用过程中触发预先设定值的"报警信号"作为药品不良事件（ADEs）线索。信号通常包括：非原发疾病所需要的诊疗手段、异常实验室指标、临床表现、解救剂等术语。在触发器被触发后，医疗卫生人员对信号进行核查，进一步明确ADEs的发生情况，从而实现ADEs的信号。

　　在上述药品安全信号形成后，利用包括国家不良反应中心在内的各类药品报告系统对ADR信号进行监测，是上市后药品不良反应监测的主要方法。如自发呈报系统、重点药物事件医院监测系统、处方药物事件监测系统、医疗记录联结系统、药物综合利用调查系统。其中，自发呈报系统是在药品上市后检测各种药物潜在的其他不良反应的主要方法，也是药品上市后获取重要药品安全信号的主要来源。通常，传统的药品安全信号评估工作主要由一些具有一定经验的领域专家来完成。

二、药物安全信号检测方法

随着自发呈报系统数据库的发展，ADR数据库越来越庞大，人工评价的局限性逐渐显现，出现主观性大、耗时长、准确率低和出产率低等问题。另一方面，随着ADR信号挖掘领域的不断探索与研究，信息技术领域和药物流行病学领域的研究人员共同研究，对数据库中的海量信息进行自动化分析，挖掘其中的ADR信号，从而构建起ADR信号自动检测及预警系统。这种自动化甚至智能化的检测系统，相比较于人工方式，检测效率大大提高，药品监管部门也得以更为高效地做出预警。

构建能够在海量数据中自动化地检测ADR信号的药品不良反应信号检测及预警系统，其目的是充分挖掘和利用各类药物安全性数据库，提供在鉴别潜在的安全问题上，比传统药物警戒方法更快捷、更精确的新方法和新工具。

数据挖掘技术是人工智能技术的一种，是构建上述系统常用的技术方法，一般应用预测模型、聚类、离差检出和不相称性测定等数学方法。采用该技术，以往未知且新颖、可信且有价值的信息，得以从多源数据或数据库中提取。数据挖掘的主要功能是从海量数据中获取蕴涵于数据中有潜在价值或未被认识的知识，需要综合统计学、数据库与机器学习等学科知识。

在药品安全信号的检测中，通过数据挖掘等人工智能技术检测出来的信号为一次信号，利用专家主观的再判断得出的信号为二次信号。在实际的药品安全信号检测中，信息技术已经取得不少成功案例，如由于鱼腥草事件引发了全国对中药注射液安全性的关注，结合参麦、复方丹参、清开灵注射液信号检测结果，广东省ADR监测中心开展了相应的信号检验工作。

（一）药物安全信号检测步骤

第1步是数据库选择，确定研究目标。目前有很多数据库可用来探索药物不良反应信号，不同的数据库的特点不同。总体而言，各个国家建立和正在发展完善的医药卫生数据库很多，数据库包含的内容、报告的数量及质量决定某个数据库能否用于探索信号的研究。其中的一类数据库称为自发呈报系统，加拿大、英国药品和保健产品管理局（黄卡系统）、澳大利亚药物评价委员会（蓝卡系统）、国际药品监测中心、美国食品药品监督管理局等建立的不良反应监测都是基于此种数据库。自发报告系统容量较大，覆盖的人群面广。但该系统也存在一些缺点：①由于是自发报告，如前所述，由于网络基础设施建设或其他人为因素，所以存在漏报可能性；②报告带有随意性和偏倚，内容具有不完整性，没有分母无法估计不良反应的发生率。

除自发呈报系统外，还有很多其他类型的数据库用于挖掘药物ADR。比如：①处分类检测系统。如英国的药物安全监察小组绿卡系统，该系统容量大、质量高，但对照组有限，只包括有限的药物。②医疗保险类系统。如美国国家低收入人群医疗救助数据库Medicaid、美国国家老年人医疗保险数据库Medicare，这些系统记录条目多，但人群代表性不够。③电子病例系统。如英国的GPRD数据库，数据质量高，但是记录有限。

第2步是选取的变量。变量要求与研究目标相关，确定字典数据库。需要注意的是，在实际操作中对复杂信号检测，有些不良反应事件需要拆分，判断是拆分药品使用，而不需要拆分不良事件。这个情况需要专家人工确定是否需要拆分。

第3步是数据准备。在现有的信号检测方法中，数据准备的目的是分析目标药物与目标不良事件间是否存在信号关联。从系统中提取的数据包括：目标药物发生目标ADR相关事件的例数，其他药物发生目标ADR相关事件例数。从研究对象的角度分析，其方法是以目标药物或目标ADR事件为研究对象。

第4步是应用信号检测方法进行数据挖掘。药品安全信号的检测方法众多，在实际操作中，可以根据研究目的和资料类型的不同，选择相应的信号检测方法。再按照所选方法对应的评价标准进行比较，判断ADR信号是否存在。

第5步是信号解释与检验。对检测出的信号进行解释，并进行下一步研究工作。当信号被检测出来时，是否是药品本身的因素导致，需要对信号进行检验，判断因果关系，确认该信号是否就是ADR信号。信号检验有两类研究方法，一类是传统的流行病学方法，如病例对照研究、队列研究、上市后临床试验，即对比来自人群的数据；另一类是临床前药理学和毒理学的再验证。此外，一些数学统计方法，如Meta分析也可应用。近年来随着IT技术的发展、覆盖范围广的大型系统的建立、记录链接技术的广泛应用，信号的检验更多样化。

（二）药物安全信号检测的具体方法

目前药品安全信号检测既有大量的统计学习方法，也有如上所述的数据挖掘等前沿方法。

1. 不相称性测定法

该方法是在实际中被广泛于应用药品不良反应监测工作的主要方法。不相称性测定是指测定系统中的数据分布"不相称"或"不均衡"，药品不良反应事件占少数。该测定方法的一般依据是，以系统中某目标药物与某目标事件联系在一起被报告的次数，研究系统中被报告的药物与事件之间在统计学意义上的关联性，定量评价涉及目标药物与目标事件报告的相对频率。直观理解，该方法是估计自发报告等系统中，某种药物有关的不良反应实际发生的数量与预期数量，或者与其他药物引发的其他不良反应数量的比值。如果测量的比值非常大，至大于某个阈值时，则可疑药物和可疑不良反应之间很可能存在某种联系，而不是"嘈杂背景"的噪音所致。目前，该方法已应用在世界各国的药物警戒系统中，如WHO组织的药品不良反应监测中心、荷兰和英国的药物警戒中心或药品不良反应监测系统及美国的药品不良反应报告系统、处方事件监测系统等。在具体的测量中，该方法可概括为两大类：即频数方法与贝叶斯方法，这两类都是基于考虑分子的方法（不考虑分母），即考虑存在不良反应事件的次数。

2. 报告比值比法

指是否暴露于某一药物的ADR比值的比值（暴露与不暴露两种情况下ADR比值的比值），而"暴露"是指的暴露于研究的某药。在信号检测过程中，采用此方法对自发呈报ADR数据库等数据库抽取病例组和对照组，"病例组"是数据库中那些出现某ADR的报告，"对照组"则是那些未出现某ADR的报告（即数据库中那些其他ADR的报告）。该方法有个弊端是，当目标药物仅发生目标不良事件而不出现其他不良事件，或者只有目标药物才导致目标不良事件的情况下，ROR值无法计算。

该方法由荷兰药物警戒中心实验室首先提出。为了保持与其他数据库衔接的一致性，所有录入系统的可疑药品不良反应和可疑药物都进行统一编码，编码依据是WHO-ART和荷兰药物解剖治疗化学结构（Anatomical Therapeutic Chemical，ATC）分类系统。该实验室每年大约收到4500份可疑不良反应报告，其中20%为严重药品不良反应。

3. 报告率比例法

该方法通过不同的分级，报告和鉴别可能的不良反应事件。自1964年以来，英国实行药物不良反应在线信息跟踪和ADR自发呈报制度，即黄卡系统，采用黄色卡片以提高医务人员对ADR的警惕性。黄卡系统每年收到大约2万份报告，按需要关注的程度分为7个等级，最先关注的1级为严重不良反应。与应用数据结合，黄卡系统可以在同样的治疗或药理学级别的产品之间，比较不同的不良反应特征，如非甾体抗炎药（NSAIDs）引起的胃肠道溃疡。自从黄卡制度建立以来，已收集了超过50万份的不良反应病例报告，为英国药品和健康产品管理局鉴别可疑不良反应，并及时采取措施，为保障公众用药安全做出了巨大贡献。

4. 相对比值比法

相对比值比法（RR）是一种采用四格表原理的分析方法，该方法通过估计实际报道不良事件的数量与预期发生数量的比值，来推断可疑药物和可疑不良反应之间联系的强弱。如果相对比值大于1，提示可疑药物和可疑不良反应之间存在着某种方式的联系的可能性大。但也有些因素会影响比值估算的稳定性，比如有时由于数据库中某种药物的不良事件组合很少，估计的预期值就会很小。解决估值不稳定问题的方法比较多：一般的方法要求四格表中实际A值不能太小；还有更为精确和复杂的如多项式伽玛泊松缩减法，该方法假定要估计的RR值服从有5个参数的混合Gamma分布，通过观察到的RR值，得到这5个参数的极大似然估计，从而确定RR值的先验分布，然后，根据贝叶斯分析的一般准则，混合样本信息和先验信息，得到RR值的后验分布，如此重复进一步修订和提高对参数RR的估计。

5.Chi-square 法

Chi-square法即卡方检验法，是一种数理统计假设检验方法，用途广泛，可以用于拟合优度检验和分类资料统计推断等。其优点在于适应面广和便于计算，特别是在利用四格表的数据时，但检验结果往往难以解释。信号判断的临界值为P≤0.05。在实际运用过程中，卡方值常结合A值以及PRR值作为综合判断标准，虽然，目前国内外对信号检测方法进行比较时，都把卡方法作为一种单独的信号检测方法进行比较。

与卡方检验法原理类似的Poisson概率法也是基于统计方法的检测方法，根据泊松概率的分布，泊松概率法仅用于罕见事件的信号探索，在Poisson回归模型中能考虑协变量，其缺点是提供了概率值，信息提供有限。

除了上述的各种比值失衡测量法外，其他可能的探索不良反应信号的方法还包括：预测模型法、聚类分析法。其中，预测模型法非常类似统计学中的多元回归分析，通过建立模型，预测服药人群将来可能发生的结局，但是预测的结果往往会受数据库中一些异常值的影响。

6.BCPNN 法

BCPNN法是以信息论为理论基础的贝叶斯神经网络方法，具有自动控制模型复杂度和克服过度拟合等优点，被广泛应用于各个领域包括生物信息学的研究。在交互信息学中，信息成分是用来测量两个变量某种状态间的联系。随着世卫组织药品不良反应数据库日益庞大和IT技术和机器学习算法的发展，世界卫生组织药品监测中心建立了一套新的药品不良反应信号检测方法，称为贝叶斯判别可信区间递进神经网络模型（Bayesian Confidence Propagation Neural Network，BCPNN）。该方法在相对比值比法的基础上，应用了贝叶斯判别原理，使得模型具有前馈性的特点。

该模型能随着数据库信息本身不断的增加和更新，进行定期的自主学习和演绎推断，结合新的信息，对以往历史报告进行再评价。这一特点使模型不仅具有很好的早期发现药品不良反应信号的能力，还能对历史数据进行再评估和再评价。

但在探索药品不良反应信号中，ADR只包括一种情况：报告中出现可疑药物或者是出现可疑不良事件。IC值的大小反应了可疑药物和可疑不良反应发生之间联系的强弱。如果IC值大于0，说明可疑药物和可疑不良反应之间存在某种联系。Lindquist等将后来在医学文献中报道的ADR作对照，报告了WHO乌普萨拉监测中心应用的BCPNN有44%的阳性预测值和85%阴性预测值。Bate等证明了应用BCPNN数据挖掘方法发现了某些药物种类特异性不良反应的信号。证明了：心包炎与普拉洛尔有相关性，但与其他β阻断剂没有；卡托普利和其他ACE抑制剂与咳嗽有相关性；特非那丁与心律失常有相关性；地高辛与皮疹间无相关性。

7.PROFILE 法

PROFILE法是一种包括确切概率法的迭代概率滤波算法，澳大利亚的自发呈报即使用该算法。PROFILE法作为药品上市后安全性监测的重要组成部分，广泛收集药品不良反应自发呈报报告，且不易受时间空间的限制。通过对自发呈报系统中的数据分析，人们可以实现对药品不良反应的及时监测。

8.聚类分析

聚类分析是人工智能和机器学习领域的常用方法，在包括药品上市后安全性监测等领域中应用广泛。通过赋予对象及属性不同含义，并利用不同的聚类算法可以有效地对原始数据进行分类，识别出一类或者多类相似的对象。这种称为单向聚类的方法也存在一些缺陷，即无法挖掘数据的全局特征，结果可能是局部收敛。

为了获得全局的数据特征，算法演化出双聚类分析方法。双聚类分析的目的与传统单向聚类相似，所不同的是对包含对象与属性间关系信息的数据矩阵同时进行对象、属性两个维度聚类。双聚类分析产生的结果子矩阵被称为"双簇"，一个双簇只包含少部分对象及其部分属性，部分对象及其部分属性可能参与多个双簇也可能不参与任何双簇。双聚类概念从提出至今已经近20年。"同质"是聚类分析的基本出发点，目前根据"同质"的定义不同，产生的双簇也不同。一般将双簇划分为四类：①内部元素值相同的双簇；②内部行或列元素值相同的双簇；③内部元素值呈连续性变化的双簇；④内部元素特征共演变的双簇。一种双聚类算法一般只能挖掘出一种类型的双簇，使用不同类型的双聚类算法时，其数据特征可以不同。即：即便分析同一组数据，不同的双聚类算法的结果也存在差异。因此，根据分析目的的不同，选择合适的数据特征及双聚类算法是十分必要的。

在药品安全性的上市后监测领域，双聚类分析展示了它的初步价值。有研究利用该算法分析美国药品不良反应自发呈报系统数据，识别出具有相同不良反应的药品组合，并对复杂的药品不良反应进行概括和可视化。

我国的药品不良反应监测工作开始于20世纪80年代末，经过近40年的快速发展，已经建成了全国性的药品不良反应监测信息网络系统。我国自发呈报系统每年都会收集到大量自发呈报报告，且报告数量激增。海量的数据使得直接通过人工方式进行药品不良反应监测变得十分困难。为提高检测效率及时发现不良反应信号，上述的不良反应信号检测算法被开发出来用以分析自发呈报系统中的数据，以期从海量的数据中有效检测出不良反应信号。在这些方法中，虽然，不相称分析算法给不良反应信号的自动检测带来巨大帮助，但是庞大的信号数量、假阳性信号干扰等因素均给信号检测工作带来一定困难。而概率迭代法和聚类分析等人工智能的前沿方法，则有望给药品安全信号检测带来新思路和构建新工具。

综上所述，对于单个药品安全信号的检测，其技术路径通常是通过来自不同途径的药物安全信号来源，形成各类药品安全信息数据库，对这些数据库的数据统计方法、机器学习方法的挖掘或识别，从而检测出潜在的药品安全信号。

第四节 大样本下药物警戒的数据挖掘

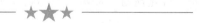

前面主要论述对单个ADR事件的检测方法，进行信号检测的目的是对海量数据进行系统和自动筛选，使各方可以更好地利用各类大型的药物安全性数据库，从而在药物警戒活动中，高效率地完成关键性的安全报告。基于文献和大数据的方法，都是药物警戒对大样本数据挖掘的重要途径。

基于文献的药物警戒是大样本视角下的经典方法，这类方法主要从文献数据库中挖掘药物不良反应的事件。如有研究选取万方医学网中的所有文献数据和维普数据库中的医药卫生类期刊的文献数据作为数据来源。利用Perl语言提取文献关键词，将同一篇文献中的关键词两两配对构建成关键词网络，再筛选出心血管药物子网络，然后整合OCVDAE本体，挖掘出潜在的药物不良反应。也有研究从NCMI网站上下载降血脂药物使用数据和药物不良反应数据，对数据进行清洗，即提取不良反应术语、去除停用词并去重，然后基于OAE对数据进行规范化处理，使不良反应信息以规范化术语的形式表示，最后对降血脂药物不良反应发生的人口学特征、发生最多的不良反应以及严重不良反应情况进行统计分析。在利用国内文献资源之外，国外文献数据库也是基于文献进行数据挖掘的重要来源，有研究从AERS-DM中提取RxNorm编码的降血脂药物数据和MedDRA编码的不良反应数据，对国外降血脂药物不良反应发生情况进行统计分析，然后计算降血脂药物不良反应的PRR值，得到降血脂药物不良反应信号，并对发现的不良反应信号进行统计分析。或者多源数据的综合挖掘，将来源于文献数据库和NCMI的数据中的药物信息映射到RxNorm编码上，同时将不良反应信息OAE术语映射到MedDRA编码上，实现挖掘结果的整合。在AERS-DM挖掘结果中，将与关键词网络和NCMI结果相同的数据删除，得到国内未报道而国外已经发现的降血脂药不良反应信号。

为了监测药物不良反应，研究人员在各类医疗和药品数据库海量数据的基础上，提出了一些统计学模型和数据挖掘方法来监测或预测"药品-不良反应"的关联关系。基于模式匹配算法或关联规则，挖掘"药品-不良反应"的关联关系。这些方法对高频的关联关系表现出良好性能，但是，对高频关联关系之外的监测，依然有几个不足：①对低频的关联关系检出率低，甚至无法监测；②忽略了关联规则中混杂因子的影响，因此无法分析伴随药物对监测关联关系的影响，导致较高的错误率；③无法基于不同患者进行个性化预测。为解决上述问题，最近研究通过收集处理海量医疗数据，并基于机器学习方法针对药物不良反应监测的相关问题进行了研究。

由于混杂因子或样本数不充分的影响，造成所监测的关联关系的准确率较低，即关联关系的正阳性-因果性较弱，具有充分样本空间的海量数据分析有望解决这些问题。有研究收集和处理了4百万条FAERS患者数据，采用了伽玛泊松衰减多变量线性回归模型对"药物-不良反应"的出现频率建模，并在研究中提出，对于监测药物不良反应关联关系时，应将特征空间中其他所有药物视作伴随药物，通过建立回归模型减少混杂因子对关联关系的影响。该研究对混杂因子影响和样本不足的问题解决表现出良好的性能。

对大样本下的数据挖掘，最近的研究应用自然语言处理方法，基于信息管理的DIKW体系模型，抽象出药品不良反应大数据信息管理的模型。应用自然语言处理方法和分布式大数据搜索引擎Elasticsearch，其数据来自AERS-DM。该数据集是美国食品药品管理局药品不良事件上报系统的药品不良反应大数据集，通过对该数据集中的数据清洗和规范化，进行数据存储过程的研究。应用数据挖掘算法对美国患者最常用的20大类慢性病药品的潜在药品不良反应信号进行检测，并提出了性别差异性药品不良反应挖掘算法，对不同性别的高危药品不良反应信号进行了探测，并对所有的挖掘结果进行了可视化展示。实现了药品不良反应知识的共享与检索利用。

通过对药品不良反应信号的大数据挖掘，发现了许多药品与不良事件之间的潜在关联。为后续临床、药学、流行病学等多个学科的相关研究提供了信息支持，完成了药品不良事件数据向药品不良反应信息的转化过程。对不同学科背景、信息内容、数据结构的药品不良反应相关信息资源进行整合并建立药品不良反应知识库，使大量药品不良反应相关信息之间产生了关联，扩展了药品不良反应信息的范围，深化了药品不良反应信息的内涵，最终实现了药品不良反应信息向知识的转化。

综上，通过对药物文献数据库的挖掘和海量病理数据的分析，建立起药品不良反应知识库检索系统能够满足不同用户对药品不良反应知识的需求，使药品不良反应知识得到了更深层次的应用和更广泛的知识共享。对医生、药剂师、药物研究人员、制药企业、药品监管部门的相关人员的决策起到支持作用，为药品不良反应智慧的产生，奠定了知识基础。

从信息管理的角度看，药品不良反应大数据信息管理的过程实际上就是药品不良反应大数据–信息–知识–智慧的转化过程，具体的转化过程是通过各种信息活动实现的。其最终目的是为患者、医生、研究人员、制药企业与药品监管部门的药品不良反应相关决策提供支持，从而促进智慧的产生。在信息管理的过程中，药品不良反应大数据完成了数据结构化、信息分析层次与信息价值多个维度上的升华。

（蔡永铭，徐文华）

主要参考文献

[1]   Strom B L, Kimmel S E . Textbook of Pharmacoepidemiology [M]. John Wiley & Sons, 2013.

[2]   Chen W W, Lin C W, Huang W I, et al. Using real-world evidence for pharmacovigilance and drug safety-related decision making by a resource-limited health authority: 10 years of experience in Taiwan[J]. Pharmacoepidemiol Drug Saf, 2020, 29（11）: 1402-1413.

[3]   Da Costa T X, De Almeida Pimenta Cunha M D, Do Vale Bezerra P. K., et al.Incidence of Adverse Drug Reactions in High-Risk Pregnancy: A Prospective Cohort Study in Obst-etric Intensive Care[J].European Journal of Clinical Pharmacology, 2020, 76（2）: 291-298.

[4]   Gabriele, Gempel-Drey, Michael, et al.Medicinal products for geriatric patients in Germany: Current status of regulatory requirements and clinical reality[J].Zeitschrift fur Gerontologie und Geriatrie, 2020, 53（4）: 327-333.

[5]   Hales C. M., Servais J, Martin C B, et al. Prescription Drug Use Among Adults Aged 40-79 in the United States and Canada[J]. NCHS data brief, 2019（347）: 1-8.

[6]   Hellwig K., Caron F D, Wicklein E. M., et al.Pregnancy outcomes from the global pharmacovigilance database on interferon beta-1b exposure[J].Therapeutic Advances in Neurol-ogical Disorders, 2020（13）: 1-11.

[7]   Horm J. R., Gumpper K. F., Hardy J. C., et al. Clinical decision support for drug-drug interactions: Improvement needed [J]. Am J Health Syst Pharm, 2013, 70（10）: 905-909.

[8]   Hovstadius B., Petersson G., Hellström L., et al.Trends in inappropriate drug therapy prescr-iption in the elderly in Sweden from 2006 to 2013: Assessment using national indicators[J].Drugs and aging, 2014, 31（5）: 379-386.

[9]   Hu L., Wang X., Huang Y. A., et al. A survey on computational models for predicting protein-protein interactions[J]. Brief Bioinform, 2021; 22（5）: 1-18.

[10]   Miranda V., Fede A., Nobuo M., et al. Adverse Drug Reactions and Drug Interactions as Causes of Hospital Admission in Oncology[J]. Journal of Pain and Symptom Management, 2011, 42（3）: 342-353.

[11]   Mutebi A., Warholak T. L., Hines L. E., et al. Assessing patients' information needs regarding drug-drug interactions.[J]. Journal of the American Pharmacists Association Japha, 2013, 53（1）: 49-45.

[12]   Obreli-Neto P R, Nobili A, Pereira D, et al. Incidence and predictors of adverse drug reactions

caused by drug-drug interactions in elderly outpatients：a prospective cohort study.[J]. Journal of pharmacy & pharmaceutical sciences：a publication of the Canadian Society for Pharmaceutical Sciences，Societe canadienne des sciences pharmaceutiques，2012，15（2）；332-343.

[13]　陈永法.国际药事法规[M].南京：东南大学出版社，2021.

[14]　程国华，李正奇.药物临床试验管理学[M].北京：中国医药科技出版社，2020.

[15]　崔燕宁.药物安全与药物警戒[M].北京：人民卫生出版社，2014.

[16]　金红英.药物警戒质量管理规范[M].天津：天津出版传媒集团，2016.

[17]　武志昂，董铎.药物警戒回顾过去与展望未来[M].西安：西安交通大学出版社，2019：5-7.

[18]　杨悦.美国药品监管科学研究[M].北京：中国医药科技出版社，2020.

[19]　曹烨，万邦喜，苏敏实.药物临床试验安全评价·广东共识（2020年版）[J].今日药学，2020，30（11）：731-740.

[20]　陈汉青，王子莲，邹粟花，等.妊娠期药物使用情况调查[J].中华围产医学杂志，2014，17（5）：351-353.

[21]　丛骆骆，白羽霞，李虹耀，等.WHO、欧盟、美国和中国药物警戒信息利用比较研究[J].中国新药杂志.2015，24（08）：844-848+874.

[22]　崔鑫，王连心，刘光宇，等.国际药物警戒体系对中药药物警戒体系建立的启示[J].中国中药杂志，2021，46（21）：5450-5455.

[23]　邓婷，刘梦，武小，等.制药4.0背景下关于智慧文件管理系统的探讨[J].中国实验方剂学杂志，2018，24（1）：186-190.

[24]　邓勇，王彦成.甘肃省提高药品不良反应报告率的实践与探索[J].中国食品药品监管，2019（9）：50-55.

[25]　刁克鹏，吕卉.基层药品不良反应监测工作存在的问题与对策[J].大众标准化，2021（13）：204-206.

[26]　董铎，刘巍，范燕，等.2018年欧盟药物警戒系统年度报告浅析与启示[J].中国药物警戒.2020，17（1）：26-30.

[27]　董铎，吴桂枝，程刚.欧盟新法规下的药物警戒制度简介[J].中国药物警戒，2012，9（11）：26-29.

[28]　董铎，吴桂芝，王丹，等.英国药物警戒检查简介及启示[J].中国 药物警戒，2014，11（8）：478-481.

[29]　杜博冉，冯欣，史湘君.美国FDA新孕妇用药规则的实行及影响[J].中国药学杂志，2016，51（12）：1049-1054.

[30]　杜冠华，李莉，杨秀颖，等.中药毒之古今研究概况分析[J].中药药理与临床，2018，34

（4）：187-189.

[31] 杜燕京, 王淑玲, 封宇飞, 等.医院用药错误的成因及防范策略分析[J].中国药业, 2015, 24（7）：64-66.

[32] 段蓉, 李正翔.国内外药物警戒研究现状与热点的文献计量学分析[J].中国药房, 2022, 33（01）：116-122.

[33] 樊蓉, 董铎.世界卫生组织药品安全监测工作概况及思考[J].中国药物警戒. 2021, 18（1）：43-47.

[34] 樊莹莹, 姜庆丹.关于修订《医疗用毒性药品管理办法》的若干建议[J].中国医院药学杂志, 2016, 36（21）：1911-1913.

[35] 方俊.药品安全协同治理的多主体责任落实——基于我国十大典型药害事件的案例分析[J].理论探索, 2020（1）：92-97.

[36] 郭代红, 于承暄.基于医院信息系统数据的临床用药风险自动监测评价专家共识[J].中国药物应用与监测, 2021, 18（5）：277-287.

[37] 郭莎莎, 刘红星, 王冰, 等.河北省药品上市许可持有人药物警戒工作现状[J].中国医药导报, 2021, 18（23）：152-155+164.

[38] 韩若斯, 杨悦.假劣药品的风险来源与监管措施研究[J].中国药事, 2015, 29（07）：682-686.

[39] 何卉, 朱民田.我国药品不良反应监测工作进展[J].辽宁中医药大学学报, 2018, 20（6）：142-145.

[40] 何伟.药物警戒在医院药事管理中的应用[J].中国医药科学, 2012, 2（05）：158+160.

[41] 何昕栎, 梁毅.国内外药物警戒制度的比较研究[J].中国药物评价, 2021, 38（3）：250-254.

[42] 胡歆雅, 梁玉清, 曾亚莉, 等.中美药物警戒制度的比较研究[J].中国合理用药探索, 2020, 17（2）：21-25.

[43] 胡歆雅, 梁玉清, 曾亚莉, 等.中欧药物警戒制度的比较研究[J].中国合理用药探索, 2020, 17（1）：19-23.

[44] 黄涛, 陈伶, 凌智群.QC与QA职能初步比较对就业规划的启示[J].广东化工, 2020, 47（2）：74-76.

[45] 侯珂露, 黄琳, 封宇飞.我国药品质量相关的药害事件的回顾性分析[J].中国医院药学杂志, 2020, 40（6）：640-643.

[46] 侯永芳, 宋海波, 刘红亮, 等.基于中国医院药物警戒系统开展主动监测的实践与探讨[J].中国药物警戒, 2019, 16（4）：212-214.

[47] 黄庄霖, 王惠颖.临床不合理用药现状分析与干预对策[J].北方药学, 2020, 17（02）：

178-179.

[48]　江丹娜，赖文健，赵希平，等.药物警戒制度下制药集团公司建立药物警戒体系的思考[J].
中国药物警戒，2021，18（6）：504-506+513.

[49]　姜雪，刘兰茹，朱虹，等.国外药物管理系统对我国老年用药管理的启示[J].医药导报，
2020，39（8）：1166-1169.

[50]　蒋坤.我国对药品所致不良反应进行监测的现状及存在的问题[J].当代医药论丛，2018，16
（14）：128-129.

[51]　李冬洁.WHO乌普萨拉监测中心和瑞典药物警戒体系简介及对我国的启示[J].上海食品药
品监管情报研究，2012，000（3）：1-5.

[52]　李峰，何辉.新形势下药品监管科学的内涵与发展[J].中国新药杂志，2019，28（16）：
1921-1925.

[53]　李丽婷，邱海燕，刘迷迷，等.基于系统药理学的白芍-甘草药对作用机制分析[J].中草药，
2019，50（9）：2101-2114.

[54]　李蒙，胡豪，吴霭琳.大数据在药物警戒中的应用研究进展[J].中国药物警戒，2020，17
（05）：311-314+320.

[55]　李明春，刘旭，刘邦国.药品的效益和风险评估管理[J].解放军药学学报，2010，26（02）：
178-179.

[56]　李秦萍，彭水芳，彭健红.产后抑郁的原因分析及心理干预对策[J].当代护士（中旬刊），
2015（10）：124-126.

[57]　李茜，张昉，华佳.建立药品经营企业质量风险管理体系的思考[J].上海医药，2017，38
（11）：66-69.

[58]　李艳蓉，裴小静，胡洋平，等.我国药物临床试验期间可疑且非预期严重不良反应快速报
告存在的问题及报告要求[J].中国临床药理学杂志，2020，36（21）：3559-3563.

[59]　李一丹.PDCA模式在社工机构服务管理中的应用[J].中国社会工作，2021（15）：36-37.

[60]　李瑞勤.药品生产质量管理中的问题及优化措施[J].临床医药文献电子杂志，2020，7
（37）：178.

[61]　李宗阳，敬赟鑫，李彩霞，等.国外典型药物警戒数据库研究及经验借鉴[J].中国药物评
价，2021，38（4）：265-273.

[62]　梁毅，周文瑜，孙黄颖.论质量保证、质量控制与GMP的关系[J].现代管理科学，2013
（10）：103-105.

[63]　梁银杏，叶桦.关于修订《放射性药品管理办法》的几个建议[J].中国药事，2012，26（1）：
11-13.

[64]　林丽君，苗会青，林凯.海南省药品不良反应监测现状分析及对策[J].中国药物应用与监

测，2021，18（03）：197-200.

[65] 林助君.药品不良反应的分析与监测[J].化工设计通讯，2020，46（3）：244+274.

[66] 刘昌孝.国际药品监管科学发展概况[J].药物评价研究，2017，40（8）：1029-1043.

[67] 刘昌孝.药品监管科学发展十年（2010—2020）回顾[J].药物评价研究，2020，43（7）：1197-1206.

[68] 刘鹏，钟晓.西方监管科学的源流发展：兼论对中国的启示[J].华中师范大学学报（人文社会科学版），2019，58（5）：57-70.

[69] 刘巍，吴桂芝，侯永芳.儿童用药的药物警戒特征和模式探讨[J].中国药事，2013，27（6）：557-560.

[70] 刘益灯，朱志东.我国药品不良反应监管机制问题及对策——以欧盟经验为借鉴[J].政治与法律，2016（9）：108-117.

[71] 刘玉龙，孙燕，张明霞，等.我国药品不良反应监测发展现状与展望[J].中国药业，2019，28（4）：76-79.

[72] 路长飞，崔小康，刘文文，等.省级药品不良反应聚集性信号监测与处置工作机制探讨[J].中国药物警戒，2022，19（2）：180-184.

[73] 陆悦，李硕.加强临床用药风险管理，保障公众健康权益[J].中国食品药品监管，2019（11）：84-87.

[74] 罗雪燕，赖寒，陈绍成，等.美国药品上市后研究的监管制度及其对我国的启示[J].中国药房，2017，28（31）：4330-4334.

[75] 罗桢敏，杨科朋，陈劲柏，等.从NSAIDs心血管不良反应机制探讨老年人用药管理[J].中国药物滥用防治杂志，2021，27（5）：707-710，740.

[76] 吕金涛，孙霄，马静.205份抗肿瘤药物药品说明书中老年人用药信息标注情况对比[J].中国药业，2021，30（15）：34-37.

[77] 马欣宁.流通环节药品质量管理控制探究[J].黑龙江科学，2020，11（12）：142-143.

[78] 马义岭.药品运输过程中的风险分析研究[J].机电信息，2014（23）：9-11.

[79] 孟渊.药物风险最小化工具简介[J].药物流行病学杂志，2012，21（12）：623-626.

[80] 孟赟.药品企业生产设备管理浅析[J].化工管理，2019（35）：137-139.

[81] 潘代勇.我国药品不良反应公众报告的现状与对策[J].中国合理用药探索，2019，16（12）：192-195.

[82] 裴小静，崔欢欢，胡洋平，等.药物临床试验期间可疑且非预期严重不良反应个例安全性报告常见问题分析与思考[J].中国新药杂志，2020，29（24）：2761-2765.

[83] 裴小静，王海学，王涛.临床试验期间药物警戒与风险监管制度及体系建设工作进展[J].中国食品药品监管，2021（1）：72-80.

[84] 彭丽丽, 范燕, 刘巍, 等.探讨药品生产企业如何建立药物警戒体系[J].中国药物警戒, 2017, 14（11）：666-670.

[85] 彭丽丽, 沈璐, 董铎, 等.浅析国外药物警戒受权人制度对我国药品不良反应监测工作的启示[J].中国药物警戒, 2015, 12（02）：89-91.

[86] 彭丽丽, 王丹, 沈璐, 等.药物警戒的起源与发展[J].中国药物警戒, 2016, 13（7）：410-413.

[84] 平晓秋, 吕静, 徐威, 等.药品上市后主动监测方法探析[J].中国药物评价, 2018, 35（6）：475-480.

[88] 任重远, 陆晖, 张健伟.国内外药物警戒体系的比较研究与构建路径探讨[J].中国标准化, 2021（13）：52-57.

[89] 任壮, 秦秋.六中药注射剂上市后安全监测启动每品种至少观察3万例50多家三甲医院参与[J].中医药管理杂志, 2012, 20（2）：199.

[90] 沈传勇, 吴婷婷, 刘巍, 等.新时代我国药品上市后监测评价工作思考[J].中国药物警戒, 2020, 17（10）：649-652+675.

[91] 沈璐, 刘巍, 范燕, 等.论我国药品不良反应监测技术工作的发展阶段[J].中国药物警戒, 2012, 9（03）：146-149.

[92] 沈梦秋, 李明, 王佳域, 等.江苏省药品生产企业药物警戒工作现状抽样调查研究[J].中国药物警戒, 2021, 18（2）：133-137+144.

[93] 时君楠, 梁钻姬, 赖云锋, 等.发展和应用监管科学：中国、美国、欧盟和日本的药品监管机构的经验[J].中国食品药品监管, 2020（5）：38-55.

[94] 石庆丽.药品生产企业新版GMP文件管理系统编写研究[J].管理观察, 2015（01）：89-92.

[95] 施雯慧, 巴磊, 周健, 等.欧盟、美国和日本的药物警戒信号管理体系比较研究[J].中国药房, 2021, 32（04）：406-412.

[96] 苏娴, 李艳蓉, 王海学.我国药物临床试验期间药物警戒体系建设和思考[J].中国医药导刊, 2021, 23（8）：622-625.

[97] 苏影.药品生产质量管理问题解析[J].中小企业管理与科技（中旬刊）, 2019（05）：50-51.

[98] 孙骏, 黄倩倩, 甘戈, 等.药品生产企业应对药品不良事件聚集性信号的策略探讨[J].中国药物警戒, 2017, 14（11）：671-673.

[99] 孙新欣.美国新药上市后定期汇总报告的研究[J].上海医药, 2013, 34（21）：44-47.

[100] 孙骏, 王佳域, 柳鹏程, 等.我国药品上市许可持有人药物警戒职责分析[J].中国药物警戒, 2020, 17（11）：681-687.

[101] 谭德讲, 高泽诚, 杨化新.美国监管科学发展简介及对我国食品药品科学监管的思考[J].中国药事, 2014, 28（8）：813-817.

[102] 谭燕.美国FDA的新药临床试验申请和药品审批[J].上海医药，2019，40（3）：64-66，77.

[103] 唐红，白小琼.药品经营企业现场检查常见问题分析[J].中国药业，2020，29（20）：16-19.

[104] 唐泉.药品经营企业药品营销中质量风险管理及改进措施[J].中国药物经济学，2017，12（03）：154-156.

[105] 田春华，李馨龄，周冉，等.日本药品上市后评价制度对我国的启示[J].中国药物警戒，2017，14（9）：527-529+533.

[106] 田怡，杨悦，田丽娟.欧盟药品风险管理计划管理研究与启示[J].中国药物警戒，2016，13（9）：529-532+536.

[107] 王炳彦，董海原.针对老年人群的用药[J].健康向导，2016，22（4）：44-46.

[108] 王安民，王雪斌.药品不良反应监测方面药品监督管理部门的不足及应对措施[J].中国社区医师，2019，35（20）：184+186.

[109] 王丹.药品不良反应主动监测及其发展趋势[J].中国药物警戒，2015，12（10）：600-602+610.

[110] 王丹，彭丽丽，刘翠丽，等.药物警戒解析及与药品不良反应监测的区别[J].中国药物警戒，2017，14（3）：150-152+157.

[111] 王丹，任经天，董铎，等.药品不良反应监测年度报告十年趋势分析[J].中国药物警戒，2020，17（5）：276-283.

[112] 王丹，任经天，吴桂芝，等.《药物警戒质量管理规范》对我国构建药物警戒制度的意义[J].中国药物警戒，2021，18（6）：501-503.

[113] 王丹，王涛，夏旭东等.《药物警戒质量管理规范》对持有人实施药物警戒制度的启示[J].医药导报，2021，40（10）：1303-1306.

[114] 王广平，胡骏，丁静.药物警戒制度的信息机制分析[J].中国医药导刊，2020，22（10）：709-713.

[115] 王佳域，柳鹏程，陈巧云，等.江苏省不同规模药品生产企业药物警戒工作现状对比研究[J].中国药房，2020，31（17）：2070-2075.

[116] 王坤.药品不良反应监测的实践和思考[J].中国医药指南，2019，17（15）：293-294.

[117] 王玲.试论医疗大数据给药品安全性监测与评价带来的机遇和挑战[J].中国药物警戒，2015，12（11）：660-664.

[118] 王涛，王丹，董铎，等.美国药物警戒体系浅析及对我国的启示[J].医药导报，2017，36（04）：361-365.

[119] 王志英，朱宏昌.常见老年人药物不良反应报告及合理用药干预措施研究[J].甘肃科技，2020，36（16）：25，134-136.

[120] 韦军民，陈伟，朱明炜，等.老年患者肠外肠内营养支持中国专家共识[J].中华老年医学杂志，2013，32（9）：913-929.

[121] 王学利.警惕抗菌药物被滥用[J].东方养生，2021（9）：26-27.

[122] 王玉翠.浅谈质量管理在无菌药品生产中的重要性[J].山东化工，2021，50（15）：109-110.

[123] 王伟，钟永成.新时期加强药品生产质量管理的有效措施研究[J].企业导报，2016（06）：44-45.

[124] 王晓霞，李育民，陈民民，等.明确研究者职责是做好临床试验重要的一环[J].中国药物与临床，2011，11（1）：116-117.

[125] 王阳，肖云峰，崔宏伟.药物相互作用相关因素研究[J].中华临床医师杂志（电子版），2014，8（18）：3394-3396.

[126] 王业辉.中国药品不良反应监测模式趋势研究[J].中国卫生标准管理，2017，8（24）：87-89.

[127] 魏芬芳，毛秋荣，成斌，等.世界卫生组织国际药物警戒合作中心的简介与启示[J].中国药物警戒，2020，17（9）：567-571.

[128] 吴建茹，肖霄，成斌，等.美国药物滥用监测预警模式研究与启示[J].中国药物警戒，2019，16（1）：32-36.

[129] 魏戌，谢雁鸣.国内外不良反应因果判断原则及评价方法解读[J].中国中药杂志，2012，37（18）：2744-2747.

[130] 吴晶，甘戈，司玮，等.药品定期安全性更新报告问题分析及创新举措初探.药学与临床研究，2020，28（5）：398-400.

[131] 武应山.浅谈基层医院在开展药品不良反应监测工作中存在的问题及改进对策[J].当代医药论丛，2020，18（3）：129-130.

[132] 徐蓉，邵明立.简述药品风险的规制手段[J].医药导报，2015，34（10）：1408-1410.

[133] 薛晓虹.基层医院药品不良反应监测中存在的问题探讨[J].山西医药杂志，2019，48（17）：2169-2170.

[134] 颜若曦.药品生产企业质量保证系统要点分析[J].医药导报，2022，41（01）：132-135.

[135] 杨乐，田春华，夏东胜，等.《药物警戒委托协议撰写指导原则（试行）》要点简介[J].中国药物警戒，2021，18（06）：510-513.

[136] 杨鑫，李丽珍.从厂房设施设备方面浅析药品GMP认证[J].生物技术世界，2015（09）：249.

[137] 杨悦.监管科学的起源[J].中国食品药品监管，2019（4）：13-23.

[138] 余超，徐玉茗，李馨龄，等.我国医院信息系统与国家药品不良反应监测系统对接的需求

调研[J].中国药物警戒，2016，13（3）：154-158.

[139] 赵嘉，谭德讲，高泽诚，等.监管科学的起源定义及作用[J].中国药事，2014，28（12）：1290-1293.

[140] 赵小华.质量风险管理在原料药生产中应用的研究[J].化工管理，2017（13）：69.

[141] 张爱国，吴平，凌燕.特殊人群的发药与用药风险的认识和探讨[J].中国药物警戒，2012，9（08）：506-508.

[142] 张桂菊，初晓艺，田月洁，等.欧盟药物警戒体系对我国的启示[J].中国药物警戒，2015，12（10）：593-596.

[143] 张坤，刘巧丽.药品生产企业药物警戒实践与探讨[J].中国药事，2019，33（12）：1341-1347.

[144] 张晓雯，侯文斌，杨鸣，等.药物警戒研究在癌症治疗领域的机遇与挑战[J].中国药物警戒：1-10.

[145] 张渊，叶小飞，张天一，等.国外制药企业药物警戒数据库建设现状及启示[J].中国药物警戒，2015，12（10）：590-592+596.

[146] 张雅娟，杨景舒，孙文爽，等.美国FDA监管科学与创新卓越中心建设初探[J].中国新药杂志，2020，29（22）：2528-2534.

[147] 张雅婷，唐佳，杨佳卉，等.我国药品说明书老年用药标示情况研究[J].中国药物评价，2016，33（5）：440-442.

[148] 张艳秀，蔡乐，赵佳慧，等.重视肾功能不全老年患者的临床合理用药[J].中国临床保健杂志，2021，24（5）：582-588.

[149] 张怡，王晨光.监管科学的兴起及其对各国药品监管的影响[J].中国食品药品监管，2019（7）：21-29.

[150] 张渊，叶小飞，张天一，等.国外制药企业药物警戒数据库建设现状及启示[J].中国药物警戒，2015，12（10）：590-592，596.

[151] 郑洋洋，董志，夏永鹏.借鉴美国和欧盟经验完善我国药品再注册制度[J].中国医药工业杂志，2014，45（10）：999-1003.

[152] 周围，刘艾林，杜冠华.中国与英国药品不良反应监测制度的对比研究[J].中国药物评价，2015，32（6）：376-380.

[153] 邹武捷，满春霞，杨淑苹，等.麻醉药品和精神药品管制研究Ⅲ——英国管制药品的管制历程与现状[J].中国药房，2017，28（1）：14-18.

[154] 邹向阳，何秋月.质量风险管理在药品生产质量管理中的运用[J].中国卫生标准管理，2020，11（21）：112-114.

[255] 朱英，江振洲，张陆勇.药物性肝损伤的肝细胞死亡方式及治疗药物研究进展[J].药物评价

研究，2021，44（5）：1097−1104.

[156] 张海.为持有人建立药物警戒体系提供根本遵循[N].中国医药报，2021，06（30），003.

[157] 张玮.强化衔接推进药品不良反应监测执法[N].中国医药报，2021，07（14），003.

[158] 曹玉莹.基于多源数据的药物不良反应数据挖掘研究[D].吉林：吉林大学，2018.

[159] 秦培培.J公司药物警戒管理改进研究[D].吉林：吉林大学，2020.

[160] 岳志华.基于自发呈报系统的儿童用药安全性监测研究[D].天津：天津大学，2014.

[161] 赵欢.社区老年慢性病患者合理用药审查系统的构建与评价[D].天津：天津大学，2012.

[162] 徐菊萍.GVP逐条谈 | 8.质量保证系统[Z].浙江太美医疗科技股份有限公司，2021.